·专科护理与管理系列丛书·

骨科专科护理服务能力与管理指引

主　审　金醒昉

主　编　金　艳　刘雪莲　黄　英

辽宁科学技术出版社
LIAONING SCIENCE AND TECHNOLOGY PUBLISHING HOUSE
拂石医典
FU SHI MEDBOOK

图书在版编目（CIP）数据

骨科专科护理服务能力与管理指引/金艳，刘雪莲，黄英主编．—沈阳：辽宁科学技术出版社，2018.8

ISBN 978-7-5591-0916-3

Ⅰ.①骨… Ⅱ.①金… ②刘… ③黄… Ⅲ.①骨科学—护理学 Ⅳ.①R473.6

中国版本图书馆 CIP 数据核字（2018）第 197444 号

出版发行：辽宁科学技术出版社
北京拂石医典图书有限公司
地　　址：北京海淀区车公庄西路华通大厦 B 座 15 层
联系电话：010-57262361/024-23284376
E - mail：fushimedbook@163.com
印 刷 者：三河市双峰印刷装订有限公司
经 销 者：各地新华书店

幅面尺寸：140mm×203mm
字　　数：322 千字　　印　　张：12.5
出版时间：2018 年 10 月第 1 版　　印刷时间：2018 年 10 月第 1 次印刷

责任编辑：李俊卿　　责任校对：梁晓洁
封面设计：潇　潇　　封面制作：潇　潇
版式设计：天地鹏博　　责任印制：丁　艾

如有质量问题，请速与印务部联系　联系电话：010-57262361

定　　价：49.00 元

编委会名单

主　审　金醒昉

主　编　金　艳　刘雪莲　黄　英

副主编　熊　鹰　武　俊　张亚芳

编　者　李艳玲　尹春艳　彭楚冬雪　杨萍芬
马龙辉　张　凤　刘　姜　熊树梅
王　媛　罗文坚　金　铭　李军民
贾　福　张仲子　任云峰　刘崇兵
张金芳　雷雅婷　白彩霞　杨晓彦
李群辉

《专科护理与管理系列丛书》
前　言

随着我国医疗卫生事业的蓬勃发展，护士在健康管理、疾病预防、急危重症救护、患者照护、慢病管理、老年护理等各个领域将迎来新的机遇和挑战，在这样的新形势下，临床专科护理服务能力已成为体现护理专业内涵、确保病人安全的重要保证之一。

为适应医学学科的发展和患者的需求，昆明市延安医院护理部在查阅大量相关资料的基础上，组织各临床专科护理管理人员，结合临床工作实际共同编写了《专科护理与管理系列丛书》，该丛书有三大特点：

一是具有严谨的科学性和先进性，丛书以护理程序为框架、以优质护理为方向，落实责任制整体护理，结合临床专科建设与管理指南，重点研究专科护理工作的要求，找准专科护理的要点，对护理工作进行全面、全程的管理，以提高临床护理能力，不断提升护理管理水平，建立护理服务的长效机制。

二是具有较强的实用性和可操作性，丛书密切结合临床，详细介绍了各专科常见疾病的护理要点和护理技术、专科危急重症抢救与护理、护理质量控制与管理，对规范护理人员的职业行为、提高专业技术能力将起到很好的指导作用。

三是体现专业化、精细化，该丛书内容丰富翔实，阐述流畅严谨，编排层次清晰，切合现代护理管理及临床专科护理的实际，可供各级各类医院护理管理、临床护理、护理教学人员参考阅读。

医学发展日新月异，护理专业迅猛发展，希望通过这样一套兼顾实用性与针对性的丛书，切实帮助各级各类医院进一步完善护理服务体系，提高护理技术水平，提升专科服务能力，改善护理服务质量。期待各位护理人员立足当下，创新发展，促进护理服务精准对接人民群众的健康需求，在“健康中国”建设的宏伟蓝图中画上浓墨重彩的一笔。

2018 年 8 月

目录

≪第一章

骨科护理工作应急预案流程

第一节　急性呼吸窘迫综合征应急预案流程

见图 1-1-1。

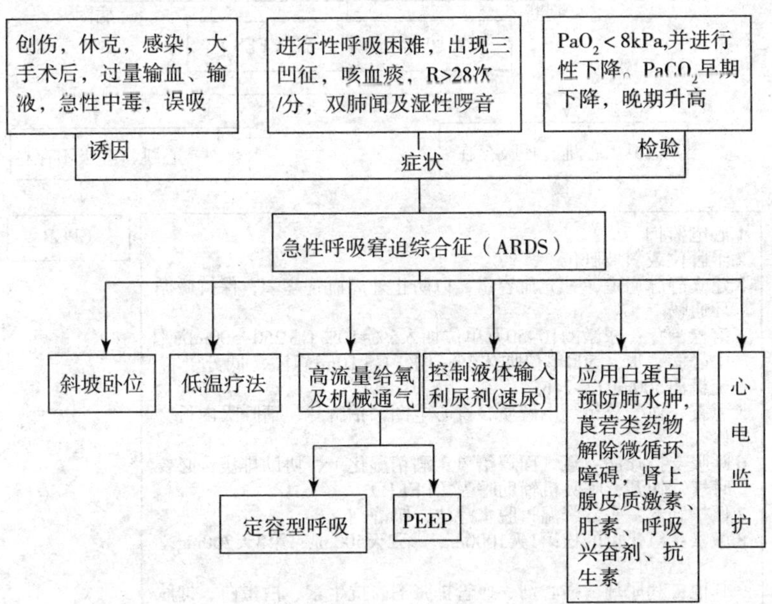

图 1-1-1　急性呼吸窘迫综合征应急预案流程

第二节　脂肪栓塞综合征应急预案流程

见图1－2－1。

症状与体征：
1.皮肤黏膜出血点
2.呼吸道症状及肺部暴风雪状阴影
3.头部外伤以外的脑症状，如意识模糊、嗜睡、抽搐、昏迷
4.SpO_2<60mmHg(8.0kPa)，血红蛋白<100g/L
5.T>38℃，P>120次/分，血小板↓，血沉↑，少尿及尿中出现脂肪滴

原因：
1.下肢深静脉血栓性静脉炎
2.下肢多发性骨折、长骨干骨折（股骨干骨折）
3.骨盆骨折
4.人工股骨头置换手术、髓内钉手术
5.截瘫病人
6.休克
7.骨折固定不良

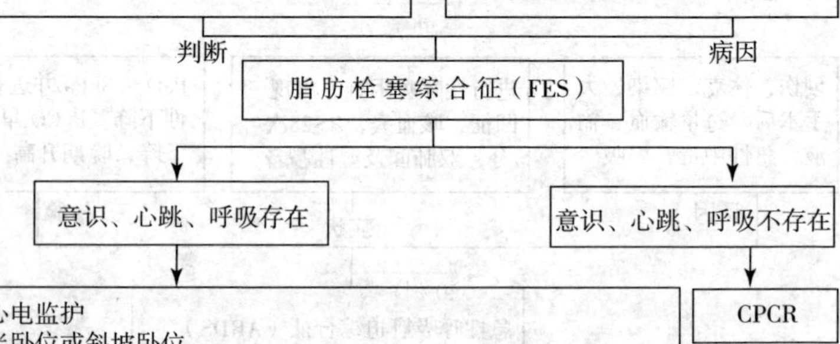

1.心电监护
2.半卧位或斜坡卧位
3.建立静脉通道，补充血容量，以防止外周血管痉挛，保持微循环通畅
4.溶栓治疗：尿激酶10~50万单位加入5%~10% GS 250~500ml液体中静滴，肝素500单位加入5%~10% GS 10ml静注，低分子右旋糖酐500ml/12~24h
5.急查：血气分析、电解质，查心电图，拍胸片，请呼吸内科会诊
6.呼吸支持疗法：氧气面罩给氧（酒精湿化），协助排痰，必要时气管切开，呼吸机辅助呼吸（PEEP）
7.保护脑部：头部降温，脱水疗法，镇静剂
8.激素：氢化可的松第1天1000mg，第2天500mg，第3天200mg，3~5天后可骤停
9.其他：利尿剂、强心剂、血管扩张剂、抗生素、白蛋白、抑肽酶
10.记24小时出入量
11.安全防护：防坠床及自行拔除管道

图1－2－1　脂肪栓塞综合征应急预案流程

第三节　骨筋膜间隙综合征应急预案流程

见图 1 –3 –1。

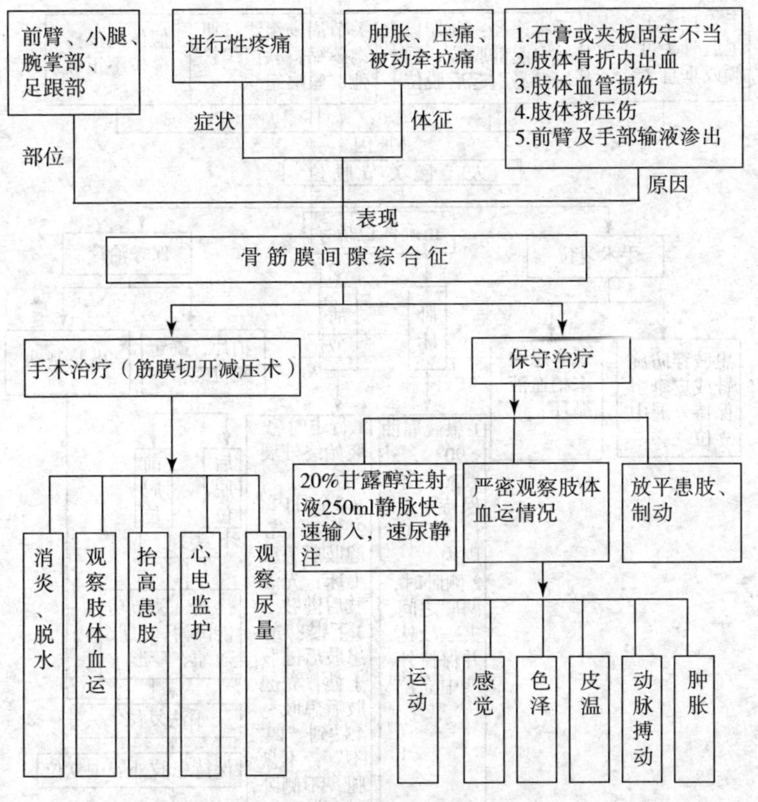

图 1 –3 –1　骨筋膜间隙综合征应急预案流程

第四节　人工髋关节脱位应急预案流程

见图 1－4－1。

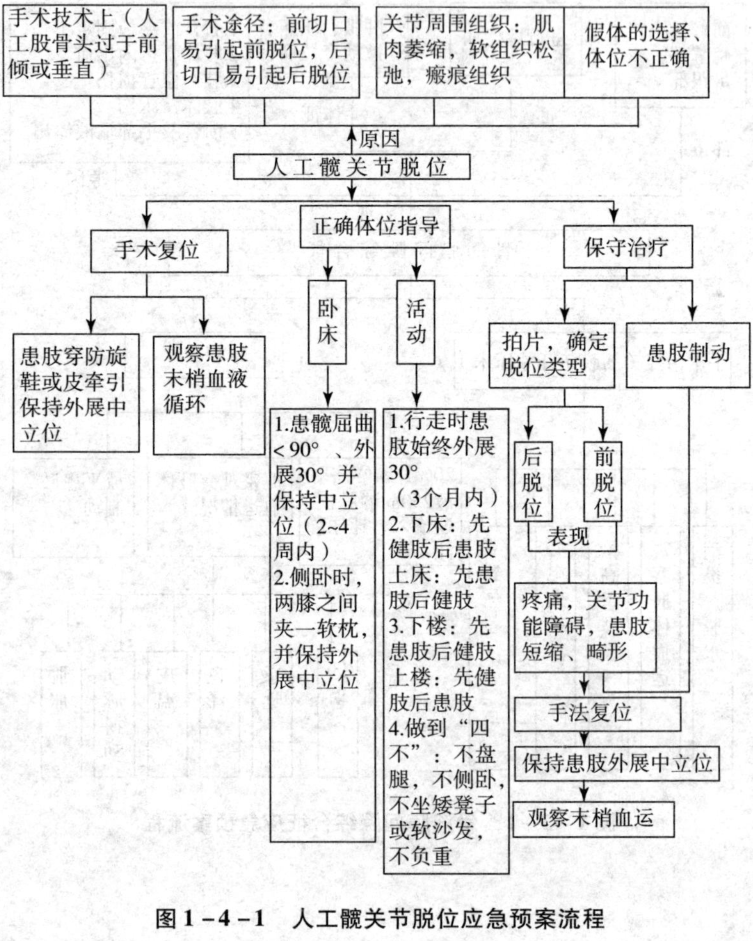

人工髋关节脱位

- 原因：
  - 手术技术上（人工股骨头过于前倾或垂直）
  - 手术途径：前切口易引起前脱位，后切口易引起后脱位
  - 关节周围组织：肌肉萎缩，软组织松弛，瘢痕组织
  - 假体的选择、体位不正确
- 手术复位
  - 患肢穿防旋鞋或皮牵引保持外展中立位
  - 观察患肢末梢血液循环
- 正确体位指导
  - 卧床
    - 1.患髋屈曲 < 90°、外展30° 并保持中立位（2~4周内）
    - 2.侧卧时，两膝之间夹一软枕，并保持外展中立位
  - 活动
    - 1.行走时患肢始终外展30°（3个月内）
    - 2.下床：先健肢后患肢 上床：先患肢后健肢
    - 3.下楼：先患肢后健肢 上楼：先健肢后患肢
    - 4.做到“四不”：不盘腿，不侧卧，不坐矮凳子或软沙发，不负重
- 保守治疗
  - 拍片，确定脱位类型
    - 后脱位 / 前脱位
    - 表现：疼痛，关节功能障碍，患肢短缩、畸形
  - 患肢制动
  - 手法复位 → 保持患肢外展中立位 → 观察末梢血运

图 1－4－1　人工髋关节脱位应急预案流程

第五节　深静脉导管脱出应急预案流程

见图 1－5－1。

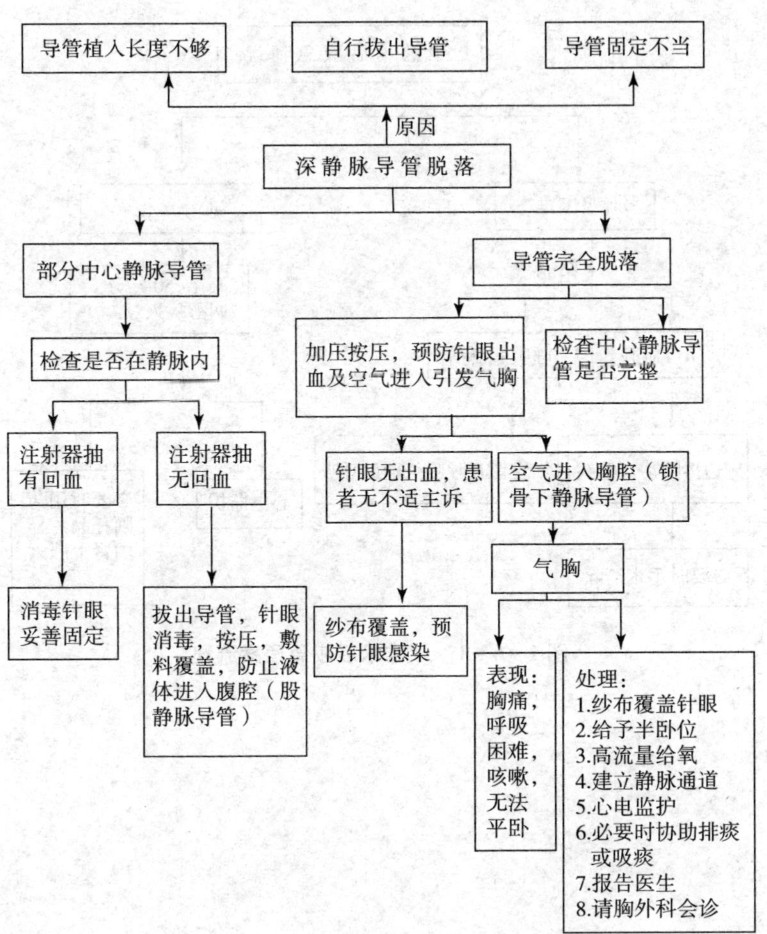

图 1－5－1　深静脉导管脱出应急预案流程

第六节 颈椎术后应急预案流程

见图 1－6－1。

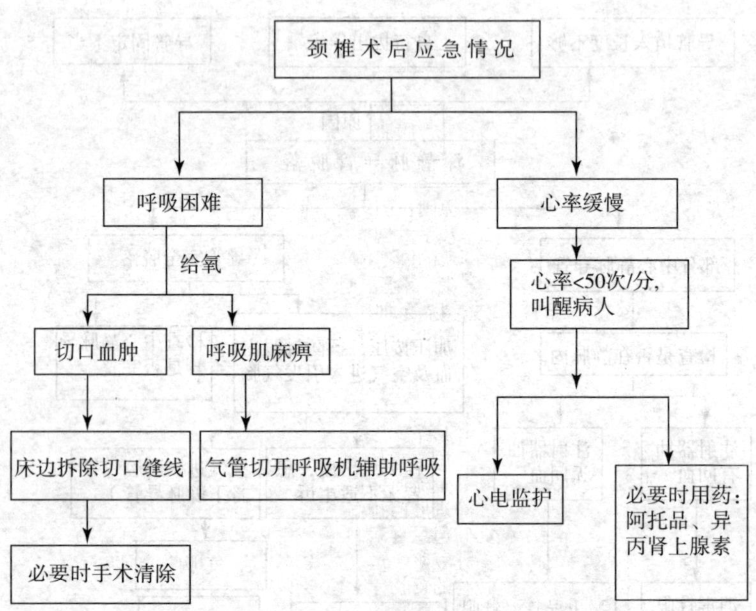

图 1－6－1 颈椎术后应急预案流程

第七节　胸腰椎骨折术后应急预案流程

见图 1 –7 –1。

胸腰椎骨折术后应急情况
切口血肿
神经根粘连
腹胀
乳糜漏
呃逆
症状：切口胀痛，下肢及会阴部麻木、疼痛、无力，排尿困难，症状进行性加重
症状：原麻木区不消失或较前加重，直腿抬高<30° 且有牵拉痛
原因：因麻醉及手术创伤所致的麻痹性腹胀，术后使用镇痛泵抑制肠蠕动
症状：引流物为浑浊白色液体，每日引流量> 200ml
症状：反复不间断打嗝，导致胸腹部疼痛不适
完善术前准备，入手术室行手术清除术
1.密切观察双下肢运动感觉情况
2.遵医嘱应用脱水剂
3.指导病人循序渐进进行直腿抬高训练
4.必要时做好术前准备，行手术探查
1.暂禁食，术后6小时进少量流质，促进肛门排气，但忌食奶制品，豆浆、产气多的食物
2.遵医嘱给予促进胃肠蠕动药物，如莫沙必利，薄荷水
3.肛管排气或者宝宝一贴灵外用，或者暂时关掉镇痛泵
4.必要时给予胃肠减压
禁食、维持水电解质平衡，必要时开胸手术结扎胸导管
安抚病人，减轻顾虑，压迫眶上神经，遵医嘱给予镇静药物，顽固性呃逆注射利他林，必要时行膈神经封闭
严密观察病情，详细交接班并做好记录

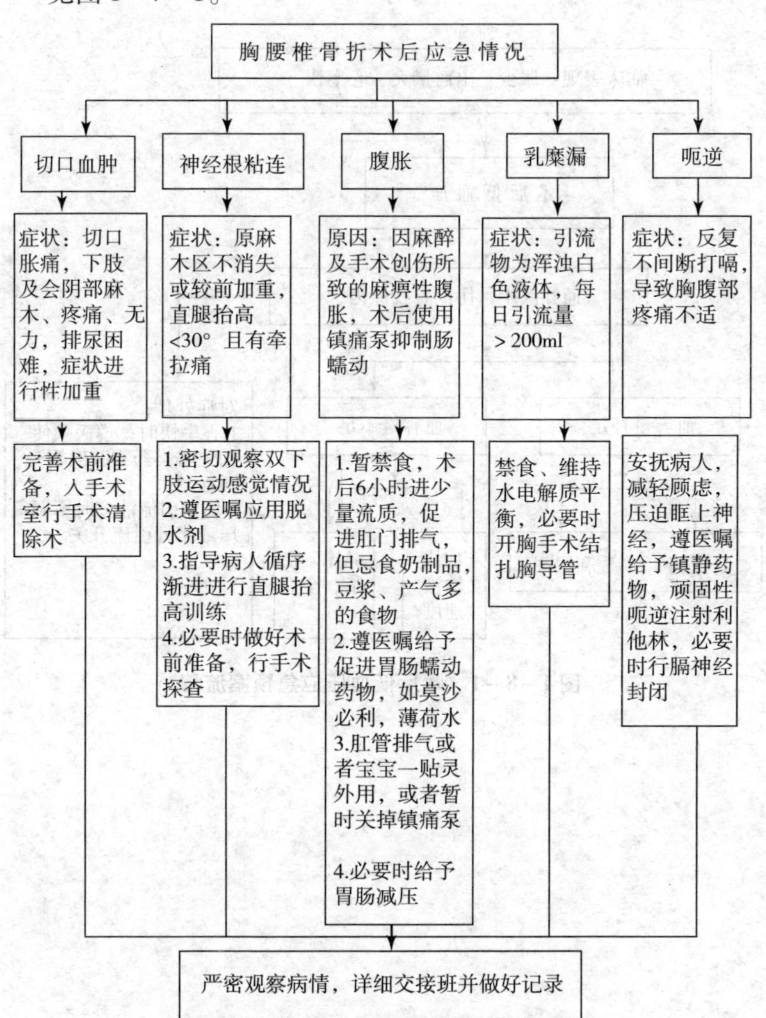

图 1 –7 –1　胸腰椎骨折术后应急预案流程

第八节　术后低血压应急预案流程

见图 1－8－1。

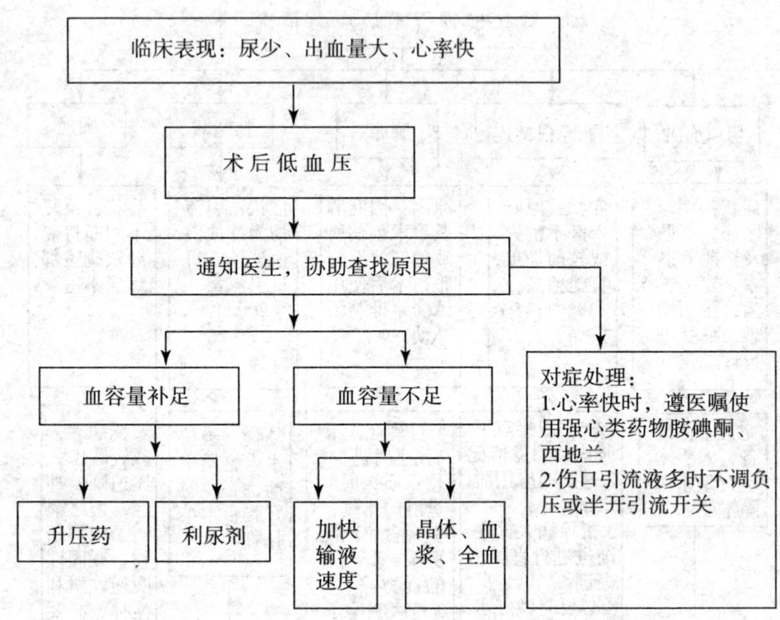

图 1－8－1　术后低血压应急预案流程

第九节 脊柱术后脑脊液漏应急预案流程

见图1－9－1。

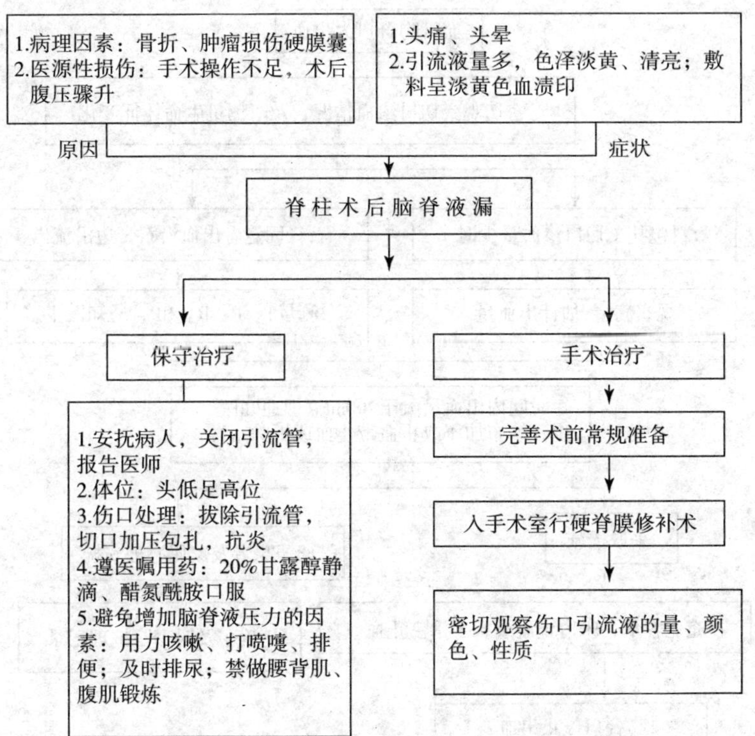

图1－9－1 脊柱术后脑脊液漏应急预案流程

第十节　血管吻合口大出血应急预案流程

见图 1－10－1。

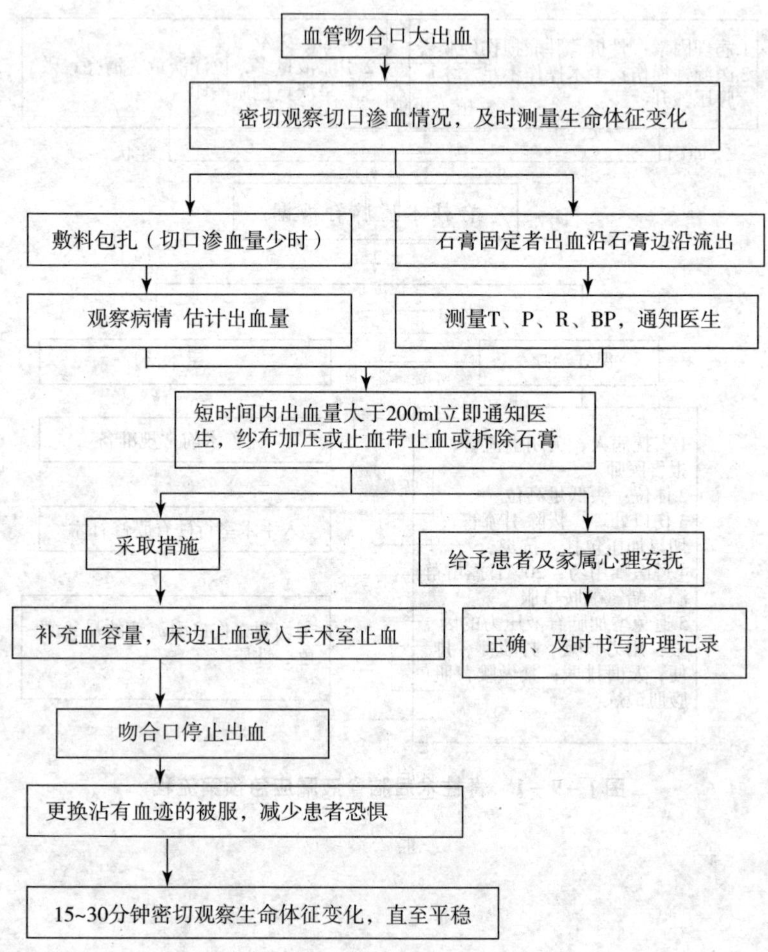

图 1－10－1　血管吻合口大出血应急预案流程

第十一节 血管危象应急预案流程

见图 1－11－1。

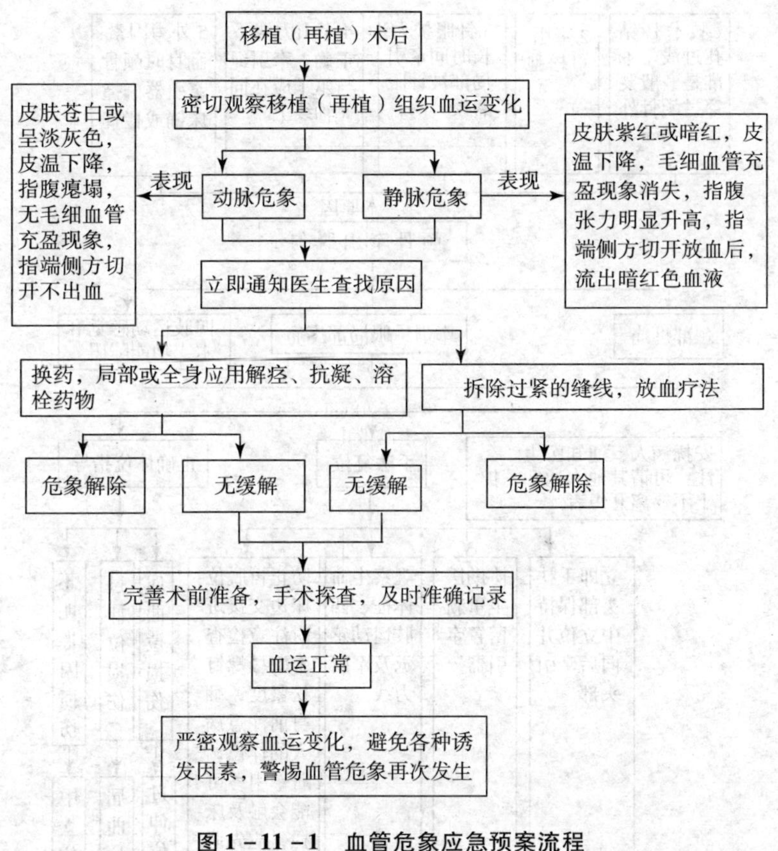

图 1－11－1 血管危象应急预案流程

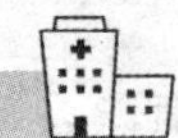

第十二节　颅骨牵引脱勾应急预案流程

见图 1－12－1。

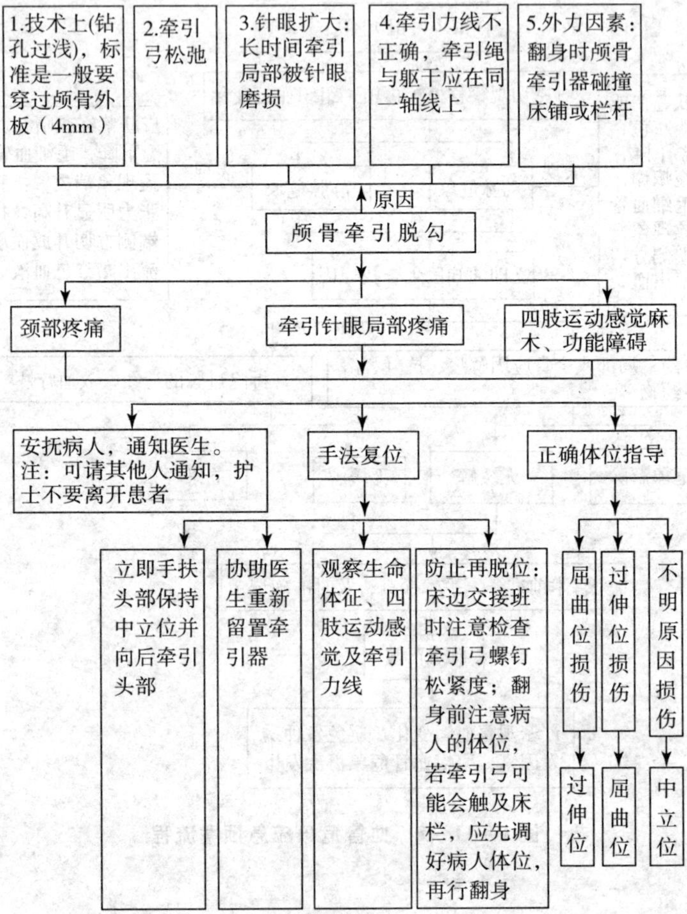

原因：
1. 技术上(钻孔过浅)，标准是一般要穿过颅骨外板（4mm）
2. 牵引弓松弛
3. 针眼扩大：长时间牵引局部被针眼磨损
4. 牵引力线不正确，牵引绳与躯干应在同一轴线上
5. 外力因素：翻身时颅骨牵引器碰撞床铺或栏杆

↓

颅骨牵引脱勾

→ 颈部疼痛
→ 牵引针眼局部疼痛
→ 四肢运动感觉麻木、功能障碍

↓

- 安抚病人，通知医生。注：可请其他人通知，护士不要离开患者
- 手法复位
  - 立即手扶头部保持中立位并向后牵引头部
  - 协助医生重新留置牵引器
  - 观察生命体征、四肢运动感觉及牵引力线
  - 防止再脱位：床边交接班时注意检查牵引弓螺钉松紧度；翻身前注意病人的体位，若牵引弓可能会触及床栏，应先调好病人体位，再行翻身
- 正确体位指导
  - 屈曲位损伤 → 过伸位
  - 过伸位损伤 → 屈曲位
  - 不明原因损伤 → 中立位

图 1－12－1　颅骨牵引脱勾应急预案流程

第十三节　气管套管脱落应急预案流程

见图 1－13－1。

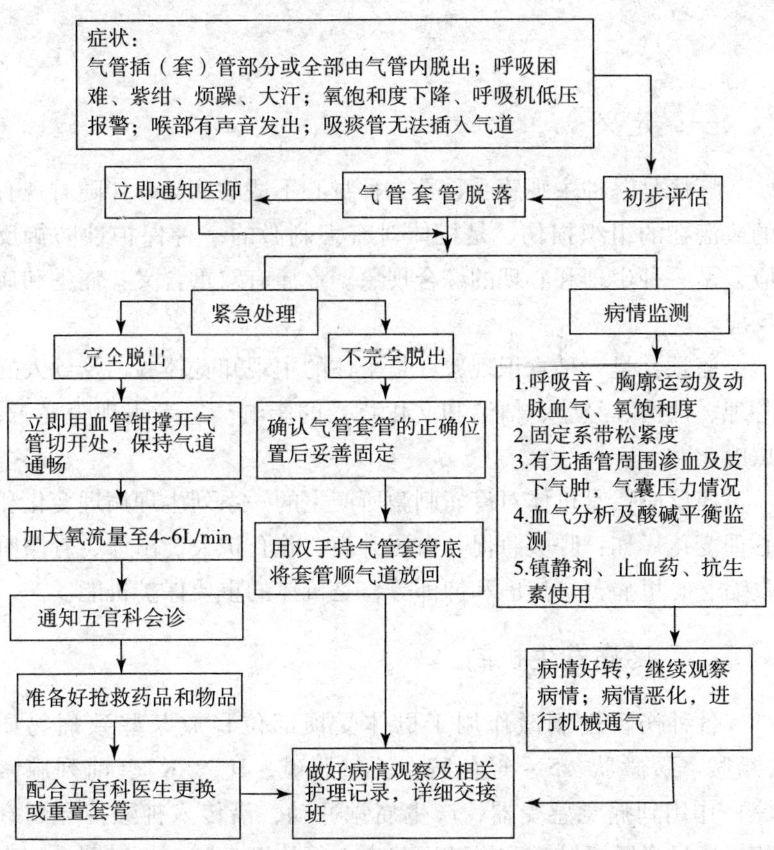

图 1－13－1　气管套管脱落应急预案流程

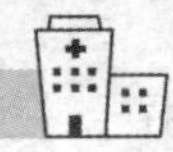

≪第二章

骨科疼痛护理指引及管理

一、定义

疼痛是一种主观感受，是一种身心不适的感觉，伴随着现有的或潜在的组织损伤，是机体对有害刺激的一种保护性防御反应，是一种生理和心理的综合现象。疼痛有双重含义：痛觉和痛反应。

痛觉：是一种意识现象，是个体的主观知觉体验，受到人的心理、性格、经验、情绪和文化背景的影响。患者表现为痛苦，焦虑。

痛反应：是机体对疼痛刺激所产生的一系列生理病理变化和心理变化。如：呼吸急促、血压升高、瞳孔扩大、出汗、骨骼肌收缩、心里痛苦、焦虑和抑郁等，是机体的重要保护机能。

二、疼痛发生机制

各种伤害性刺激作用于机体受损部位释放某些致痛物质（组胺、缓激肽、5－羟色胺、乙酰胆碱、H^+、K^+、前列腺素等）作用到痛觉感受器，产生痛觉冲动，沿传入神经传导到脊髓，通过脊髓丘脑束和脊髓网状束上行传至丘脑，投射到大脑皮质引起疼痛。

三、疼痛分类

（一）按疼痛病程分类

1. 急性疼痛　突然发生，有明确的开始时间，持续时间较短，表现为心悸、呼吸急促、血压升高、多汗、焦虑。

2. 慢性疼痛　持续3个月或以上，具有持续性、顽固性和反复性的特点。

3. 突发痛　发生在某种特定情况下，如进食后，某些姿势、活动或长时间站立后，突然发生，疼痛剧烈且间断发生。

（二）按疼痛程度分类

1. 无痛

2. 轻度疼痛　可忍受，能正常生活、睡眠。

3. 中度疼痛　轻度干扰睡眠，需用止痛药。

4. 重度疼痛　干扰睡眠，需用麻醉止痛药。

5. 剧烈疼痛　干扰睡眠较重，伴其他症状。

6. 无法忍受　严重干扰睡眠，伴其他症状或被动体位。

（三）按疼痛性质分类

1. 钝痛　酸痛、胀痛、闷痛等。

2. 锐痛　刺痛、刀割痛、灼痛、绞痛、撕裂样痛、爆裂样痛等。

3. 其他　跳痛、压榨样痛、牵拉样痛等。

（四）按疼痛起始部位及传导途径分类

1. 皮肤痛　疼痛刺激来自体表，为烧灼感或刺痛感。

2. 躯体痛　是指肌肉、肌腱、筋膜和关节等深部组织引起的疼痛，部位明确。

3. 内脏痛　是因内脏器官受到机械性牵拉、扩张、痉挛、炎症、化学性刺激等引起，定位不清，而且疼痛的传导较慢。

4. 牵涉痛　即内脏器官疾病引起疼痛的同时在体表某部位

也发生痛感。

5. 假性痛（幻肢痛） 指去除病变部位后仍感到相应部位疼痛。

6. 神经痛 浸润或治疗引起神经末梢或中枢神经受伤所致，表现为剧烈的灼痛和酸痛。

（五）按解剖部位分类

常见的有：头痛、颈肩痛、胸痛、腹痛、腰背痛、骨痛、关节痛、肌肉痛等。

（六）按疼痛系统分类

包括神经系统疼痛、血液系统疼痛、消化系统疼痛、泌尿系统疼痛、免疫系统疼痛、心血管系统疼痛、呼吸系统疼痛、内分泌系统疼痛、运动系统疼痛、心理性疼痛。

四、疼痛的护理

（一）疼痛评估内容——采用综合性评估

1. 患者的一般情况 年龄、性别、职业、诊断、病情、体格检查（意识、血压、表情、体位、运动功能等）。

2. 评估患者的疼痛病史、社会心理因素、医疗史

（1）疼痛病史：部位和范围、性质、程度、发作及持续时间、伴随症状、诱发因素、影响因素、自身控制疼痛的方法、对疼痛的耐受性。

（2）社会心理因素：家属和他人的支持情况、镇静药使用史、精神病史、精神状态、镇痛不足的危险因素。

（3）医疗史：现病史、既往史、治疗史、药物滥用史、既往所患慢性疼痛情况、其他重大疾病状况。

（二）疼痛评估方法——评估工具

1. 数字评分法（NRS）——WHO 推荐 适用于不同年龄、不同文化背景的患者。

疼痛程度的数字等级评分法

数字评价量表（numerical rating scale，MRS）是将疼痛程度用0到10这11个数字表示。0表示无痛，10表示最痛。被测者根据个人疼痛感受在其中一个数字做记号。

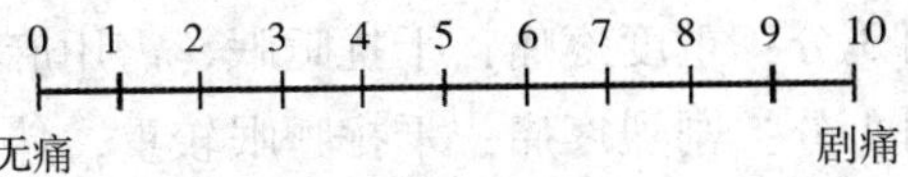

0：无痛；1～3：轻度疼痛；4～6：中度疼痛；7～10：重度疼痛

优点：便于医务人员掌握，容易被患者理解便于记录。

缺点：使用时个体随意性较大，尤其是在疼痛管理专业背景不强的环境中应用，有时会出现困难。

2. 面部表情评估图（FES）　适用于急性疼痛者、老人、小儿、文化程度较低者、表达能力丧失者以及认知功能障碍者。

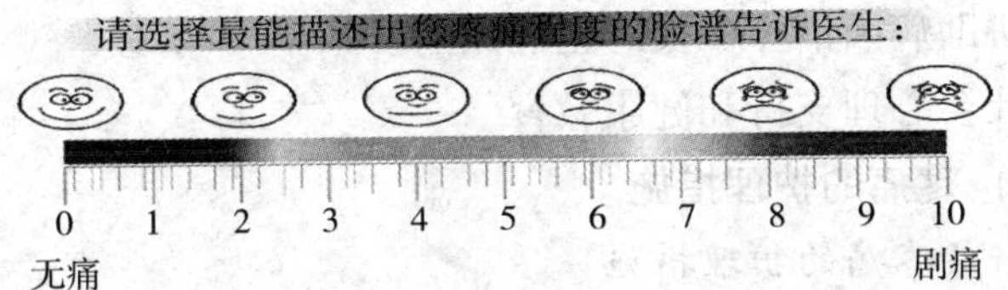

癌痛评估脸谱：0：无痛；1~3：轻度疼痛（睡眠不受影响）；4~6：中度疼痛（睡眠受影响）；7~10：重度疼痛（严重影响睡眠）。

优点：简单、直观、形象、易于掌握、不需任何附加设备。

3. 视觉模拟法（VAS）　患者根据自己感受的疼痛程度在直线上做一记号，以表示疼痛程度。从起点至记号处的距离就是疼痛的量，适用于7岁以上的患者。

无痛————————→剧痛

优点：疼痛强度评分法中最敏感的方法。

缺点：刻度较为抽象，较不适合于文化程度较低或认知损害者。

4. 五指疼痛评分模型（VRS） 适用于老年和受教育程度低的患者。

小指标明 1 分：轻度疼痛：可忍受，能正常生活睡眠。

无名指标明 2 分：中度疼痛：轻度干扰睡眠，需用止痛药。

中指标明 3 分：重度疼痛：干扰睡眠，需用麻醉止痛药。

示指标明 4 分：剧烈疼痛：干扰睡眠较重，伴其他症状。

大拇指标明 5 分：无法忍受的疼痛：严重干扰睡眠，伴其他症状或被动体位。

优点：对每个疼痛分级都有描述，易被患者理解。

缺点：精确度不够，有时患者很难找出与自己疼痛程度相对应的评分。

（三）疼痛的护理原则

1. 全面、准确、持续地评估患者的疼痛。

2. 消除和缓解疼痛。

3. 协助病因治疗，及时正确用药。

4. 社会心理支持和健康教育。

（四）疼痛的护理措施

1. 一般疼痛的护理措施

（1）减少或消除引起疼痛的原因。

（2）合理运用缓解或解除疼痛的方法：药物止痛，物理止痛，针灸止痛，经皮神经电刺激疗法。

（3）提供社会心理支持。

（4）恰当地运用心理护理方法及疼痛心理疗法，减轻心理压力：建立信赖关系，鼓励表达，尊重行为反应。转移注意力和放松练习。

心理疗法包括安慰治疗、暗示疗法、催眠疗法、松弛疗法、认知疗法、行为疗法、群组心理治疗。

（5）积极采取促进患者舒适的措施。

(6) 健康教育。

2. 特殊疼痛的护理措施 癌症患者的疼痛；手术后的疼痛。

(1) 癌症疼痛的护理：三阶梯止痛疗法见表 2-1。

表 2-1 三阶梯止痛疗法

阶段	疼痛程度	药物	
第一阶段	轻度疼痛（1～3分）	非阿片类药物、解热镇痛药、抗炎药	阿司匹林、布洛芬、对乙酰氨基酚等
第二阶段	中度疼痛（4～6分）	弱阿片类药物	氨酚待因、可待因、曲马多等
第三阶段	重度和剧烈疼痛（7～10分）	强阿片类药物	吗啡、哌替啶、美沙酮、二氢埃托啡等

三阶梯止痛方案原则：按阶梯给药；口服给药；按时给药；个性化；注意具体细节。

五、疼痛的护理评价

1. 能轻松地参与日常活动，与人群正常交往。
2. 主诉疼痛减轻，身体状态和功能改善。
3. 焦虑程度缓解，休息睡眠质量较好。
4. 疼痛生理征象减轻或消失。
5. 对疼痛适应能力增强。

六、健康教育

1. 教会正确认识疼痛，解除患者认为镇痛药成瘾的恐惧，使其学会评估疼痛。

2. 放松疗法可以让精神和身体达到一种松弛状态，精神放松意味着缓解焦虑，身体放松则为降低肌肉的紧张状态，减轻疼痛。

（1）音乐疗法。

（2）转移和分散患者的注意力。

3. 皮肤护理：进行冷敷或热敷、按摩、触摸等可减轻肌肉紧张，炎症及痉挛引起的疼痛。

4. 饮食疗法。进行营养护理的原则是：多样化，均衡化，低脂化和易消化。对可经口进食患者，适当增加患者的摄入量；不能经口进食，则考虑鼻饲，每次鼻饲量不超过200ml，间隔时间不少于2小时，对肠道功能已丧失患者，可采用静脉高营养。

5. 心理疗法。

七、疼痛的管理制度（表2－2）。

表2－2　疼痛的管理制度

<table>
<tr><td colspan="4">★入院时常规进行疼痛评估</td></tr>
<tr><td rowspan="3">评估工具</td><td colspan="3">1. 无交流障碍：NRS 数字评估工具或 Faces 脸谱评估工具</td></tr>
<tr><td colspan="3">2. 行为认知障碍：使用 FLACC 疼痛评估工具</td></tr>
<tr><td colspan="3">3. 重症监护患者：使用 CPOT 疼痛评估工具</td></tr>
<tr><td rowspan="5">分值</td><td>0 分</td><td>评估 1 次 / 日</td><td>10：00</td></tr>
<tr><td>1～3 分（轻度）</td><td>评估 1 次 / 日</td><td>10：00</td></tr>
<tr><td>4～6 分（中度）</td><td>评估 3 次 / 日</td><td>10：00－14：00－18：00</td></tr>
<tr><td>7～10 分（重度）</td><td>评估 3 次 / 日</td><td>10：00－14：00－18：00</td></tr>
<tr><td colspan="3">★ 评分频次以上一次疼痛评分为准</td></tr>
</table>

续表

爆发性疼痛		立即评估
使用镇痛泵		至少评估 1 次／日，疼痛时按要求评估
用药后评估	静脉	30 分钟后
	皮下、肌肉注射	30 分钟后
	口服	30 分钟后
	纳肛	30 分钟后
	特殊	按药物说明
注意	1. 将疼痛评分绘制在体温单上	
	2. 入院首次评估≥4 分要书写护理记录	
	3. 疼痛予药物治疗、给药后再次评估要及时书写护理记录	
	4. 需评估 18：00 分值的，写在体温记录单备注栏由晚班评估	

八、骨科疼痛评估示例（表 2－3）

表 2－3　骨科疼痛评估示例

住院号　　　　　　姓名　　　　床号　　　　姓别　　　　年龄

疼痛强度（视觉模拟评分法）：

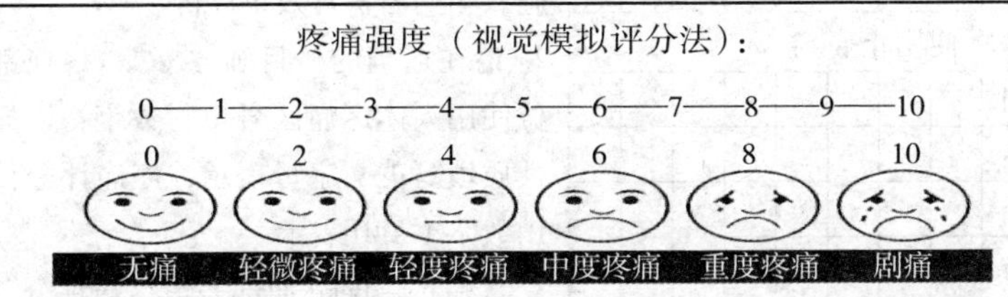

0：无痛　　　　　　　　　　1～3：轻度疼痛（睡眠不受影响）

4～6：中度疼痛（睡眠受影响）　7～10：重度疼痛（严重影响睡眠）

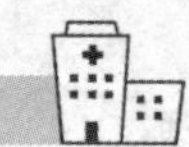

续表

疼痛性质	A 刀割痛 B 酸胀痛 C 闷胀痛 D 撕扯痛 E 压榨痛 F 牵拉痛 G 烧灼痛 H 针刺痛 I 电击痛 G 切割痛 K 暴裂痛 L 绞痛 M 其他______							
日期								
时间								
部位								
评分								
性质								
给予措施								
安慰								
解释								
卧床休息								
调整体位								
分散注意								
冰敷								
热敷								
遵医嘱使用止痛剂								
时间								
药品								
途径								
预防用药								
实施措施，用药后半小时疼痛评分								
评分								
签名								

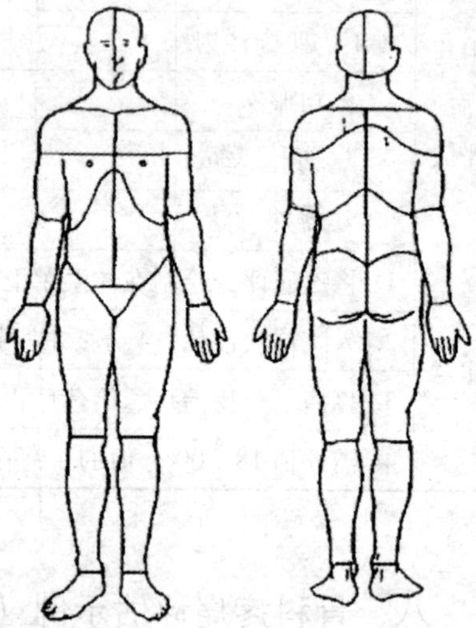

人体疼痛区号

1. 本表适用于骨科患者疼痛评估、实施、用药后护理效果评价。

2. 请在适当的栏目画“√”，疼痛部位使用人体疼痛区号填写数字，疼痛性质填写英文字母表示，疼痛评分使用数字 1 ~ 10 表示。

3. “Wong－Bake 面部表情疼痛评分”，可观察患者表情，或询问患者哪个面部代表现时的疼痛，进行评估。

4. 给予药物，填写时间、药品名称、给予途径。给予相应措施后半小时进行探讨评估，并记录于相应栏内。

九、疼痛患者护理指引流程

见图 2－1。

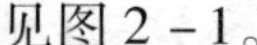

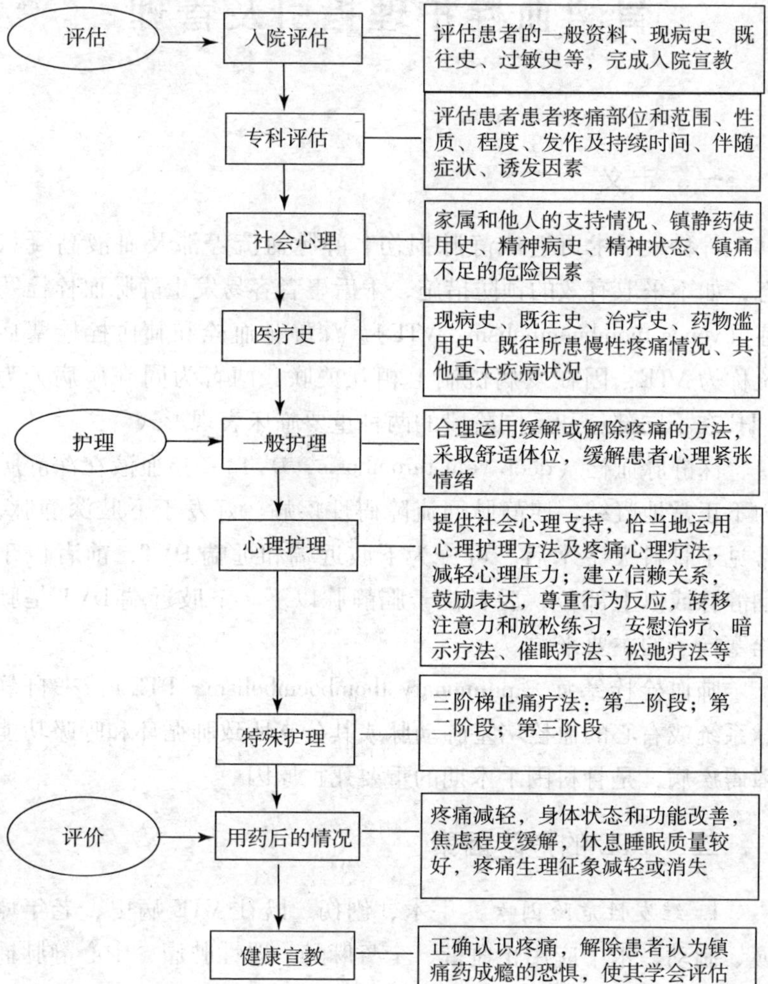

阶段	步骤	内容
评估	入院评估	评估患者的一般资料、现病史、既往史、过敏史等，完成入院宣教
	专科评估	评估患者患者疼痛部位和范围、性质、程度、发作及持续时间、伴随症状、诱发因素
	社会心理	家属和他人的支持情况、镇静药使用史、精神病史、精神状态、镇痛不足的危险因素
	医疗史	现病史、既往史、治疗史、药物滥用史、既往所患慢性疼痛情况、其他重大疾病状况
护理	一般护理	合理运用缓解或解除疼痛的方法，采取舒适体位，缓解患者心理紧张情绪
	心理护理	提供社会心理支持，恰当地运用心理护理方法及疼痛心理疗法，减轻心理压力；建立信赖关系，鼓励表达，尊重行为反应，转移注意力和放松练习，安慰治疗、暗示疗法、催眠疗法、松弛疗法等
	特殊护理	三阶梯止痛疗法：第一阶段；第二阶段；第三阶段
评价	用药后的情况	疼痛减轻，身体状态和功能改善，焦虑程度缓解，休息睡眠质量较好，疼痛生理征象减轻或消失
	健康宣教	正确认识疼痛，解除患者认为镇痛药成瘾的恐惧，使其学会评估疼痛

图 2－1 疼痛患者护理指引流程

≪第三章

骨科血栓护理指引及管理

一、定义

骨科大手术可造成静脉损伤、静脉血流停滞及血液高凝状态，如不采取有效的预防措施，术后患者容易发生静脉血栓栓塞症（venos thomboembolism，VTE）。深静脉血栓和肺血栓栓塞症统称为VTE，因在发病机制上相互关联，两者为同一疾病，为VTE在不同部位和不同阶段的两种重要临床表现形式。

深静脉血栓（deep vein thrombosis，DVT）：指血液在深静脉内不正常地凝结，属静脉回流障碍性疾病。好发于下肢深静脉，常见于骨科大手术后。可分为下肢近端和远端DVT，前者位于腘静脉或以上部位，后者位于腘静脉以下。下肢近端DVT是肺栓塞栓子的主要来源。

肺血栓栓塞症（pulmonary thomboembolism，PTE）：来自静脉系统或右心的血栓堵塞肺动脉或其分支所致肺循环和呼吸功能障碍疾病，是骨科围手术期的重要死亡原因。

二、VTE的危险因素

1. *继发性危险因素* 手术、创伤、既往VTE病史、老年瘫痪、制动、术中应用止血带、全身麻醉、恶性肿瘤、中心静脉插管、慢性静脉机能不全等，其中骨科大手术是VTE的高危因素。

2. *原发性危险因素* 抗凝血酶缺乏症、因子Vleiden突变、因子Ⅻ缺乏症、凝血酶原基因G20210A突变、高半胱氨酸血症、蛋白 C 缺乏症、蛋白 S 缺乏症等。当行骨科大手术患者伴有其他危险因素时发生 VTE 的危险性更大。

三、血栓发生部位

血栓好发于下腔静脉；髂静脉；股深静脉；股总和股浅静脉；腘静脉；胫腓干静脉。

四、血栓形成的后果

少数：自行消融或局限于发生部位。

大部分：扩展至整个肢体深静脉主干（不及时诊断和处理可致血栓形成后遗症，影响生活和工作质量）。

极少数：并发肺栓塞，后果严重的甚至死亡。

五、血栓的临床表现

患肢肿胀、疼痛、温度增高、浅静脉扩张，部分有患肢水肿、局部压痛、Homans 征阳性，严重者可出现下肢青紫，动脉搏动消失等。若出现胸闷、唇紫绀、呼吸困难时，应警惕并发症肺栓塞。

六、护理要点

（一）评估、判断

1. *疼痛、肿胀程度*　疼痛是 DVT 的主要症状，肿胀是其主要体征。

2. *腿周径*　每天测量双下肢肢体同部位周径，并做好测量记录。

测量部位：髌骨上下缘 10cm，踝上 5cm。正常情况下，患肢与健肢周径相差不超过 1.5cm，当超过 1.5cm 时，避免热敷，以免增加局部耗氧量，加重病情。

3. *皮肤温度*　当发生 DVT 时，皮肤温度逐渐由暖变冷，厥

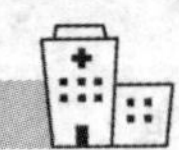

冷，尤其以肢端为重，皮肤出现青紫，花斑。

注意：需采取保暖措施，不宜用热敷方法；禁忌按摩患肢或做剧烈运动，卧床休息，使患肢高于心脏平面 20～30cm，膝关节置于 5°～10°微屈曲位；保持室内温度 20～22℃，患肢保暖，以缓解血管痉挛，有利于侧支循环建立，减轻疼痛及促进炎症的吸收。

4. Homans 征阳性　平卧时将足用力背曲，小腿肌肉疼痛。

（二）活动身体

1. 经常更换体位，深呼吸及咳嗽训练。

2. 股四头肌主动舒缩运动，踝部旋转活动，足部主动或被动屈曲活动，全范围活动，原则上每天坚持 4 次，每次 15～20 下（5～10 分钟）。

3. 早期下床活动或离床坐位。

（三）机械性预防

1. 利用机械性原理促使下肢静脉血流加速，避免血液滞留，降低术后下肢 DVT 发病率，与药物预防联合应用疗效更佳。单独使用物理预防适用于合并凝血异常疾病、有高危出血风险的患者。对于患侧肢无法或不宜采取物理预防的患者，可在对侧肢实施预防。建议应用前筛查禁忌证。

（1）足底静脉泵（VFP）。

（2）间歇充气加压装置（IPC）。

（3）梯度弹力袜（GCS）。

2. 以下情况禁用物理预防措施：

（1）充血性心力衰竭，肺水肿或腿部严重水肿。

（2）下肢深静脉血栓症、血栓性静脉炎或肺栓塞。

（3）间歇充气加压装置和梯度压力弹力袜不适用于腿部局部情况异常（如皮炎、坏疽、近期接受皮肤移植手术）、下肢血管严重的动脉硬化或其他缺血性血管病、腿部严重畸形。

（四）生活方式指导

1. 避免长时间坐位。

2. 避免便秘。

3. 对于吸烟的患者劝其戒烟。

（五）预防性用药

有出血风险患者应权衡降低 DVT 的发生率与增加出血危险的关系。评估发生 DVT 的高危人群，提前做好预防准备。

1. 低剂量普通肝素　普通肝素可以降低 DVT 和 PTE 的发生率，但应高度重视以下问题：

（1）肝素会延长活化的部分凝血酶原时间（APTT），增加出血并发症和严重出血的危险。

（2）需要监测以调整剂量。

（3）肝素会造成血小板计数减少，甚至会导致血小板减少症（HIT）。

（4）长期应用肝素会导致骨质疏松。

2. 低分子肝素（LMWH）　低分子肝素的特点包括：

（1）较少与血浆蛋白结合，生物利用度接近 90%，结果预测性更好。

（2）严重出血并发症较少，较安全。

（3）无须常规监测。

3. 维生素 K 拮抗剂　用于 DVT 的长期预防。其主要缺点包括：

（1）一般情况服药数天才能够达到一定的抗凝效果。

（2）很难控制，为使剂量不过高或过低，需要常规监测国际标准化比值（international normalized ratio，INR），控制 INR 在 2.0～3.0；INR >4.0 会增加出血并发症危险。

（3）易受许多药物及富含维生素食物的影响。目前临床上最常使用的产品为华法林。

（六）用药护理

1. 避免下肢静脉注射。

2. 术中和术后适度补液，避免脱水而增加血液黏度。

（七）并发症的护理：肺栓塞、小腿曲张静脉破裂出血

1. 给予支持性护理：生命体征监护；高流量氧气吸入；建立静脉通道。

2. 患者绝对卧床休息，减少搬动和翻身，避免剧烈咳嗽。

3. 及时报告医生处理。

七、健康教育

1. 教会患者正确认识血栓。早期辨别病情的异常变化，并及时做出正确的处理。

2. 患肢需采取保暖措施，不宜用热敷方法；禁忌按摩患肢或做剧烈运动，卧床休息，使患肢高于心脏平面 20 ~ 30cm，膝关节置于 5° ~ 10° 微屈曲位；保持室内温度 20 ~ 22℃，患肢保暖，以缓解血管痉挛，有利于侧支循环建立，减轻疼痛及促进炎症的吸收。

3. 合理用药。

4. 饮食指导：进食低盐、富含纤维素的食物，保持大便通畅，尽量避免因排便困难引起腹内压增高而影响下肢静脉血回流。

5. 戒烟：告诫患者绝对禁烟，防止烟草中尼古丁刺激引起血管收缩。

6. 及时就诊：若突然出现下肢剧烈胀痛、浅静脉曲张伴有发热等，应警惕下肢深静脉血栓形成的可能。

八、深静脉血栓管理制度

1. 所有骨科入院患者均进行“VTE”评分，评分 <3 分为低度危险，4 ~5 分为中度危险，6 ~9 分为高度危险，10 分以上为

超高危险。评出的分值记录于护理记录单。

2. 3 天评估一次，出现病情变化时，及时进行评估，当评分 <5 分时，向患者及家属进行相关知识宣教，落实预防措施并记录。

3. 当评分 >6 分，及时通知值班医生，给予相应处理。向患者及家属进行相关知识宣教，落实预防措施并记录。

4. 护士长需监控本科室高、中危患者预防措施落实情况并记录。

九、VTE 评分表（表 3－1）

表 3－1　昆明市延安医院骨科 VTE 危险因素评分表

姓名________性别________年龄________住院号________诊断

一、危险因素

1 分	2 分	3 分	4 分	5 分
□年龄 41~60 岁 □外科手术史 □肥胖 □怀孕或产后 1 个月内 □中心静脉通路 □静脉曲张	□年龄大于 60 岁 □恶性肿瘤 □外科手术≥45 分钟 □石膏固定 □骨牵引 □外固定支架 □卧床时间≥72 小时 □肋骨骨折 □上肢骨折 －肩关节损伤、脱位骨折□ －腕关节损伤、脱位骨折□ －肘关节损伤、脱位骨折□ －锁骨骨折□、肱骨骨折□ －尺桡骨骨折□、掌指骨骨折□	□外科大手术 －开胸手术□ －剖腹探查□ □内科危险因素 －起搏器 □ －心梗□ －脑梗□ －DIC□ □有 VTE/PE 病史 □凝血机制 □纤维蛋白原（FIB >4g/ml） □D－二聚体 >1.0μg/ml	□脊柱骨折无神经损伤 －颈椎骨折□ －胸椎骨折□ －腰椎骨折□ －脊柱病变□ □下肢骨折 －髌骨骨折□ －胫腓骨骨折□ －踝部骨折 －股骨骨折□ □可疑血管损伤	□脊髓损伤并神经损伤 －颈椎骨折□ －胸椎骨折□ －腰椎骨折□ －脊柱病变□ □髋部骨折（骨盆骨折） □明确有血管损伤 □髋关节置换术 □膝关节置换术 □超关节外固定架固定术 □截肢

入院危险因素评分：________分　评估者：________　日期：________

再次评估：________分　评估者：________　日期：________

术后危险因素评分：________分　评估者：________　日期：________

再次评估：________分　评估者：________　日期：________

二、预防措施

低危（3分以下）	中危（4~5分）	高危（6~9分）	超高危（10分以上）
□鼓励多饮水 □指导功能锻炼、早期活动	□鼓励多饮水 □指导功能锻炼、早期活动 □气压治疗	□鼓励多饮水 □指导功能锻炼、早期活动 □气压治疗 □梯度弹力袜 □药物预防	□鼓励多饮水 □指导功能锻炼、早期活动 □气压治疗 □梯度弹力袜 □药物预防 □调整抗凝药物剂量及使用时间

入院评估者：________　日期________

再次评估者：________　日期________

术后评估者：________　日期________

再次评估者：________　日期________

三、抗凝药物选择

抗凝药物	开始时间	停止时间	抗凝药物禁忌
□利伐沙班 10mg 口服，Qd □依诺肝素 4000IU 皮下注射，Qd □低分子肝素钠 5000IU 皮下注射，Qd □低分子肝素钙 0.4ml 皮下注射，Qd			□对抗凝药物过敏 □严重凝血功能障碍 □有活动性出血 □有出血倾向的器官损伤 □孕妇及哺乳期妇女 □骨筋膜综合征 □无

签名________　日期________

十、骨科血栓患者护理指引流程

见图 3－1。

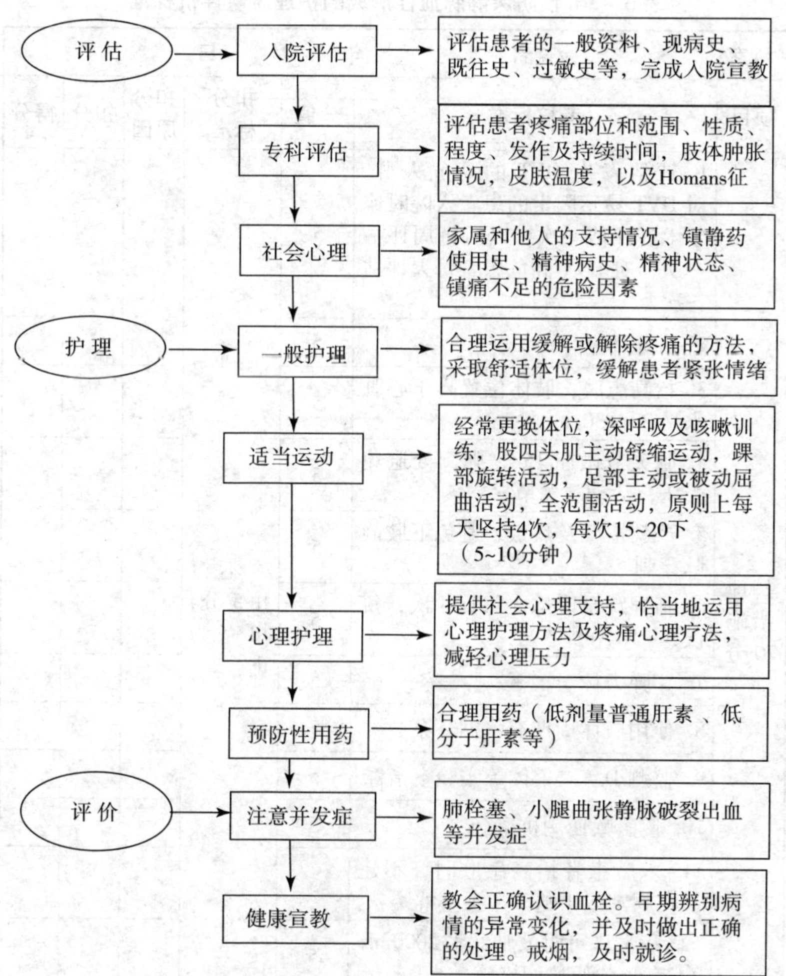

图 3－1　骨科血栓患者护理指引流程

十一、预防深静脉血栓形成的护理质量评价标准

见表 3－2。

表 3－2 预防深静脉血栓形成的护理质量评价标准

科室：	检查者：	年 月 日				
项目	考核标准	分值	扣分标准	扣分原因	扣分	得分
护理措施 70 分	1. 评估发生 DVT 的高危人群：对 DVT 易感因素的患者入院时或手术后评估一次，以后每周评估一次；对 DVT 高危患者每天评估一次	5	项不符扣 5 分，扣完为止			
	2. 卧床休息	5				
	3. 抬高患肢，肢体位置高于心脏水平 20～30cm	5				
	4. 膝关节微屈 15°，腘窝处避免受压，活动踝关节	5				
	5. 严禁按摩及热敷，避免下肢静脉穿刺	5				
	6. 指导踝泵锻炼，每日 4 次，每次 5～10 分钟	5				
	7. 穿弹力袜	5				
	8. 使用肢体周期充气循环泵	5				
	9. 监测 D－二聚体等实验室指标	5				
	10. 遵医嘱使用抗凝药	5				
	11. 术后患者抬高患肢时，不建议在腘窝或小腿下单独垫枕	5				
	12. 病情许可时鼓励饮水 2000ml/d，有预防便秘的措施	5				
	13. 监测深静脉血栓的发生例次	5				
	14. 监测外周循环的情况	5				

续表

科室： 检查者： 年 月 日						
项目	考核标准	分值	扣分标准	扣分原因	扣分	得分
评价30分	1. 掌握主要病情	6	一项不符扣6分，扣完为止			
	2. 早期辨别病情的异常变化，能及时发现异常并做出正确的处理	6				
	3. 有预防深静脉血栓的护理指引	6				
	4. 运用深静脉血栓形成风险评估护理单准确观察、记录	6				
	5. 准确采用 AUTAR DVT 风险评分表评估有深静脉血栓发生风险的患者	6				

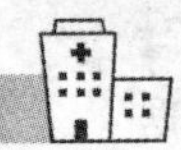

≪第四章

骨科特异性感染患者的护理指引

第一节　多重耐药菌感染护理管理指引

一、定义

多重耐药菌主要是指对临床使用的三类或三类以上抗菌药物同时呈现耐药的细菌。

二、分类

常见多重耐药菌包括耐甲氧西林金黄色葡萄球菌（MRSA）、耐万古霉素肠球菌（VRE）、产超广谱β－内酰胺酶（ESBLs）细菌、耐碳青霉烯类抗菌药物肠杆菌科细菌（CRE）［如产Ⅰ型新德里金属β－内酰胺酶（NDM－1）或产碳青霉烯酶（KPC）的肠杆菌科细菌］、耐碳青霉烯类抗菌药物鲍曼不动杆菌（CR－AB）、多重耐药/泛耐药铜绿假单胞菌（MDR/PDR－PA）和多重耐药结核分枝杆菌等。

三、传播机制与传播途径

（一）传播机制

多重耐药菌可能是来自内源性菌群（存在于皮肤、呼吸道、胃肠道、泌尿生殖道的条件病原体）或外源性菌群（由环境宿主或其他人传播的病原体）。

1. 内源性感染 通过病原体在患者体内的移位而实现传播。

2. 外源性感染 以接触感染为主，尤其是以医院工作人员手为主要传播媒介，其次为各种侵入性操作。

（二）传播途径

1. 接触传播 是最主要的传播途径，包括：

（1）直接接触传播：是指易感者与传播源（如含病原体的体液或分泌物）直接接触而致感染，不需要借助传播因素。

（2）间接接触传播：是指病原体通过污染医护人员手或病房内物品（如床单，食具，便器等）进行传播。

（3）公共媒介传播：是指医院内的公共用品（食物，水，血液及血制品，药物及各种制剂和医疗器械等）被病原微生物污染所引起的传播。

（4）生物媒介传播：是指通过节肢动物（蚊、蝇等）所引起的传播。

2. 飞沫传播 指带有病原微生物的飞沫核（≥5μm）在空气中短距离（1m 内）移动到易感人群的口、鼻黏膜或眼结膜等导致的传播。

四、治疗方法

1. 接触隔离：尽量选择单间隔离，隔离房间应当有隔离标识。对于出现感染问题的患者要及时转移到隔离病房中，加强监测和治疗措施。也可以将同类多重耐药菌感染患者或定植患者安置在同一房间。如果医院没有条件设置单独的隔离病房，也要注意与同类病原隔离。没有条件实施单间隔离时，应当进行床旁隔离，注意感染患者病床与其他患者床距保持在 1m 以上，不宜将多重耐药菌感染与留置各种管道、有开放伤口或者免疫功能低下、带留置针的患者安置在同一房间。多重耐药菌感染患者转诊之前应当通知接诊的科室，采取相应隔离措施。出现较多病菌感染患者时，要注意保护没有感染的患者，医院科室使用警示牌提醒告知患者以及医务人员要做好防护措施。医生要及时在感染多重耐药菌患者病历上注明感染情况，并注意自身进出病房的消毒情况。

2. 与患者直接接触的相关医疗器械、器具及物品，如听诊器、血压计、体温表、输液架等要专人专用并及时消毒处理。轮椅、担架、床旁心电图机等不能专人专用的医疗器械、器具及物品要在每次使用后擦拭消毒。加强医院环境的消毒，对于感染多重耐药菌患者使用或者接触过的物品，医院要严格根据规范程序进行消毒处理，对于患者碰触过的物品表面，要用含氯消毒剂进行擦拭消毒。一旦发现感染案例有增多的情况，要增加消毒次数，对于患者所有使用过的医疗器械进行清洗、消毒。

3. 医务人员对患者实施诊疗护理操作时，应当将高度疑似或确诊多重耐药菌感染患者或定植患者安排在最后进行。接触多重耐药菌感染患者或定植患者的伤口、溃烂面、黏膜、血液、体液、引流液、分泌物、排泄物时，应当戴手套，必要时穿隔离衣；完成诊疗护理操作后，要及时脱去手套和隔离衣，并进行手卫生处理。医护人员要注意自身消毒情况，手部卫生是医护人员在日常诊疗和护理过程中要严格注意的，务必要遵守医务人员手部卫生的规范，注意消毒。在对感染多重耐药菌患者进行护理的过程中，医护人员除了要配置相应的工作装，比如医帽、口罩等，还要注重手套的卫生，对于可能接触患者的血液、黏膜、伤口、分泌物和排泄物的情况，手套是很好的防护措施。对于在隔离区内的医务人员，务必要使用医用隔离衣进出隔离区，对患者进行例行检查和护理操作时，要穿好隔离衣，戴好口罩或者防护面罩，在完成诊疗操作后，还要对自身手部进行清洁。

4. 遵守无菌技术操作规程。医务人员应当严格遵守无菌技术操作规程，特别是在实施各种侵入性操作时，应当严格执行无菌技术操作和标准操作规程，避免污染，有效预防多重耐药菌感染。

5. 加强清洁和消毒工作。医疗机构要加强多重耐药菌感染患者或定植患者诊疗环境的清洁、消毒工作，特别要做好 ICU、新生儿室、血液科病房、呼吸科病房、神经科病房、烧伤病房等重点部门物体表面的清洁和消毒。要使用专用的抹布等物品进行清洁和消毒。对医务人员和患者频繁接触的物体表面（如心电监护仪、微量输液泵、呼吸机等医疗器械的面板或旋钮表面，听诊器，计算机键盘和鼠标，电话机，患者床栏杆和床头桌，门把手，水龙头开关等），采用适宜的消毒剂进行擦拭、消毒。被患者血液、体液污染时应当立即消毒。出现多重耐药菌感染暴发或者疑似暴发时，应当增加清洁、消毒频次。在多重耐药菌感染患者或定植患者诊疗过程中产生的医疗废物，应当按照医疗废物有关规定进行处理和管理。

五、解除隔离的指征

1. 感染者或携带者隔离至临床症状好转或治愈，1～2 周内连续 3 次或者更多次培养阴性。

2. 已有数周未使用抗生素治疗。

3. 没有伤口引流，不存在呼吸道大量分泌物，或者没有证据表明其参与院内 MDR 的传播时。

六、多重耐药菌患者护理指引流程

见图 4－1－1。

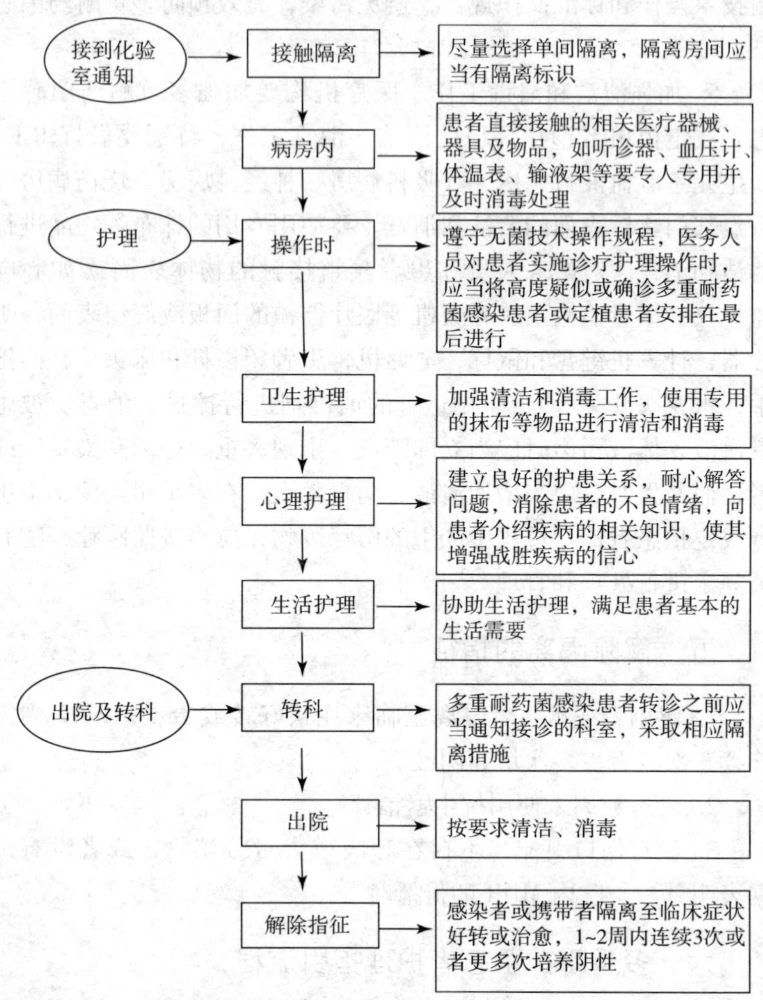

图4-1-1　多重耐药菌患者护理指引流程

第二节 气性坏疽护理管理指引及管理

一、定义

气性坏疽是由梭状芽胞杆菌所引起的一种严重急性特异性感染。根据病变范围的不同，芽胞杆菌感染分为芽胞菌性肌坏死和芽胞菌性蜂窝织炎两类，通常所说的气性坏疽即芽胞菌性肌坏死，主要发生在肌组织广泛损伤的患者，少数发生在腹部或会阴部手术后的伤口处。

二、临床表现

1. 病情发展迅速，可在 12 ~24 小时引起全身情况迅速恶化。潜伏期可短至伤后 8 ~10 小时，长可达 5 ~6 天，一般在伤后 1 ~4 天。

2. 局部症状：发病初期，患者自觉有伤肢沉重、疼痛，感觉敷料或石膏包扎过紧，此为前驱症状。以后出现下列特征：伤肢“胀裂样”剧痛，难以忍受，一般止痛药效果不佳。伤口周围水肿、苍白、发亮迅速变为紫红色进而变为紫黑色；伤口处出现大小不等的水疱，轻压有捻发音，伤口内有浆液血性渗出液，可含气泡，分泌物涂片可查出革兰阳性粗大杆菌。伤口常有硫化氢恶臭味，根据菌种不同可有辛辣、甜酸、臭或恶臭等不同气味。伤口内肌肉坏死，呈暗红或土灰色，失去弹性，刀割时肌纤维不收缩，也无出血。（气体的出现也不尽一致，有些出现早，有些后期方明显，以产气荚膜梭状芽胞杆菌为主者，产气早而多；以水肿梭状芽胞杆菌为主者，则气体形成晚或无气体。有气时 X 线片可见深层软组织内存有气体影。）

3. 全身症状　患者神志清醒，但软弱无力，表情淡漠或烦

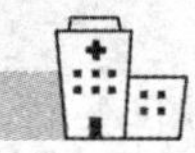

躁不安，在数小时内变为忧虑、恐惧或精神欣快，脉搏快速，口唇皮肤苍白，面色灰白，并大量出汗，体温逐渐上升，体温可高达38～39℃，体温与脉搏可不成比例，脉搏100～140次/分，细弱无力，节律不齐。晚期有严重贫血及脱水，有时有黄疸，致循环衰竭。可出现溶血性贫血、黄疸、血红蛋白尿、酸中毒，严重时可出现感染中毒性休克。全身情况可在12～24小时内全面迅速恶化。

三、治疗方法

气性坏疽一旦确诊，应不失时机地尽早进行手术。即使有休克，也应在抢救休克的同时进行手术。行全身支持治疗、高压氧治疗、紫外线照射伤口等综合治疗。对气性坏疽患者必须就地隔离治疗，以挽救患者的生命及降低截肢率。

1. *紧急清创* 在积极抗休克和防止严重并发症的同时，紧急在全麻下行清创术。病变区应做广泛多处的纵深切口，彻底切除坏死组织，直到能见出血的健康组织为止，切口敞开、不予缝合。若整个肢体已广泛感染，病变不能控制时，应施行近端高位截肢以挽救生命。残端不予缝合，术后用过氧化氢冲洗、湿敷。经常更换敷料，必要时再次清创。

2. *应用抗生素* 首选大剂量青霉素（1000万U/d）静脉内滴注，以控制化脓性感染，防止伤口处因其他细菌繁殖消耗氧气而形成缺氧环境（大环内酯类和硝唑类抗生素也有一定疗效）。

3. *高压氧治疗* 可提高组织和血液含氧量，造成不适合此类细菌生长繁殖的环境，可提高治愈率，减少伤残率。

4. *全身支持疗法* 纠正水、电解质失衡，少量多次输血，营养支持，给予高蛋白、高能量的饮食。

5. *对症处理* 解热，镇痛等，以改善机体全身状况。

四、护理措施

（一）术前护理措施

1. 评估患者健康史和相关因素　询问患者有无开放性损伤史，评估有无引起伤口局部缺氧环境形成的因素，如长时间使用止血带或石膏包扎过紧等，了解伤口的污染程度、深度，伤口的大小，是否及时彻底清创，引流是否通畅等，询问患者受伤部位或伤肢的感觉，了解伤处疼痛性质、范围、程度及应用止痛剂的效果。

2. 身体状况

（1）局部：评估伤口有无水疱，是否有水疱溢出；了解伤口分泌物的性状、颜色和气味，观察伤口周围皮肤的颜色、肿胀程度及有无捻发音等。

（2）全身：评估患者的生命体征、意识状态、皮肤黏膜色泽及温度、重要脏器功能状况等。

3. 辅助检查　了解伤口渗出物涂片及细菌培养的结果，X线检查、血常规和生化等检验结果有无异常。

4. 术前准备　完善常规术前准备，麻醉前2小时可饮用清饮料，但总量要控制在5ml/kg（或总量300ml）以内。清饮料是指白开水、淡糖水、清茶，也包括没有渣的果汁，对于婴幼儿而言最后一次进食母乳是手术麻醉前4小时，牛奶、配方奶则是6小时。

5. 心理辅导　本病发病突然，病情进展迅速，加之患者伤处剧痛，难以忍受，而镇痛效果又不明显，故患者常有焦虑、恐惧等心理反应。对可能需要截肢者，应评估其对截肢的接受程度，对截肢后适应性训练的了解等方面的心理状态，还应了解家庭、单位对患者治疗的经济承受能力和身心支持的程度。

（二）术后护理措施

1. 一般护理措施

（1）遵医嘱吸氧及行心电监护，腰硬联合麻醉术后2小时进食少量流质饮食，全麻术后4小时进食少量流质，这样可以增加患者术后的舒适感，一定程度上减少恶心、呕吐。

（2）引流管的护理：如有引流装置，应保持引流管通畅，观察引流管有无受压、扭曲、折叠以及引流液的量、颜色、性质。

（3）饮食护理：给予易消化的高蛋白、高热量、高营养饮食，多饮水，保持每天尿量在1500ml以上。

2. 体位的护理　取舒适体位，抬高患肢，高于心脏水平，以利于静脉回流，利于消肿。应尽量采取健侧卧位，避免压迫伤口。

3. 疼痛的护理　观察局部疼痛性质、程度和特点，酌情采用非药物镇痛技巧，对疼痛剧烈者，按医嘱给予麻醉镇痛或采用自控镇痛泵止痛。对截肢后出现幻肢痛者，应耐心解释相关问题，消除其幻觉。

4. 伤口的护理

（1）观察和记录：注意观察伤口周围皮肤的色泽、局部肿胀程度和伤口分泌物性质等。

（2）协助清创和创口护理：对切开或截肢后的敞开伤口，应用3%过氧化氢溶液冲洗、湿敷，及时更换伤口敷料。

5. 体温的护理　控制感染，维持正常体温。

（1）观察和记录：动态观察和记录体温、脉搏等变化。

（2）控制感染：遵医嘱及时、准确、合理应用抗生素。

（3）维持体温正常：高热者予以物理降温，必要时按医嘱应用退热药物。

6. 预防并发症　感染性休克：对高热、烦躁、昏迷患者应密切观察其病情变化。若发现患者有意识障碍，体温降低或升高，脉搏及心率加快，呼吸急促，面色苍白或发绀，尿量减少，血白细胞计数明显增多等感染性休克的表现时，应及时通知医生，并积极配合救治和提供相应的护理。

7. 心理护理　促进截肢患者对自我形体改变的认可。

（1）给予适时的心理护理：向患者及家属解释手术的必要性、重要性，介绍一些截肢后成功适应的典型病例与之交流，帮助其正确理解并接受截肢术，鼓励患者正确看待肢体残障，增强其逐渐适应自身形体和日常生活变化的信心。

（2）适应性训练：指导患者安装和使用义肢，进行截肢后的适应性训练，教会其自我护理的技巧，使其逐渐达到生活自理。

五、常见的护理问题

1. 疼痛　与局部组织创伤炎症刺激及肿胀有关。
2. 体温过高　与细菌感染、坏死组织和毒素吸收有关。
3. 组织完整性受损　与组织感染、坏死有关。
4. 自我形象紊乱　与失去部分组织、截肢有关。
5. 潜在并发症　感染性休克。

六、出院指导

健康指导：指导患者进行患肢按摩及功能锻炼，促进患肢功能尽快恢复。指导截肢者正确安装、使用义肢和进行适当的肢体功能训练。

七、气性坏疽患者护理指引流程

见图 4－2－1。

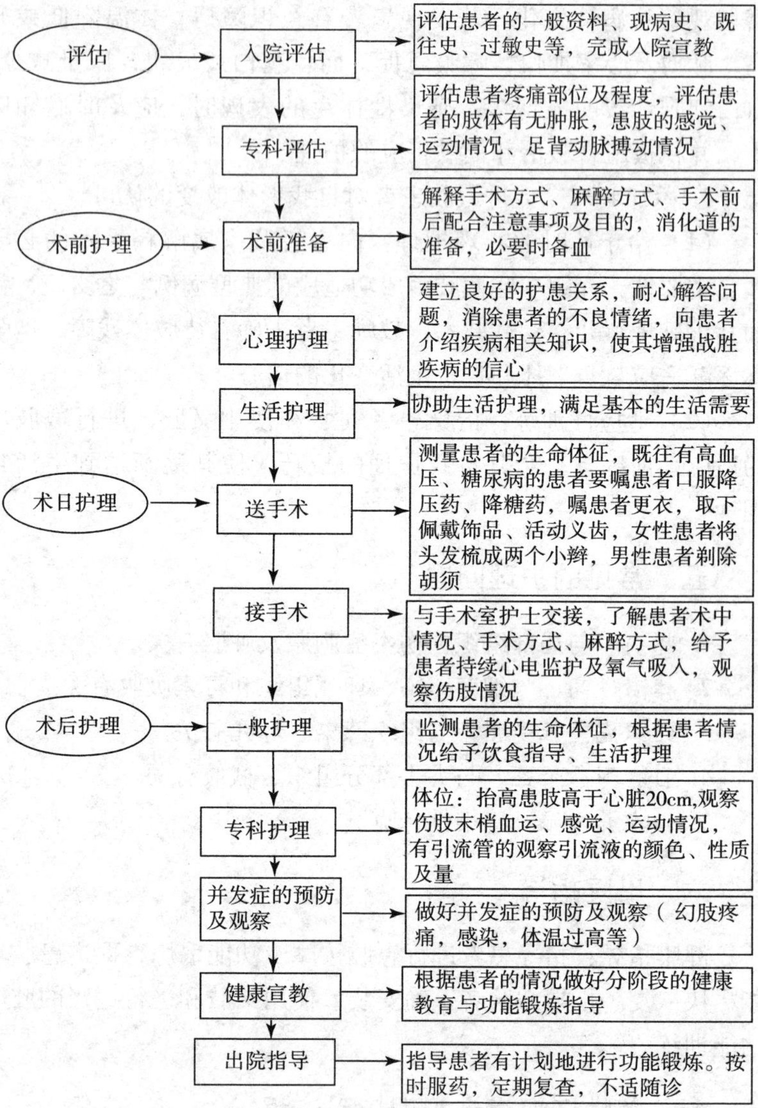

阶段	步骤	内容
评估	入院评估	评估患者的一般资料、现病史、既往史、过敏史等，完成入院宣教
	专科评估	评估患者疼痛部位及程度，评估患者的肢体有无肿胀，患肢的感觉、运动情况、足背动脉搏动情况
术前护理	术前准备	解释手术方式、麻醉方式、手术前后配合注意事项及目的，消化道的准备，必要时备血
	心理护理	建立良好的护患关系，耐心解答问题，消除患者的不良情绪，向患者介绍疾病相关知识，使其增强战胜疾病的信心
	生活护理	协助生活护理，满足基本的生活需要
术日护理	送手术	测量患者的生命体征，既往有高血压、糖尿病的患者要嘱患者口服降压药、降糖药，嘱患者更衣，取下佩戴饰品、活动义齿，女性患者将头发梳成两个小辫，男性患者剃除胡须
	接手术	与手术室护士交接，了解患者术中情况、手术方式、麻醉方式，给予患者持续心电监护及氧气吸入，观察伤肢情况
术后护理	一般护理	监测患者的生命体征，根据患者情况给予饮食指导、生活护理
	专科护理	体位：抬高患肢高于心脏20cm,观察伤肢末梢血运、感觉、运动情况，有引流管的观察引流液的颜色、性质及量
	并发症的预防及观察	做好并发症的预防及观察（幻肢疼痛，感染，体温过高等）
	健康宣教	根据患者的情况做好分阶段的健康教育与功能锻炼指导
	出院指导	指导患者有计划地进行功能锻炼。按时服药，定期复查，不适随诊

图 4-2-1　气性坏疽患者护理指引流程

≪第五章

骨科单病种护理指引及管理

第一节　膝关节镜术的护理指引及管理

一、概述

膝关节镜能对关节内疾病进行检查、诊疗，适用于膝关节损伤、非感染性关节炎。目前膝关节镜手术被认为是对膝关节病变较好的治疗手段。

优点：传统的膝关节手术创伤大，出血较多，术后恢复慢，关节处有较大手术瘢痕；相比之下，膝关节镜手术具有创伤小、出血少、疗效确切、恢复快、并发症少以及手术瘢痕小等优点。

二、临床表现

以膝关节炎为例。

1. *疼痛*　膝关节活动后疼痛，局部压痛。

2. *膝部酸痛*　膝关节肿胀，膝关节弹响。

3. *功能障碍*　膝关节僵硬、发冷、活动受限。

三、治疗方法

1. *治疗方针*　治疗膝关节炎的关键就是防止软骨进一步磨损。酌情选择药物治疗和关节镜治疗、物理治疗等。

2. *一般治疗*　避免长时间处于一种姿势，更不要反复屈伸膝关节、揉按髌骨；注意防寒、保暖，避免膝关节过度劳累；尽量减少上下台阶等使膝关节屈曲负重的运动，以减少关节软骨的磨损。

3. 药物治疗

（1）软骨保护剂：如硫酸氨基葡萄糖能促进软骨的合成、抑制关节软骨的分解，同时还具有抗炎作用。硫酸氨基葡萄糖中富含的硫酸根也是合成软骨基质的必需成分之一。此类药物能够缓解疼痛症状，改善关节功能，长期服用还能够减缓关节结构的破坏。硫酸氨基葡萄糖起效较慢，但药物安全性佳，适合作为基础治疗用药，长期服用。

（2）玻璃酸钠注射液：吸收水分形成黏膜度较高的凝胶体，可覆盖和保护骨表面，抑制软骨病性变化，改善软骨的代谢，改善关节痉挛的作用。

4. 关节镜治疗　将直径5mm的棒状光学内镜通过关节间隙置入关节腔内，并将病变部位和组织放大4～6倍显示在监控器上，利用细小的工具修复关节软骨，并对关节腔进行清理。

四、护理措施

（一）术前护理措施

1. 一般准备：术前评估患者全身状况，了解患者既往史、用药史及药物过敏史，做好手术部位的清洁。

2. 严密观察肢端末梢感觉、运动、颜色、足背动脉搏动及皮肤温度情况。

3. 完善术前各种检查，女性患者要注意是否在月经期。

4. 疼痛的护理：局部冰敷，降低毛细血管通透性，减少渗出，遵医嘱使用镇痛药，注意观察药物的不良反应

5. 术前准备：完善常规术前准备，麻醉前2小时可饮用清饮料，但总量要控制在5ml/kg（或总量300ml）以内。清饮料是

指白开水、淡糖水、清茶，也包括没有渣的果汁，对于婴幼儿而言最后一次进食母乳是手术麻醉前 4 小时，牛奶、配方奶则是 6 小时。

6. 心理护理：向患者说明手术的重要性，告知微创手术的优点，介绍麻醉的方法、体位、手术的方法，消除患者的不安、焦虑情绪。

(二) 术后护理措施

1. 一般护理措施

(1) 遵医嘱吸氧及行心电监护，局部麻醉术后 2 小时进食少量流质饮食，这样可以增加患者术后的舒适感，一定程度上减少恶心、呕吐。

(2) 引流管的护理：如有引流装置，应保持引流管通畅，观察引流管有无受压、扭曲、折叠以及引流液的量、颜色、性质。

(3) 饮食护理：进食高蛋白、高热量、高维生素、粗纤维的食物，多饮水。

(4) 心理护理：重视患者主诉，及时给予心理安慰。

2. 体位　取舒适体位，用下肢垫抬高患肢 15 ~ 30cm，外展 10° ~ 20°，高于心脏水平，以利于静脉回流。关节处适当屈曲，使膝关节处于松弛状态，以减轻术后伤口疼痛及患者肿胀情况。应尽量采取健侧卧位，避免压迫伤口。

3. 病情观察　观察患肢足背动脉搏动、感觉、血运、颜色以及肿胀情况，注重弹力绷带加压包扎松紧要适宜。重视患者的主诉。

4. 疼痛的护理　术后 8 ~ 24 小时内患肢可有轻度的疼痛，根据疼痛评估表及遵医嘱进行对症护理。

5. 伤口的护理　观察伤口的渗血情况，如果渗血较多，应及时更换敷料，保持伤口干燥。观察膝关节肿胀情况、皮肤周围颜色，可行局部冰敷，将冰袋放置膝关节两侧，降低神经纤维的敏感性，降低毛细血管通透性，减少渗出，减轻肿胀，减轻疼痛。

6. 功能锻炼

（1）术后当天：感觉活动恢复后即可行足趾关节、膝关节旋转活动。

（2）术后1～2天：踝关节背屈和股四头肌等长收缩运动。

（3）术后3～4天：进行患肢直腿抬高练习，20～30次为1组，每天3组；进行膝关节屈曲活动，每组2次，每天4组；患膝关节主、被动伸屈训练（即ROM训练），每组伸屈2～5次，每天4组。

（4）拔除灌洗与引流管后，在非负重状态下行患膝关节主动伸屈训练，每组2～3次，每天3组；同时采用下肢CPM训练器进行患肢持续被动运动，关节伸屈0°～15°，选择3分钟为1个周期，运动持续时间15分钟，每天2次，以后根据病情好转程度每天增加5°～10°，通常训练1周可达90°。活动范围以患者能够承受疼痛为度，活动量有效逐渐增大。

（5）术后3个月内支具伸膝位保护下可行走，6周后患肢完全负重，3个月后可以去支具行走，6个月逐步慢跑、骑自行车、游泳、爬楼梯等，10个月至1年后参加正常体育活动。

五、并发症的护理

1. 关节内血肿　最常见。见于双侧支持带松解和外侧半月板全切除术后，术后采取加压包扎时应密切观察患肢肿胀、疼痛、肢体活动情况，保持引流通畅。

2. 血栓性静脉炎　指导患肢进行足趾的伸屈活动及肌肉收缩运动，可促进静脉回流防止静脉炎的发生。

3. 感染　加强引流管的护理，保持敷料清洁干燥，严密观察伤口局部有无红、肿、热、痛及体温变化。

4. 骨筋膜室综合征 出现小腿疼痛和肿胀应打开伤口观察，抬高患肢，早期冰敷，有利于水肿消退。

5. 膝关节粘连 预防措施包括早期功能训练，是关键。

6. 神经和血管的损伤 严密观察患肢远端皮肤色泽、毛细血管充盈、趾（指）的自主活动、皮肤感觉、小腿肿胀程度、足背动脉搏动等情况。

六、出院指导

1. 用药指导 遵医嘱按时按量口服止痛药、营养神经药物。

2. 活动指导 继续进行患肢肌肉、关节的功能锻炼，如进行抗阻训练、正常行走训练、骑自行车及游泳等。指导 3 个月后弃拐行走。

3. 随诊指导 术后 3 个月、6 个月、1 年门诊复诊。

七、膝关节镜术患者护理指引流程

见图 5－1－1。

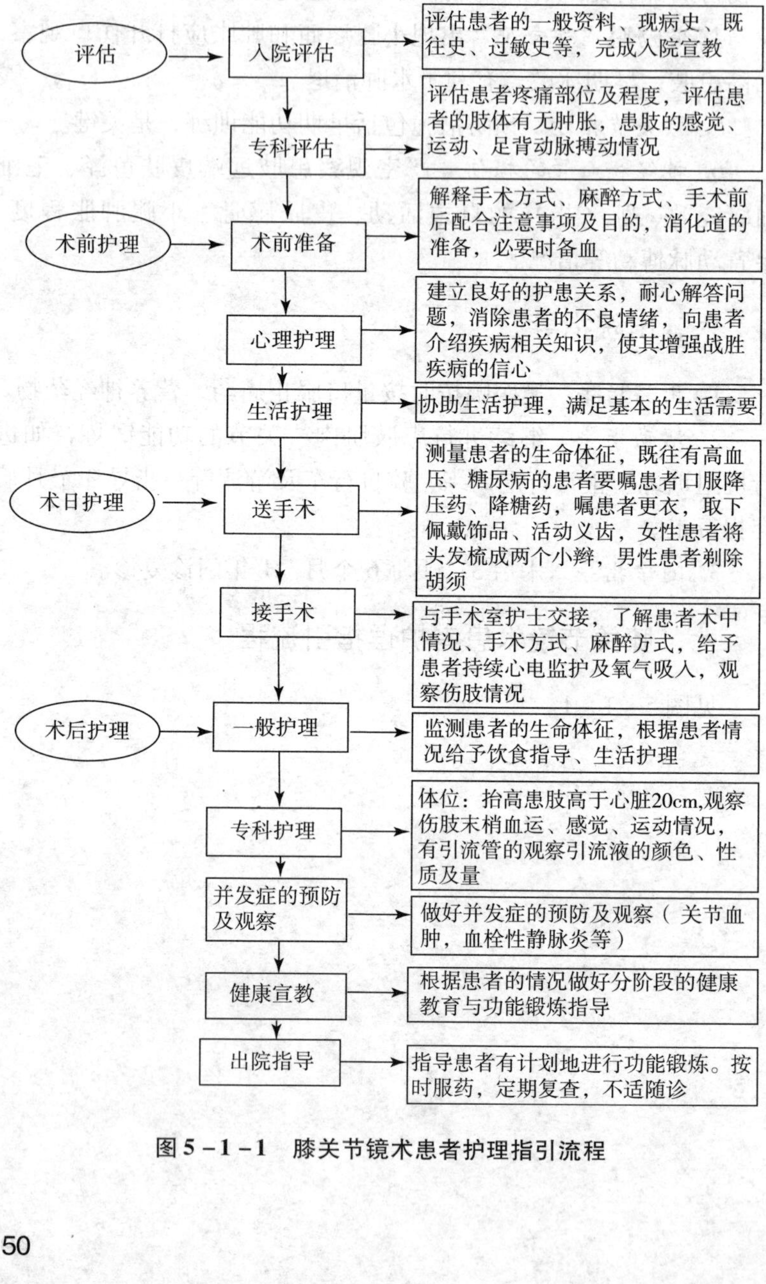

阶段	步骤	内容
评估	入院评估	评估患者的一般资料、现病史、既往史、过敏史等，完成入院宣教
	专科评估	评估患者疼痛部位及程度，评估患者的肢体有无肿胀，患肢的感觉、运动、足背动脉搏动情况
术前护理	术前准备	解释手术方式、麻醉方式、手术前后配合注意事项及目的，消化道的准备，必要时备血
	心理护理	建立良好的护患关系，耐心解答问题，消除患者的不良情绪，向患者介绍疾病相关知识，使其增强战胜疾病的信心
	生活护理	协助生活护理，满足基本的生活需要
术日护理	送手术	测量患者的生命体征，既往有高血压、糖尿病的患者要嘱患者口服降压药、降糖药，嘱患者更衣，取下佩戴饰品、活动义齿，女性患者将头发梳成两个小辫，男性患者剃除胡须
	接手术	与手术室护士交接，了解患者术中情况、手术方式、麻醉方式，给予患者持续心电监护及氧气吸入，观察伤肢情况
术后护理	一般护理	监测患者的生命体征，根据患者情况给予饮食指导、生活护理
	专科护理	体位：抬高患肢高于心脏20cm,观察伤肢末梢血运、感觉、运动情况，有引流管的观察引流液的颜色、性质及量
	并发症的预防及观察	做好并发症的预防及观察（关节血肿，血栓性静脉炎等）
	健康宣教	根据患者的情况做好分阶段的健康教育与功能锻炼指导
	出院指导	指导患者有计划地进行功能锻炼。按时服药，定期复查，不适随诊

图 5-1-1　膝关节镜术患者护理指引流程

第二节　肩关节镜术的护理指引及管理

一、定义

肩关节镜是如筷子般大小的纤维光学设备，直径4mm。手术时通过5mm的皮肤切口进入肩关节，通过线缆把清晰的肩关节内的组织结构投射到高清显示器上，医生就可以在关节镜视野下进行肩关节疾病的手术治疗。

二、适应证

肩关节镜可用于术前诊断不肯定或不完全肯定的患者，也可以治疗一些已知疾病，如撞击综合征、肩不稳和旋转肌袖疾病，进行肩关节的系统检查，修复肌腱损伤，修复软骨或者韧带损伤，治疗肩锁关节炎，取出游离体。

三、临床表现

1. 疼痛：肩关节活动后疼痛，局部压痛。

2. 肩部酸痛，上肢肿胀。

3. 功能障碍：肩关节僵硬、发冷、活动受限。

四、护理措施

（一）术前护理措施

1. 一般准备：术前评估患者全身状况，了解患者既往史、用药史及药物过敏史，做好手术部位的清洁。

2. 严密观察肢端末梢感觉、运动、颜色、足背动脉搏动及皮肤温度情况。

3. 完善术前各种检查，女性患者要注意是否在月经期。

4. 疼痛的护理：局部冰敷，降低毛细血管通透性，减少渗出，遵医嘱使用镇痛药，注意观察药物的不良反应。

5. 术前准备：完善常规术前准备，麻醉前 2 小时可饮用清饮料，但总量要控制在5ml/kg（或总量300ml）以内。清饮料是指白开水、淡糖水、清茶，也包括没有渣的果汁，对于婴幼儿而言最后一次进食母乳是手术麻醉前4 小时，牛奶、配方奶则是6小时。

6. 心理护理：向患者说明手术的重要性，告知微创手术的优点，介绍麻醉的方法、体位，手术的方法，消除患者的不安、焦虑情绪。

（二）术后护理措施

1. 一般护理措施

（1）遵医嘱吸氧及行心电监护，局部麻醉术后2 小时进食少量流质饮食，这样可以增加患者术后的舒适感，一定程度上减少恶心、呕吐。

（2）引流管的护理：如有引流装置，应保持引流管通畅，观察引流管有无受压、扭曲、折叠以及引流液的量、颜色、性质。

（3）饮食护理：进食高蛋白、高热量、高维生素、粗纤维的食物，多饮水。

（4）心理护理：重视患者主诉，及时给予心理安慰。

2. 体位　取舒适体位，佩戴三角巾保护肩部，抬高患肢高于心脏水平，以利于静脉回流。关节处适当屈曲，使关节处于松弛状态，以减轻术后伤口疼痛及患者肿胀情况。尽量采取健侧卧位，避免压迫伤口。

3. 病情观察　观察患肢肢端桡动脉搏动、感觉、血运、颜色以及肿胀情况，重视患者的主诉。

4. 疼痛的护理　术后 8 ~ 24 小时内患肢可有轻度的疼痛，

根据疼痛评估表及遵医嘱进行对症护理。

5. 伤口的护理　观察伤口的渗血情况，如果渗血较多，应及时更换敷料，保持伤口干燥。观察关节肿胀情况、皮肤周围颜色，可行局部冰敷，将冰袋放置关节两侧，降低神经纤维的敏感性，降低毛细血管通透性，减少渗出，减轻肿胀，减轻疼痛。

6. 功能锻炼　目的是减轻疼痛及炎症反应，防止肩关节周围肌肉萎缩。运动治疗应在无痛或微痛前提下进行，动作宜稍慢，有控制。

（1）早期在三角巾保护固定下，感觉活动恢复后即可行伸指、握拳练习：用力张开手掌保持2秒，然后以最大的力量握拳，保持2秒，放松后重复，每小时练5～10分钟。

（2）术后1～2天行肱三头肌等长收缩练习：患肢上臂背侧肌肉等长收缩练习，可在健侧肢体协助保护下进行，每组30次，每天3～4组；耸肩练习：耸肩至可耐受的最大力量，保持2秒，放松后重复，每组30次，每天3～4组；腕关节的主动屈伸练习：尽量大范围活动腕关节，每组30次，每天3～4组。

（3）术后3天左右根据情况开始肩关节“摆动练习”：体前屈（弯腰）至上身与地面平行，在三角巾和健侧手的保护下摆动手臂。首先是前后方向的，待适应基本无痛后增加左右侧向的，最后增加绕环（画圈）动作，逐渐增加活动范围，但不超过90°，每个方向每组20～30次，每天1～2组，练习后即刻冰敷15～20分钟。

（4）术后第2～3周继续并加强以上练习，逐渐加大负荷和被动活动的角度。

（5）术后第4～6周继续并加强以上练习，其中练习时完全无痛以及没有疲劳感的练习可以不再进行。肱二头肌等长肌力练习可在健侧肢体协助保护下进行，每组30次，每天3～4组。

五、并发症的护理

1. 血栓性静脉炎　指导患肢进行早期功能锻炼。

2. 感染　加强引流管的护理，保持敷料清洁干燥，严密观察伤口局部有无红、肿、热、痛及体温变化。

3. 肩关节粘连　预防措施包括早期功能训练是关键。

4. 神经和血管的损伤　严密观察患肢远端皮肤色泽、毛细血管充盈、各指的自主活动、皮肤感觉、肿胀程度、桡动脉搏动等情况。

六、出院指导

1. 用药指导　遵医嘱按时按量口服止痛药、营养神经药物。

2. 活动指导　继续进行患肢肌肉、关节的功能锻炼，如进行抗阻训练、正常行走训练、骑自行车及游泳等。指导 3 个月后弃拐行走。

3. 随诊指导　术后 3 个月、6 个月、1 年门诊复诊。

七、膝关节镜术患者护理指引流程

见图 5－2－1。

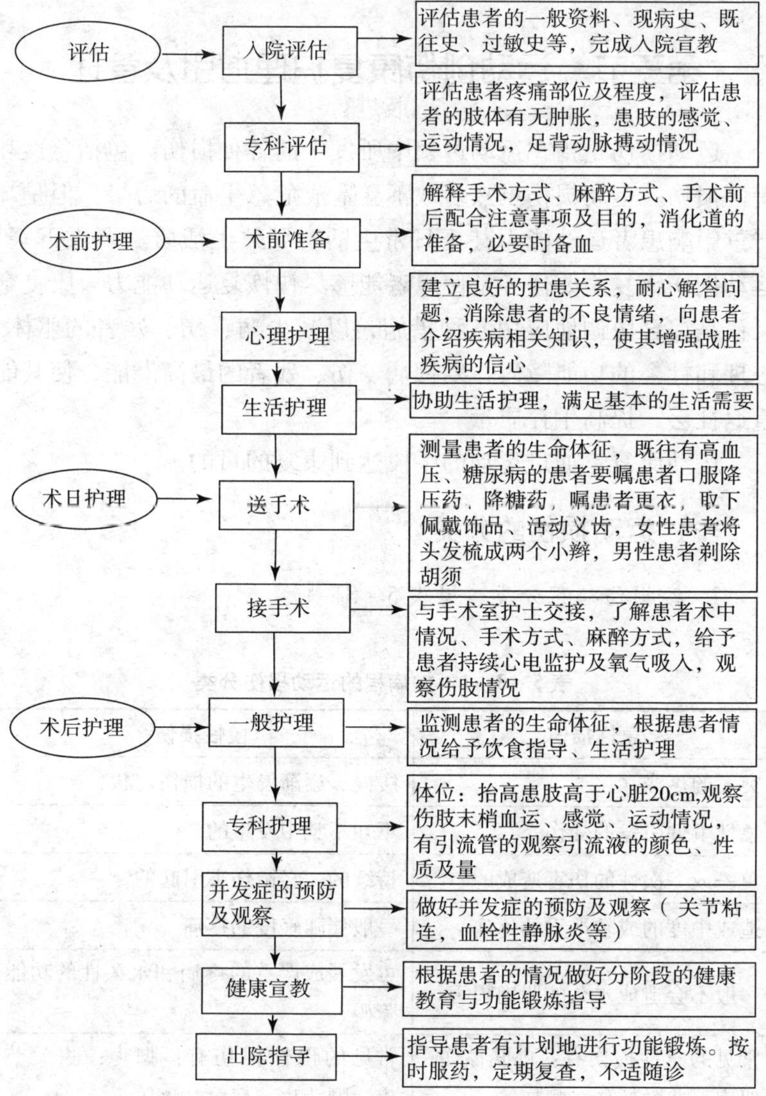

图 5-2-1　膝关节镜术患者护理指引流程

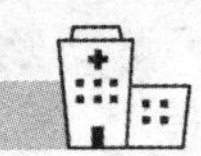

第三节　运动创伤康复护理指引及管理

运动损伤是指在运动过程中所发生的各种损伤。包括急性和慢性损伤。运动损伤虽然多数不会造成危急生命的后果，但是却严重影响患者运动能力甚至日常生活，导致生活质量严重下降，运动创伤康复主要任务是使患者能够尽快恢复运动能力。康复定义：是综合协调地应用各种措施，以减少病、伤、残者的躯体、心理和社会的功能障碍，发挥病、伤、残者的最高潜能，使其能重返社会，提高生存质量。

运动康复：通过运动的手段达到康复的目的。

一、运动损伤的分类

1. 按损伤病程分类　见表 5－3－1。

表 5－3－1　按病程的运动损伤分类

急性损伤	慢性损伤
突发的疼痛	缓慢、逐渐发生的损伤症状
急性事件引发的受伤	不知不觉中发生的
单一或一次性的伤害造成的	持续的、轻微伤害引起的
造成中度的或较严重的疼痛	一般伴随轻度的疼痛
一般不会造成永久的肌肉损害	可发展成严重的疼痛和永久性的功能障碍
常见的急性损伤有：皮肤擦伤；肌肉、肌腱拉伤；戳伤等	常见的慢性损伤有：脚疼；膝关节疼；腰背疼；肩关节疼等

2. 按受伤后皮肤或黏膜完整性分类

(1) 开放性损伤：指皮肤或黏膜的完整性受到破坏，伤口与外界相通的损伤，如：擦伤、切伤、刺伤、裂伤等。

(2) 闭合性损伤：伤处皮肤和黏膜完整，无裂口与外界相通的损伤，如肌肉拉伤、关节韧带扭伤、挫伤等。

3. 按受伤的组织结构分类

(1) 软组织损伤：此类损伤占55.66%，居各种损伤之首。在群众性体育活动中常见急性软组织损伤，从事专项训练的竞技运动员则慢性软组织损伤居多。

(2) 骨与关节损伤：急性损伤成人多见骨折和关节脱位，儿童多见骨骺损伤。慢性损伤则多为与专项技术特点有关的骨软骨炎、关节软骨的退行性变或创伤性骨关节病。

(3) 末端病：此类损伤大多因过度使用引起，创伤的好发部位与运动技术动作对某一部位的特殊要求密切相关。如：羽毛球、网球运动员长期反手击球引起的肱骨外上髁炎；跳高、篮球运动员因反复起跳所致的髌尖末端病等。

(4) 神经损伤：拳击运动员因大脑反复被击，致日后脑功能损害即“拳击脑”；跳水运动员的脑挫裂伤等。

(5) 内脏器官损伤。

4. 按受伤轻重分类

(1) 轻度：指伤后未丧失运动能力，仍能按原计划继续训练的损伤，如：擦伤。

(2) 中度：丧失运动能力24小时以上，受伤后短时间（一般1~2周）内不能按原计划训练，需要停止或减少患部活动或进行治疗的损伤，如：肌肉拉伤。

(3) 重度：伤后较长时间完全不能训练，或需要住院进行治疗的损伤，如骨折。

5. 按运动技术与训练的关系分类

（1）运动技术伤：是因专项运动的特殊技术动作要求，引发人体某部位的职业性损伤。

（2）非运动技术伤：此类损伤不具备专项训练的特点，多数为运动中的意外损伤。常发生于运动中需要身体相互接触的激烈运动或需要腾空落地的运动项目。运动训练水平低，缺乏保护或保护失当易致损伤。暴力大小及防护能力的差异会影响损伤的程度。

二、急性损伤的处理（肌肉拉伤；腘绳肌拉伤；韧带损伤；骨折；扭伤）原则（RICE）

1. 休息（Rest）　受伤后的休息可以促使受伤组织自行修复，避免进一步加重。休息可以是完全休息（不再运动）或相对休息（受损部位不再运动）。损伤程度越高，休息的时间就应越长。

2. 冰敷（Ice）　通常在急性受伤后 24 ~ 48 小时内要使用冰敷，待红、肿、热、痛消失后，便可转为热敷。所以，冰敷的时间要视受伤情况而定。受伤后越早冰敷效果越佳。冰敷的方法可用拧干的湿毛巾包住冰袋或冰块，敷在患处即可。通常冰敷的时间为每次 10 分钟左右（切勿太久，否则血管反而扩张，令肿胀加剧），然后移开冰袋或冰块，5 ~ 10 分钟后再冰敷一次，如此重复 3 ~ 4 次。若受伤当日，每 2 ~ 3 小时重复以上步骤至受伤症状受控制为止。冰敷可减少疼痛及防止患处肿胀。

3. 加压包扎（Compression）　在受伤部位休息及冰敷后，便可用棉垫包裹，并用弹力绷带加压包扎，缓解水肿。但要留意绷带不可以绑得太紧，否则妨碍血液流通。

4. 抬高患肢（Elevation）　将受伤的肢体抬高，尽量高于自己的心脏高度，避免血液过多地流向受伤部位造成进一步的肿胀，同时可促进受伤部位的血液向心方向的流动。

三、慢性损伤的康复

常见的慢性损伤包括腱鞘炎、疲劳骨折、肌肉痉挛“抽筋”等。慢性运动损伤的运动量可根据症状轻重、损伤原理、个人特点及项目技术要求进行。

1. 纠正错误动作的练习　如投掷肘患者应强调投掷时前臂旋前屈髋出枪，以防肘的过伸与外展。俯卧式跳高时，制动腿的起跳角度应为170°或稍大，小于140°易患髌腱周围炎，改进角度即可使髌腱周围炎患者伤痛减轻或渐愈。

2. 发展代偿功能的练习　如患投掷肘较重，肘部不能伸直者，应改变训练内容，重点发展前臂、肩、腰、膝等部位的爆发力，成绩常可继续提高，肘伤也不致加重。

3. 加强伤部肌肉的练习　可以稳定关节发展功能性代偿的作用。如慢性肩袖炎，加强三角肌肌力的训练常可消除症状继续训练。方法是屈肘，肩侧平举，置杠铃片做大重量负重练习。

4. 改善关节活动的练习　影响关节活动的原因除骨性阻挡外，主要是由于关节内粘连，关节囊、韧带与肌肉挛缩所致。前者多需被动运动及推拿解决，而肌肉的挛缩则需抗阻力运动加被动推拿将肌肉拉长。

5. 消除粘连改进血供的训练　如跟腱周围炎可用全脚掌慢跑治疗，距离由100m开始，渐增至2000m。

6. 发展肌力协调性训练　如腘绳肌拉伤者应注意发展腘绳肌肌力，使与股四头肌肌力保持平衡。

7. 矫正畸形的训练　射击及射箭运动员常有脊柱侧弯，应在训练后加以矫正。

四、康复护理内容

1. 体位与体位转移　根据病情需要，配合治疗要求，在康复医师的指导下，选择患者应采取的体位及其转移的方式、方法、范围和限度等。

（1）体位种类：体位指人的身体位置，即指根据医疗护理需要所采取的姿势。临床要求的体位姿势有仰卧位、侧卧位、半卧位、俯卧位、膝胸位、截石位、头高足低位、头低足高位等。

（2）体位转移的意义：体位转移对改变全身血液循环，预防肺炎、尿路感染、压疮、关节变形或挛缩、肌肉萎缩等具有极其重要的意义。体位转移的方式有自动和被动两种。自动体位转移是指患者能够根据医疗护理以及生活的需要，通过自己的能力转换移动，使身体达到并保持一定的姿势。被动体位转移指在外力协助下或直接搬动摆放，使患者的身体达到或保持一定的姿势。

（3）体位转移的注意事项：

①体位转移时，要避免碰撞擦伤，还应对全身皮肤的状态进行观察。如有无红斑、破溃、出血点或斑块，观察皮肤颜色、湿度和肢体血液循环情况等。

②体位转移后，一定要注意保持稳定、舒适与安全，必要时用软枕或海绵垫等软物支撑或固定。

③每次操作时应向患者说明目的和要求，以取得患者最大限度的配合。

④体位转移时，尽量少暴露身体，避免受凉，并要照顾到患者的自尊。

⑤体位转移时，要充分发挥患者的残存能力，同时给予必要的协助和指导。

2. 良肢位的保持　良肢位也称为正确姿位。良肢位的保持对于骨科患者康复有十分重要的意义。忽略良肢位的保持易造成关节挛缩、变形，肢体废用或畸形，以致影响功能训练，给康复造成极大的障碍。因此，康复护理中尤其应当注意随时保持患者的良肢位，必要时应用护理技术给予支持和固定。各关节良肢位一般可按下列标准掌握。

肩关节：外展45°，前屈30°。外旋15°。

肘关节：屈曲90°左右。

腕关节：背曲20°~30°。

髋关节：屈15°~20°，外展10°~20°，外旋5°~10°。

膝关节：屈曲5°左右或伸直180°。

踝关节：跖屈5°~10°。

3. 预防和改善关节挛缩

（1）随时注意保持良肢位，并且定时更换体位。

（2）每天对全身关节进行活动训练，活动度从小到大，分为主动训练和被动训练。手法要轻柔，力度要适中，不可过急、过猛，以防损伤。

（3）使用夹板或石膏固定时要注意保持患肢的功能位，使关节处于活动范围的中间位较为适宜。

（4）应用伸展法、利用自身体重和强制运动方法来矫正已经发生的关节挛缩，是较理想的护理方法。

五、康复达到的预期目标

能够改善患者的躯体功能和心理状态，提高日常生活活动的能力，提供给患者适应的生活和作业环境，培养患者的感知力、认知力，为患者早日步入正常的日常生活做好准备。患者要达到生活自理需要每天反复进行的活动，比如每天的穿衣、吃饭、洗漱和行走等，患者通过作业治疗克服自身障碍，提高他们的生活自理能力。

1. 保持良肢位　不同伤病患者的卧位和体位有不同的要求，但总的原则是保持良好的功能位，防止挛缩畸形，防止不良体位对疾病的不良影响。

2. 翻身训练　一般卧床患者需要定时翻身，如病情允许应尽量让患者主动翻身。

3. 坐起训练　患者可在治疗师帮助下从卧位到坐位，再从坐位到卧位。

4. 转移训练　包括床与轮椅、轮椅与座椅、轮椅与坐便器间的往返转移。

5. 饮食训练　进食和饮水是综合又复杂的过程，进食时控制进食的量和进食的速度，饮水也一样要控制饮水量和饮水速度。

6. 更衣训练　穿衣、脱衣训练需要很多技能才能完成，包括肌力、平衡能力、关节活动范围、感知和认知能力等。根据难易程度应先练习脱下再练习穿上，先会穿上衣再穿裤子。

7. 如厕训练　躯体的运动技能要能达到最基本的要求，患者要能做到坐位和站位平衡，身体转移等。

对患者康复治疗的作业效果评定重点在于评定功能障碍的程度，通过测评结果了解患者的能力局限和问题所在，从作业治疗的角度在评定的基础上确定训练目标，制订训练计划，通过连续的动态评估（运动功能评估、感觉功能评估、ADL 能力评估等）和相适应的作业训练对患者进行康复治疗。

六、康复锻炼

1. 上肢锻炼　伤后 2 周内，以患肢肌肉舒缩运动为主，原则上骨折部上下关节不可活动。如上肢骨折，可练习握拳和伸指动作，活动手指关节；腕关节骨折，可做轻度背伸掌屈动作，但不要旋转，伤后 3 ~4 周可适当活动肩肘关节，进行关节伸屈活动。伤后 5 ~ 6 周，可做些力所能及的轻微工作，可使用握力圈，练习用筷子、系纽扣、屈肘、抬肩等动作。

2. 下肢锻炼　术后第 1 天开始患肢肌肉自主充分的等长收缩和舒张，每天 2 ~ 3 次，每次 5 分钟，逐渐增加至每天数次，每次 15 ~ 30 分钟。并活动远离骨折处上下关节，初始范围从 10° ~ 20° 开始，每天加大 5° ~ 10°。术后 6 ~ 8 周指导行走锻炼及负重锻炼。

七、并发症的预防

肌肉萎缩和关节僵硬：鼓励患者早期进行主动的功能锻炼。

八、出院指导

1. 按康复计划进行功能锻炼，防止跌倒外伤。强调出院后继续加强功能锻炼，提醒患者注意日常生活安全。

2. 嘱患者加强营养，合理饮食，控制体重。

3. 出院后 1、2、3、6、9、12 个月门诊复查，以后每年门诊随访一次。

九、运动创伤康复护理指引及管理

见图 5 – 3 – 1。

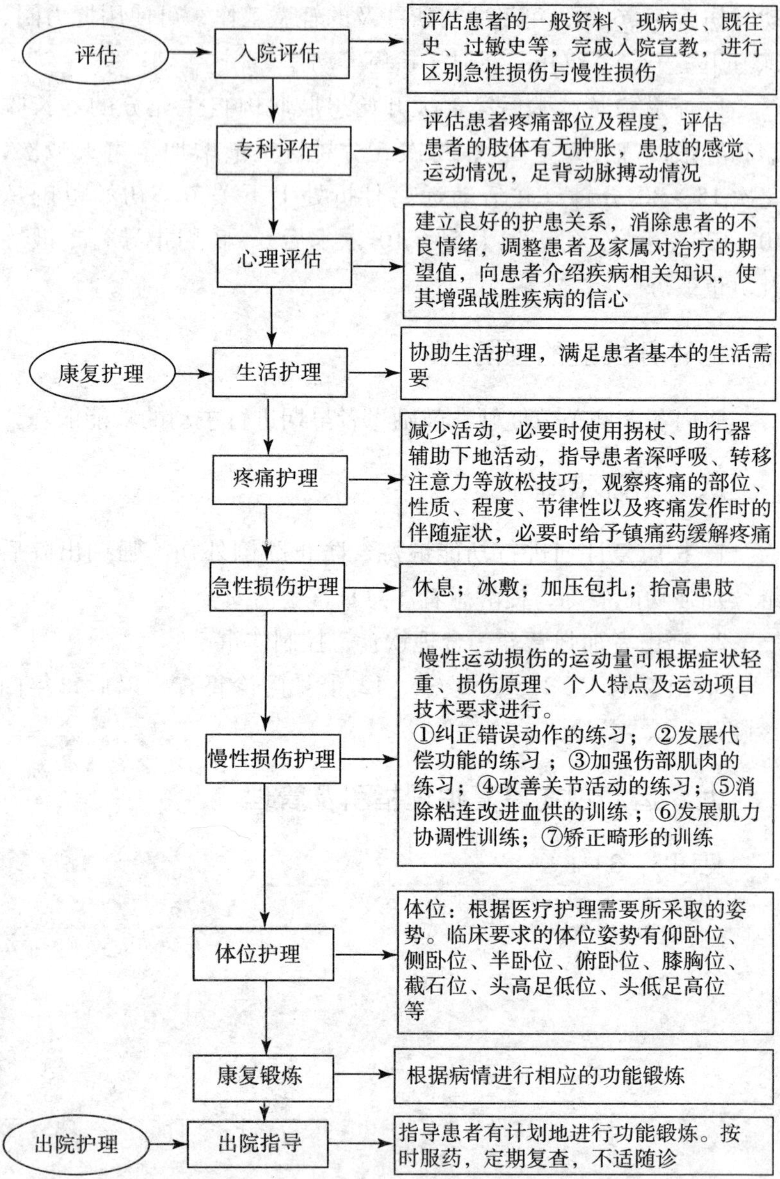

评估	入院评估	评估患者的一般资料、现病史、既往史、过敏史等，完成入院宣教，进行区别急性损伤与慢性损伤
	专科评估	评估患者疼痛部位及程度，评估患者的肢体有无肿胀，患肢的感觉、运动情况，足背动脉搏动情况
	心理评估	建立良好的护患关系，消除患者的不良情绪，调整患者及家属对治疗的期望值，向患者介绍疾病相关知识，使其增强战胜疾病的信心
康复护理	生活护理	协助生活护理，满足患者基本的生活需要
	疼痛护理	减少活动，必要时使用拐杖、助行器辅助下地活动，指导患者深呼吸、转移注意力等放松技巧，观察疼痛的部位、性质、程度、节律性以及疼痛发作时的伴随症状，必要时给予镇痛药缓解疼痛
	急性损伤护理	休息；冰敷；加压包扎；抬高患肢
	慢性损伤护理	慢性运动损伤的运动量可根据症状轻重、损伤原理、个人特点及运动项目技术要求进行。①纠正错误动作的练习；②发展代偿功能的练习；③加强伤部肌肉的练习；④改善关节活动的练习；⑤消除粘连改进血供的训练；⑥发展肌力协调性训练；⑦矫正畸形的训练
	体位护理	体位：根据医疗护理需要所采取的姿势。临床要求的体位姿势有仰卧位、侧卧位、半卧位、俯卧位、膝胸位、截石位、头高足低位、头低足高位等
	康复锻炼	根据病情进行相应的功能锻炼
出院护理	出院指导	指导患者有计划地进行功能锻炼。按时服药，定期复查，不适随诊

图 5-3-1　运动创伤康复护理指引及管理

第四节 人工髋关节置换的护理指引及管理

一、定义

人工关节置换术是指采用金属、高分子聚乙烯、陶瓷等材料，根据人体关节的形态、构造及功能制成人工关节假体，通过外科技术植入人体内，代替患病关节功能，达到缓解关节疼痛、矫正关节畸形、改善关节功能和提高患者生活质量的目的。关节置换术是治疗严重髋关节损伤及关节疾病、重建髋关节功能的重要手段。人工关节与骨组织的连接固定分为骨黏合剂固定（骨水泥固定）与无骨黏合剂固定（生物固定）两类。

二、人工髋关节置换的类型

1. 股骨头置换　就是用人工材料将病变的股骨头置换。

2. 人工全髋关节置换　就是用人工材料将人体的股骨头与髋臼进行置换，具有解除关节疼痛、保持关节活动度及稳定性、不影响或修复肢术长度的综合优点。

3. 全髋关节翻修术　是对初次全髋关节置换术失败后的一种补救手术。

4. 髋关节表面置换术　股骨头颈不用切除，保留了较多的骨质，不影响未来行全髋关节置换，优点是创伤小、出血少、恢复快、疗效好。

三、人工髋关节置换的适应证和禁忌证

1. 适应证　原发性或继发性髋关节骨关节炎；髋关节发育不良继发性骨关节炎；类风湿关节炎；强直性脊柱炎引起的髋关节强直；股骨颈骨折；髋臼骨折、脱位；创伤性骨关节炎；股骨头

无菌性坏死；骨肿瘤；人工股骨头置换术、髋关节融合术失败。

2. 禁忌证　活动性感染；全身性感染或系统性感染；神经性关节；骨骼发育未成熟者；病理性肥胖；重要脏器疾病未得到有效控制者；下肢有严重的血管性疾病；难以配合治疗者。

四、术前护理

1. 术前评估　评估患者心理状况、饮食和睡眠情况及患者对疾病的心里反应；了解患者有无肺部感染、泌尿系感染及原发性疾病（高血压、糖尿病）等；了解患侧肢体皮肤，有无疖、痈、脚癣、静脉曲张等；术前准备是否完善；了解有无异常的指标；女性者要注意是否在月经期；了解患者用药情况，是否服用非甾体药物及激素；评估患者既往有无出血病史、肝病史。

2. 心理护理　加强沟通，做好疾病和手术的相关介绍，消除患者的紧张情绪，并向患者介绍成功病例，帮助其树立信心。

3. 术前准备

（1）完善常规术前准备，术前晚 22：00 后禁食，麻醉前 2 小时可饮用清饮料，但总量要控制在5ml/kg（或总量300ml）以内。清饮料是指白开水、淡糖水、清茶，也包括没有渣的果汁，对于婴幼儿而言最后一次进食母乳是手术麻醉前 4 小时，牛奶、配方奶则是 6 小时。以及包括备皮、备血、皮试、导尿、更衣（换病号服）等。

（2）术前做好各项常规检查，包括血常规、大小便、肝肾功能、血电解质、空腹血糖、出凝血时间、血栓弹力图，心电图、胸片、心脏及双下肢血管彩超、磁共振以及根据内科病史所需要的特殊检查。

（3）术前做好与手术室护士的交接。

4. 围手术期用药　根据医嘱术前半小时使用抗生素一次；术前 1 天或术后使用抗凝药物。

五、术后护理

（一）评估要点

1. 患者的生命体征情况，了解手术经过（术式、麻醉，术中失血、输血、输液情况）。

2. 患者体温的评估，疼痛的评分，患者的心理状况。

3. 评估患肢的感觉、运动功能，观察患肢肿胀情况及伤口周围敷料有无渗出

4. 持续负压引流是否通畅及引流液的色、量。

5. 手术后可能的并发症（出血、伤口渗液、疼痛、下肢深静脉血栓、感染、神经血管损伤、假体脱位、肢体不等长等）。

（二）生命体征的观察

患者术毕回病房后及时给予心电监护与持续低流量吸氧，做好与手术室护士的交接。监测血压、脉搏、呼吸、血氧饱和度；对合并高血压、心脏病的患者监测心率、心律的变化；对于全麻手术的患者，及时清除口腔分泌物，注意保持呼吸道通畅。同时密切观察患者意识、面色、尿量变化，并详细记录，若有异常及时报告医生处理。

（三）切口引流管的观察

由于手术创口较大，术后要密切观察切口敷料的渗血情况和引流液的色、质、量。

（四）体位护理

1. 手术后 1 天内应保持外展中立位，在双腿间夹三角枕或梯形枕，防止髋部内收及外旋，并减轻疼痛，患肢保持外展 15° ~30°中立位，膝部垫一软枕，保持膝关节屈曲 10° ~15°，防止髋关节脱位和避免皮肤和神经不必要的压迫。

2. 手术 1 天以后，可取半卧位，但床头抬高不宜超过 30°，以避免髋关节向后脱位。

3. 手术后 1 周，可取床头抬高 45°~60°的卧位，但不宜超过 90°（图 5-4-1）。

4. 手术后 2 周内，以平卧为主，禁止侧卧位（图 5-4-2）。手术后 2 周后，允许向健侧侧卧，但双下肢之间应放置枕头，保持患肢外展位（患肢内收易发生脱位）（图 5-4-3）。

5. 手术后 2~3 个月允许向患侧卧位。

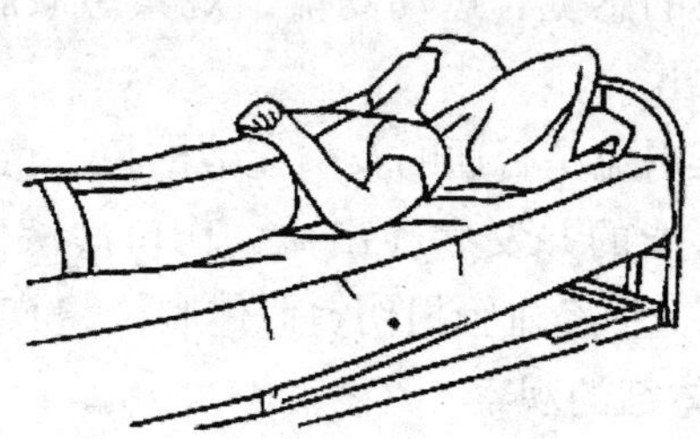

图 5-4-1　术后 1 周的体位

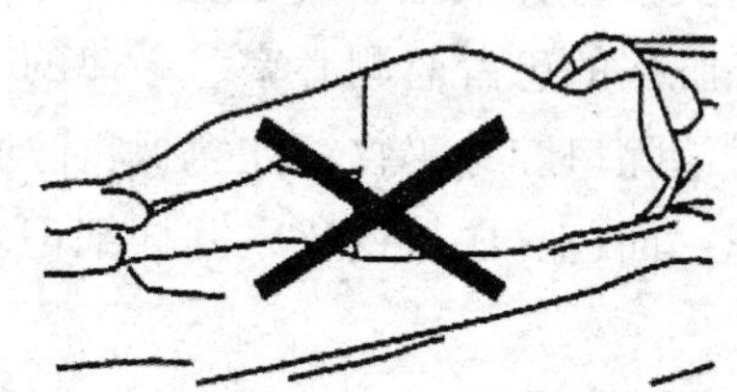

图 5-4-2　术后 2 周内严禁侧卧

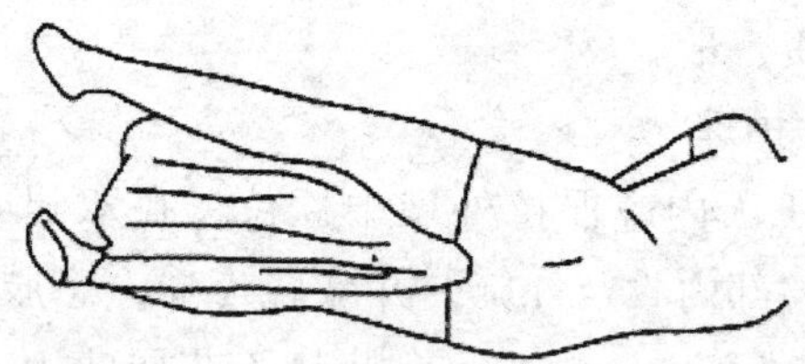

图 5-4-3　手术 2 周后可向健侧卧位
（但双腿间必须用枕头隔垫）

（五）患肢的血循环观察

密切注意观察患肢感觉、活动和肢端皮温、肤色的情况，出现异常及时通知医生处理。

（六）并发症的预防及观察护理

1. 贫血 血红蛋白低于正常值，术后1周最为严重，多表现有头晕、乏力、心慌、恶心、纳差、低热等，应及时给予间断低流量吸氧，适当减少活动量，或者活动前后吸氧，必要时输血，指导进食含铁丰富的饮食，如猪肝、牛肉、大枣等。

2. 脱位 多表现为患肢疼痛、短缩、活动受限，行床旁X线片检查可判断。

（1）处理：早期脱位一般采取手法闭合复位的方法治疗。复位后，根据患者情况采取下肢皮牵引或髋支具、丁字鞋等其他方法，保持患者呈外展中立位2～3周，或卧床制动2～3周。

（2）预防：向患者强调避免患肢过度内收外旋，不要做过度屈髋、屈膝的动作（屈膝超过90°，容易导致屈髋超过90°），如坐站转换时、如厕时。3个月内除禁坐矮凳、软沙发，盘腿、跷二郎腿外，还要避免过度弯腰、捡东西、穿袜、提鞋等动作。

3. 神经损伤 坐骨神经损伤多见，多为术中牵拉或术后血肿压迫所致，表现为患肢足背伸跖屈功能减退或消失。处理：给予激素冲击治疗、神经营养药物、消除水肿等药物。

4. 下肢深静脉血栓 表现为肢体肿胀并伴有疼痛，如血栓在小腿，则足背伸时可出现腓肠肌牵拉痛或压痛，D－二聚体检测明显升高有时与术后息肢正常肿胀不易区分，可及时行下肢血管B超排查。以预防为主，麻醉清醒后即可进行主动踝系运动，结合使用气压式足底静脉泵治疗，促进血液循环、抗血栓压力带等物理预防方法，促进下肢血液循环；使用抗凝药4～6周，如皮下注射低分子肝素，或者口服利伐沙班等。如确诊，则立即制动，抬高患肢，避免按摩，遵医嘱行溶栓治疗或者股静脉放置滤网，防止肺栓塞的发生。

5. 假体感染　属于严重的并发症，术后4~6周内属于早期急性感染。早期急性感染多表现有皮温高，或伴有切口周围红肿、疼痛，有的有瘘道，行分泌物检测及药敏试验，有针对性使用抗生素，手术方案多为假体取出清创旷置器植入，感染控制后再行新的假体置入术。

6. 脱位的观察　搬运患者及使用便盆时要特别注意，应将整个骨盆托起，切忌屈髋动作，指导患者翻身、取物、下床的动作应遵循一个原则——避免内收屈髋，注意观察双下肢是否等长，肢体有无内旋或外旋，局部有无疼痛和异物突出感，如有上述异常情况应及时报告医生，明确有无脱位，及时给予复位。

六、健康教育

（一）功能锻炼

主要以肌力、关节活动度和步态训练为主，分三个阶段进行。

1. 第一阶段（术后0~3天）　此期疼痛比较严重，患者应以休息、止痛为主，主要做肌肉静力收缩运动和除患髋以外的关节运动。目的是促进血液循环，防止下肢深静脉血栓形成。

（1）踝关节练习：

①踝泵练习：平躺在床上，保持膝关节伸直，足尽量向上勾，勾到不能再勾时保持该姿势5秒；然后放松10秒，继续往下踩，同样在不能踩时保持5秒。每隔2小时重复20次。术后立即开始直到完全康复（图5-4-4）。

②踝部旋转练习：活动踝关节，跖面向另一只脚内翻，然后背向另一只脚外翻。每个方向重复5次，每天3~4次（图5-4-5）。

（2）下肢按摩：自患侧足背开始向心性按摩，即先足底，再小腿，最后大腿的顺序。每2小时按摩1次，每次按摩10分钟。

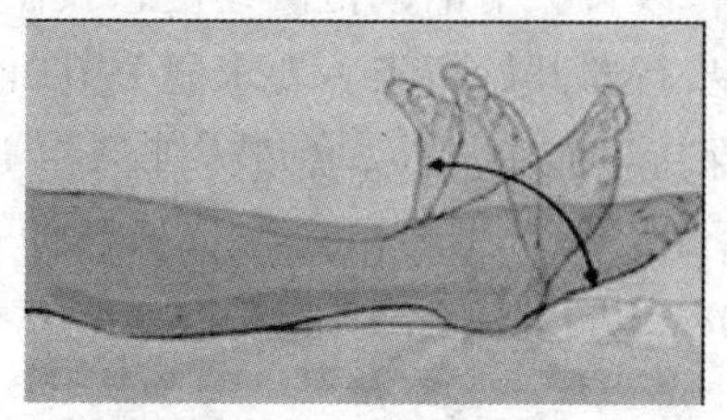

图 5-4-4　踝泵练习

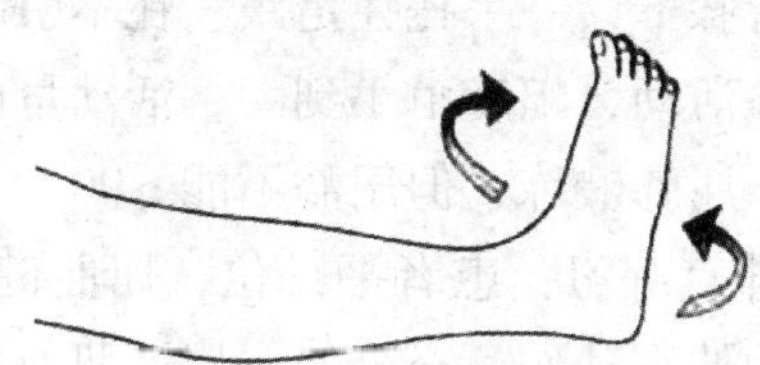

图 5-4-5　踝部旋转练习

（3）健侧下肢活动练习：一般情况下，术后第 2 天，如果患者一般情况好，就可以进行关节的活动练习。健侧肢体的活动包括踝关节、膝关节和髋关节的活动。方法：平躺或半坐在病床上，依次练习踝关节、膝关节、髋关节。

（4）患肢运动肌肉力量练习：

①股四头肌练习。具体方法：平躺在床上，绷紧大腿肌肉，膝关节保持伸直，并用力将膝关节向床的方向压。感觉已经用自己最大力时，保持这个姿势 5～10 秒钟，然后放松 5 秒，重复 10 次，尽量每个小时能做 5～10 次。

②臀肌锻炼方法。具体方法：夹紧臀部，把两边臀部收缩在一起，坚持 5 秒，再放松 5 秒，每小时 5～10 次。

2. 第二阶段（术后 3～5 天）　术后 3 天拔除伤口引流管，拍髋关节正位 X 线片判断假体的位置，如无特殊问题，可开始患肢肌肉力量和髋、膝关节活动度的训练。目的是增强股四头肌和腘绳肌的肌力，改善关节活动范围，使患肢在不负重或部分负重的情况下借助步行器开始行走。要求髋关节屈曲度在术后 2 周内不超过 70°，保持下肢中立位，患肢内收不超过中线。

（1）直腿抬高运动：患者平卧位，患肢伸直向上抬起，要求足跟离床面 20cm 以上，在空中能滞留 5 ~ 10 分钟，以患者不感到疲劳为宜。

（2）屈髋、屈膝运动：患者平卧位，移去膝下软枕，医护人员一手托在患者膝下，一手托住足跟，在不引起患者疼痛的情况下行屈髋、屈膝活动，幅度由小到大，活动量由少到多，逐渐过渡到主动屈髋、屈膝锻炼，但屈髋不能 >90°。

（3）髋关节伸直练习：患者平卧位，屈曲健侧髋、膝关节，做患肢髋关节主动伸直动作，充分伸展屈髋肌及关节囊前部。

（4）髋部外展练习：仰卧位，使患肢向外滑向床沿，然后慢慢恢复原位。以上动作 10 ~ 20 次 / 组，2 组 / 天为宜。

3. 第三阶段（术后 6 天至 3 个月）　在锻炼髋关节活动度和加强股四头肌力量的训练同时做好下床和步态的训练，目的是增加患者身体的平衡和肢体的协调性，防止意外的发生。

（1）从卧位到坐位的训练：嘱患者双手拉住拉手或用力在床上撑起，屈健肢伸患肢，移动身体至健侧床沿，护士在健侧协助托住患肢移至床边，让小腿自然下垂，注意屈髋不能 > 90°，患肢外展。

（2）坐位到站位的训练：护士在患侧扶住患者，让其健肢用力着地，递给拐杖或步行器，利用双手和健肢的支撑力站起，患肢根据个体差异可不负重或部分负重，负重的力量逐渐递增，从开始的 20 ~ 30kg（不超过自身体的 50%），直到可以完全负重。

（3）站位到行走训练：行走时健肢在前先行，患肢跟上，再移动步行器向前。

（4）平衡能力训练：为了患者的安全，在行走前让患者在床尾或用两手扶步行器站立，两腿分开与肩同宽，护士在患者身后左右摇晃其腰部，以了解患者平衡能力，然后借助步行器行走。整个过程速度要慢，以防止体位性低血压和休克的发生。

（5）上、下楼梯拐杖行走法：上楼梯时健肢先上，拐杖和患肢留在原阶；下楼梯时患肢和拐杖先下，然后是健肢跟下，但不宜登高。

（6）训练日常生活自理能力：指导患者独立完成各项日常生活所必需的动作，如穿裤、穿鞋、穿袜、上下床等，增强患者日常生活的自理能力。

（二）出院指导

1. 休息　术后2～3个月内以平卧或半卧为主，避免患侧卧位。向健侧卧位时，需用外展垫或2个普通枕头分隔双下肢。屈髋不宜大于90°，避免两下肢交叉动作（架起二郎腿）；髋后伸时外旋肢体，髋屈曲时内收肢体。不要做低矮沙发和矮凳子；坐在椅子上时，不要将身体前倾（一次连续坐位时间宜少于45分钟）；不要弯腰捡地上的东西；不要屈膝坐在床上。

2. 饮食　指导患者加强营养，多进含蛋白质、维生素、钙、铁丰富的食物，增加自身抵抗力，但要控制体重的增加，以减少关节的负重。

3. 复查　术后3个月内每月复诊一次；6个月内每3个月内复诊一次，以后每6个月复诊一次。按时来院复查，有下列情况及时就诊：患肢出现胀痛，肢体位置异常或感觉髋关节脱臼，局部切口出现红、肿、热、痛。

七、人工髋关节置换患者护理指引流程

见图5－4－6。

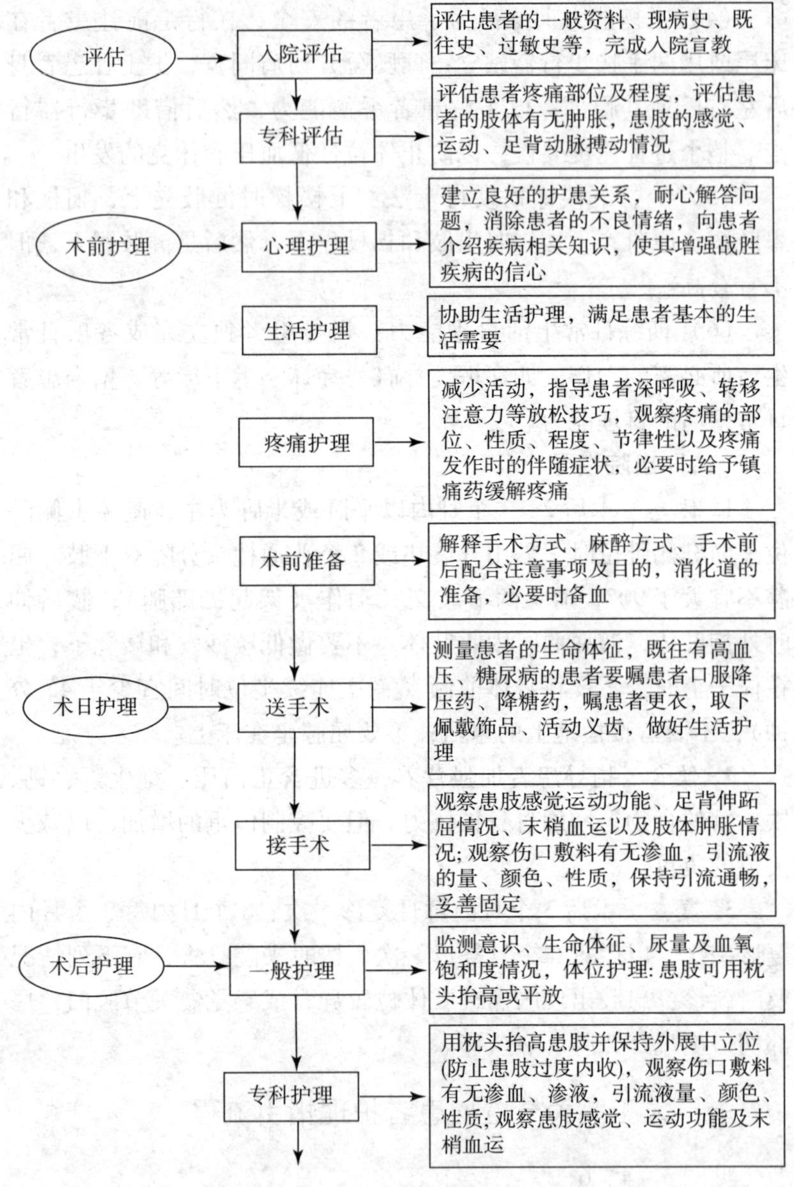
评估
入院评估
评估患者的一般资料、现病史、既往史、过敏史等，完成入院宣教
专科评估
评估患者疼痛部位及程度，评估患者的肢体有无肿胀，患肢的感觉、运动、足背动脉搏动情况
术前护理
心理护理
建立良好的护患关系，耐心解答问题，消除患者的不良情绪，向患者介绍疾病相关知识，使其增强战胜疾病的信心
生活护理
协助生活护理，满足患者基本的生活需要
疼痛护理
减少活动，指导患者深呼吸、转移注意力等放松技巧，观察疼痛的部位、性质、程度、节律性以及疼痛发作时的伴随症状，必要时给予镇痛药缓解疼痛
术前准备
解释手术方式、麻醉方式、手术前后配合注意事项及目的，消化道的准备，必要时备血
术日护理
送手术
测量患者的生命体征，既往有高血压、糖尿病的患者要嘱患者口服降压药、降糖药，嘱患者更衣，取下佩戴饰品、活动义齿，做好生活护理
接手术
观察患肢感觉运动功能、足背伸跖屈情况、末梢血运以及肢体肿胀情况；观察伤口敷料有无渗血，引流液的量、颜色、性质，保持引流通畅，妥善固定
术后护理
一般护理
监测意识、生命体征、尿量及血氧饱和度情况，体位护理：患肢可用枕头抬高或平放
专科护理
用枕头抬高患肢并保持外展中立位(防止患肢过度内收)，观察伤口敷料有无渗血、渗液，引流液量、颜色、性质；观察患肢感觉、运动功能及末梢血运

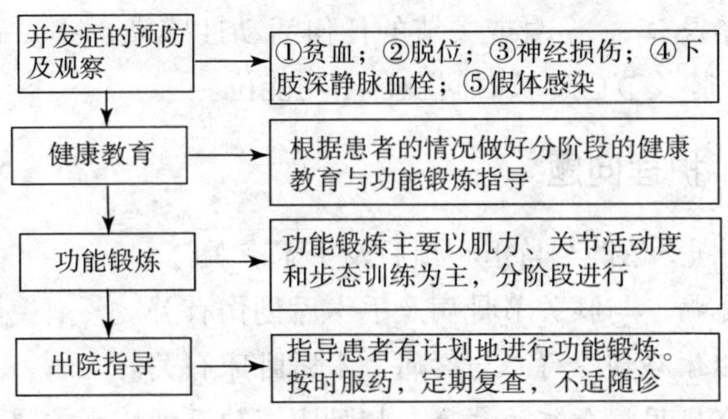

图5－4－6　人工髋关节置换患者护理指引流程

第五节　人工膝关节置换护理管理指引及管理

一、定义

膝关节置换术是利用人工膝关节假体取代已严重损坏而不能行使正常功能的膝关节表面，从而达到缓解关节疼痛、矫正畸形、恢复关节功能、提高患者生活质量的目的。

二、膝关节置换的目的

1. 缓解膝关节疼痛。
2. 恢复膝关节稳定性。
3. 矫正膝关节畸形。
4. 改善膝关节功能。

三、适应证及禁忌证

1. *手术适应证*　膝关节各种炎症性关节炎，包括严重的风湿性关节炎、部分创伤性关节炎和部分老年人的髌股关节炎。

2. 禁忌证　全身或关节的任何活动性感染，膝关节周围肌肉瘫痪，膝关节已经长时间融合于功能位。

四、护理问题

1. 焦虑/恐惧　与担心预后及手术有关。

2. 疼痛　与膝关节骨病及手术后创伤有关。

3. 躯体移动障碍　与疼痛、术后卧床有关。

4. 有废用综合征的危险　与卧床、缺乏锻炼有关。

5. 康复欲望低下　与疼痛及患者意志力薄弱有关。

6. 知识缺乏　缺乏人工关节置换和康复锻炼的相关知识。

7. 潜在并发症　术后出血、伤口愈合不良、血栓形成和栓塞、感染、关节不稳、假体松动。

五、护理目标

1. 对病残的矫正和设法促进机体自然功能的恢复。

2. 解除膝部疼痛、无力，保持关节稳定。

3. 关节功能及活动性好，包括负重、伸屈、外展、旋转，能够达到生活自理，活动自如。

4. 预防并发症和废用综合征。

六、护理措施

（一）术前护理

1. 心理护理　患者入院后都存在着各种各样复杂的心理状态和不同程度的恐惧感，担心手术效果及术后康复情况。护士应热情主动地向患者介绍医院环境，解答其疑问，解除陌生感和不安。还可用支持性语言简明、适当地向患者介绍成功的病例，让患者了解更多疾病的相关知识，与其建立良好的沟通平台。

2. 术前康复训练　膝关节疾病的患者由于活动受限，术前进行康复训练，可促进股四头肌和膝关节功能的恢复，又可使其预先了解并掌握功能锻炼的方法，为术后的功能锻炼做好准备。

（1）训练引体向上运动：患者仰卧位，抬臂握住骨科床上的拉环，健侧膝部屈曲，足底撑床，利用手臂和下肢的力量使背部、臀部离开床面。嘱咐患者术后也应经常训练，预防压疮、坠积性肺炎等术后并发症的发生。

（2）指导患者进行股四头肌等长收缩练习：患者仰卧位，膝关节静止不动，踝关节保持功能位，左手置膝关节屈面，右手置膝关节伸面，轻轻按住膝关节，嘱患者要用力收缩股四头肌，使其持续 10 秒后放松 1 次。锻炼 200 次/日，分 4 ~5 次完成。

（3）指导患者进行踝练习：患者取仰卧位或侧卧位，膝关节静止不动，踝关节进行屈伸及旋转活动。

掌握股四头肌等长收缩、直腿抬高及主动屈伸膝关节等功能锻炼的方法。

3. 术前准备

（1）评估患者全身情况，包括一般情况和全身健康状况。指导患者行深呼吸、有效咳嗽及利用床上拉环做引体向上和抬臀训练，教会患者行股四头肌的静力性收缩活动以及踝关节的主动活动。

（2）完善各种检查、常规化验及检查、配血，积极治疗基础疾病。完善常规术前准备，术前晚 22：00 后禁食，麻醉前 2 小时可饮用清饮料，但总量要控制在 5ml/kg（或总量 300ml）以内（清饮料是指白开水、淡糖水、清茶，也包括没有渣的果汁，对于婴幼儿而言最后一次进食母乳是手术麻醉前 4 小时，牛奶、配方奶则是 6 小时）。

（3）训练床上排便，术前 3 天应用便盆在床上练习大小便，以防术后因不习惯床上大小便而引起尿潴留或便秘。

（4）术前常规备皮，备皮时彻底清洁并防止损伤皮肤，这对预防术后感染十分关键。

（5）术前晚遵医嘱行清洁灌肠，术前常规禁食水。

（6）为预防感染，术前晚、术中遵医嘱给予抗生素。

（二）术后护理

1. 术后早期护理

（1）观察生命体征的变化；观察伤口渗血及引流管是否通畅，引流液性质、量及颜色，正常情况每日引流量≤400ml，若24小时引流量>400ml应加强观察及处理；观察局部有无红、肿、热、痛的表现，若切口肿胀明显伴高热时，应及时报告医生；观察并评估术后患者的疼痛程度，并适当给予止痛药物，确保手术当天平稳过渡。

（2）患肢护理

①注意患者的末梢血运状况及感知觉状况，观察患肢肢体末梢有无麻木、疼痛及皮温、足背动脉搏动情况，如有异常及时通知医生。

②感染：因膝关节局部血运差，抗感染力低，要注意保持切口敷料清洁、干燥、无污染，如有渗出应通知医生及时更换。保持负压引流通畅，观察有无局部血肿形成。

③肢体末端的关节进行活动锻炼。手术当天及术后第1天因疼痛不主张关节活动，应多次进行肌肉等长收缩及踝关节主动活动锻炼，每日进行多次，每次15~20分钟。

（3）卧位护理：抬高患肢，消除肿胀。协助患者翻身时，应避免压迫患肢，影响血运，尽量翻向健侧。

（4）下肢静脉血栓预防：注意防止深静脉血栓的形成。早期的深静脉血栓患者一般无疼痛表现，故应严密观察肢体是否肿胀，皮肤温度及足背动脉搏动情况，如有无浅静脉曲张、皮张力增大等。术后不间断地从踝关节向膝关节挤压腓肠肌，挤压力量要向上，使肌肉处于被动活动的状态，促进血液回流。

2. 功能锻炼期的康复护理　术后功能锻炼是手术成功的关键，对关节活动障碍的预防和治疗，关键在过于早期进行康复锻炼。

3. 日常护理

（1）饮食护理：术后当日禁食 6 小时后，可进半流质饮食，如米粥、面片汤、蛋羹等。次日可进普食，为增加营养，可进高蛋白、高维生素、低脂易消化食物，应注意增加粗纤维食物的摄入，防止便秘。避免进食辛辣的食物及浓咖啡等刺激性食物。

（2）患者卧床期间应保持正确舒适的体位，避免卧向患侧；保护皮肤，防止褥疮的发生；鼓励患者咳嗽、咳痰，预防坠积性肺炎的发生；嘱患者多饮水，防止泌尿系感染。

七、健康教育

1. 患者情绪保持稳定。

2. 饮食方面的指导，注意治疗饮食的继续。

3. 注意保持大便通畅。

4. 家中训练时间的指导，注意生命体征的变化。

5. 安全方面的指导，回家发生意外时及时与医院联络。

6. 嘱患者出院后继续功能锻炼，加强关节活动度。

八、出院指导

1. 按康复计划进行功能锻炼，防止跌倒外伤。强调出院后继续加强功能锻炼，提醒患者注意日常生活安全，出院后继续行膝关节屈伸功能锻炼。

2. 嘱患者加强营养，合理饮食，控制体重。

3. 术后扶拐 4 ~6 周后，可改用手杖辅助行走。

4. 嘱患者若伤口有渗血渗液、疼痛明显、肿胀、发热等，都需立即就诊。

5. 出院后患者若有感冒、拔牙、肠镜检查等任何可能引起感染的情况，需口服抗生素至少 3 天。

6. 出院后 1、2、3、6、9、12 个月门诊复查，以后每年门诊随访一次。

九、人工膝关节置换护理操作指引

见图 5－5－1。

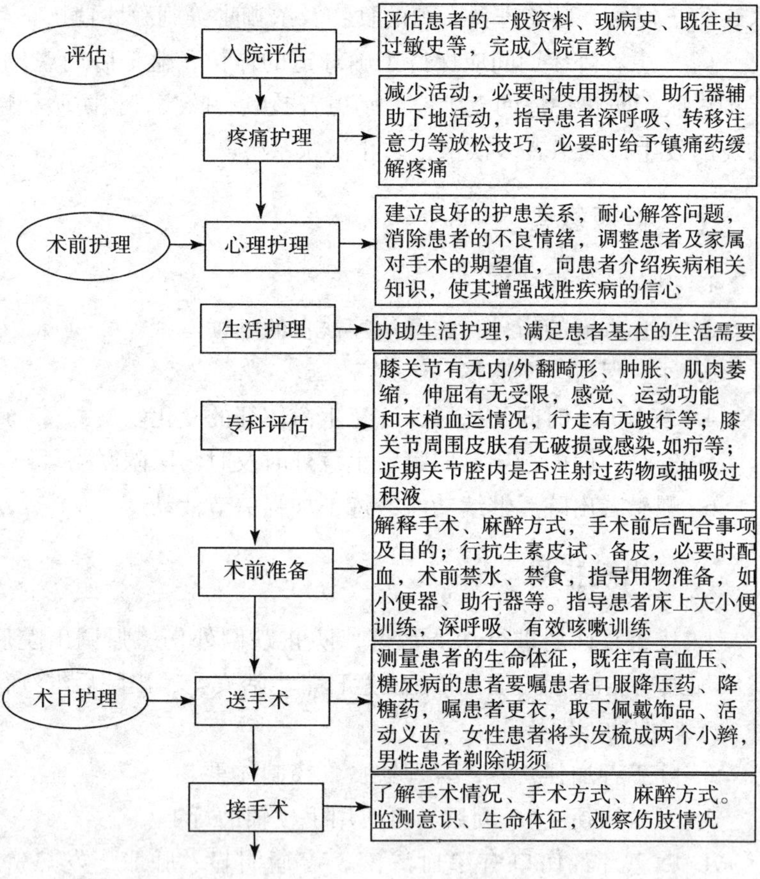

评估 → 入院评估 → 评估患者的一般资料、现病史、既往史、过敏史等，完成入院宣教

疼痛护理 → 减少活动，必要时使用拐杖、助行器辅助下地活动，指导患者深呼吸、转移注意力等放松技巧，必要时给予镇痛药缓解疼痛

术前护理 → 心理护理 → 建立良好的护患关系，耐心解答问题，消除患者的不良情绪，调整患者及家属对手术的期望值，向患者介绍疾病相关知识，使其增强战胜疾病的信心

生活护理 → 协助生活护理，满足患者基本的生活需要

专科评估 → 膝关节有无内/外翻畸形、肿胀、肌肉萎缩，伸屈有无受限，感觉、运动功能和末梢血运情况，行走有无跛行等；膝关节周围皮肤有无破损或感染,如疖等；近期关节腔内是否注射过药物或抽吸过积液

术前准备 → 解释手术、麻醉方式，手术前后配合事项及目的；行抗生素皮试、备皮，必要时配血，术前禁水、禁食，指导用物准备，如小便器、助行器等。指导患者床上大小便训练，深呼吸、有效咳嗽训练

术日护理 → 送手术 → 测量患者的生命体征，既往有高血压、糖尿病的患者要嘱患者口服降压药、降糖药，嘱患者更衣，取下佩戴饰品、活动义齿，女性患者将头发梳成两个小辫，男性患者剃除胡须

接手术 → 了解手术情况、手术方式、麻醉方式。监测意识、生命体征，观察伤肢情况

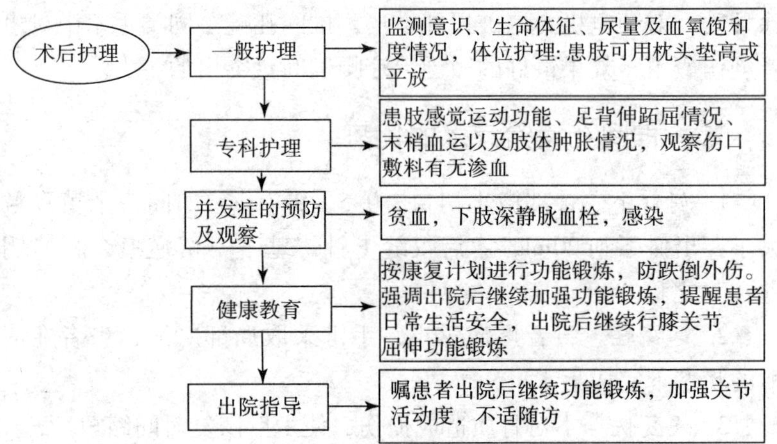

图5-5-1 人工膝关节置换护理操作指引

第六节 腰椎间孔镜患者的护理指引及管理

一、概述

椎间孔镜技术于1999年由美国Anthony Yeung教授首创，2002年德国脊柱外科学会主席Thomas Hoog Land（汤姆·胡兰德）教授在杨氏技术基础上予以发展，创新性的Thessys技术和相关的器械得到国际脊柱领域专家的广泛认同，已有超过千例手术的成功经验后才开始向全世界推广，2007年进入中国。椎间孔镜与脊柱内窥镜类似，是一个配备有灯光的管子，外径6.3mm，30°，工作通道直径3.7mm，工作长度190mm，注水及冲洗通道。它从患者身体侧方或者侧后方（平或斜的方式）进入椎间孔，在安全工作三角区实施手术。在椎间盘纤维环之外做手术，在内窥镜直视下可以清楚地看到突出的髓核、神经根、硬膜囊和增生的骨组织，然后使用各类抓钳摘除突出组织，镜下去除骨质，射频电极封堵破损纤维环。椎间孔镜是同类手术中对患者创伤最小、效果最好的微创治疗腰椎间盘突出的手术。

二、椎间孔镜治疗术的优势

1. 创口小　背部微小切口，0.5～0.7cm，如同一个黄豆粒大小，出血不到20ml，术后仅缝1针，基本不留疤痕，有“钥匙孔”之称。

2. 疼痛轻　患者疼痛感小，手术采取局部麻醉，患者在清醒的状态下完成手术。

3. 恢复快　不对骨质造成损伤，使术后恢复时间缩短。

4. 住院时间短　一般情况下手术后2小时可下床，即刻可以进食，当天出院，1周后基本恢复，费用相对降低。

5. 出血少　术中几乎不出血。微创手术视野清楚，加上采用双极射频等先进止血器械，有助于减少出血量。

三、椎间孔镜手术适应证

1. 腰椎间盘突出症状严重，腿痛重于腰痛，经严格的保守治疗无效或已造成急性神经功能障碍者，包括旁中央型、外侧型的突出、破裂、游离的椎间盘，最佳适应证为单节段的外侧型突出。

2. 尽管保守治疗有效，但症状很快复发，且反复发作两次以上，发作时症状严重，影响工作和生活，病史超过半年以上者；或者虽然症状、体征都不十分严重，但病史较长，诊断明确，患者有手术治疗要求者。

3. 无论病史长短，一旦出现神经根麻痹损害者，如踇趾伸肌肌力4级以下。

4. 中央型椎间盘突出合并马尾神经损害，如大小便功能障碍，CT显示椎间盘或后纵韧带无明显钙化者。

5. 尽管椎间盘突出症的病史、症状、体征并不典型，但CT、MRI 以及椎间盘造影等影像检查发现有椎间盘巨大突出者。

6. 合并侧隐窝狭窄的椎间盘突出。

7. 突出物有钙化的椎间盘突出。

8. 有神经根受压的阳性体征，如直腿抬高试验（+）（图5-6-1）、踇趾伸屈试验（+）、膝或跟腱反射减弱（图5-6-2）。

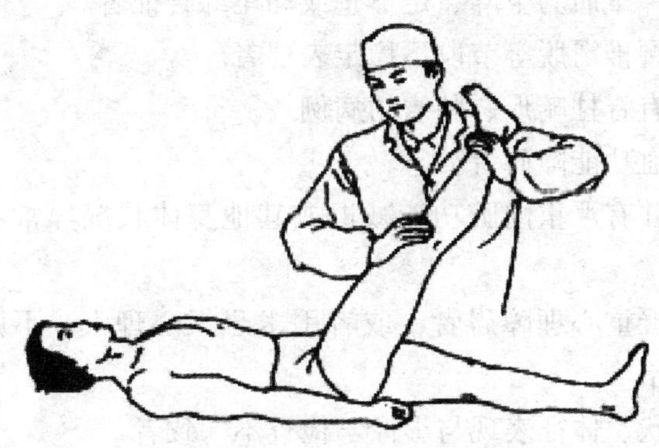

图5-6-1　直腿抬高试验

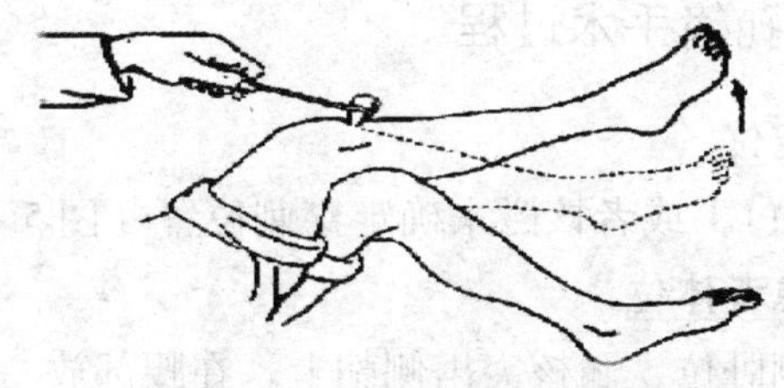

图5-6-2　膝或跟腱反射试验

9. 影像学检查与临床症状、体征相一致。

10. 经系统保守治疗 6~8 周无效者。

11. 愿意接受椎间孔镜手术并承担穿刺失败需转行开放手术风险者。

四、椎间孔镜手术禁忌证

1. 曾行化学溶解术的患者。

2. 有严重肌力下降、足下垂或马尾综合征者。

3. 有腰椎滑脱等节段不稳定表现者。

4. 伴有脊柱畸形、肿瘤的病例。

5. 凝血功能障碍者。

6. 合并有严重内脏功能减退或其他身体状况异常不能承受手术者。

7. 有严重心理障碍者，或者手术恐惧心理大，不愿意接受手术治疗者。

8. 症状、体征表现与影像学检查不一致者。

9. 合并精神性疾病者。

五、椎间孔镜手术过程

第 1 步：定位

根据患者的 CT 或者核磁来确定穿刺位置（图 5-6-3）。

第 2 步：患者体位

如果采取侧卧位，髓核突出侧朝上。在腰部放一个枕头或支架，髋关节和膝关节保持屈曲（图 5-6-4）。

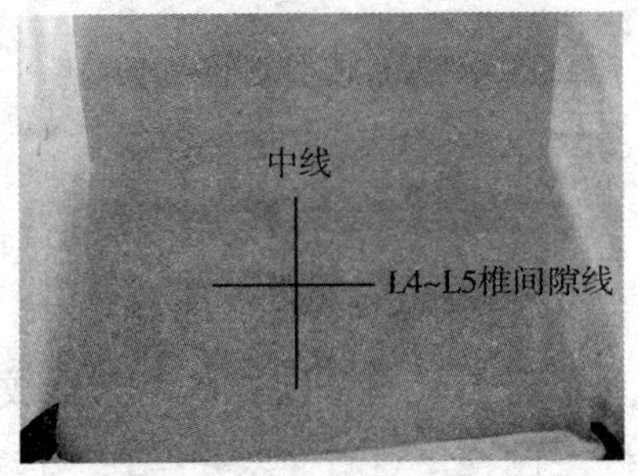

图 5－6－3　椎间孔镜手术定位

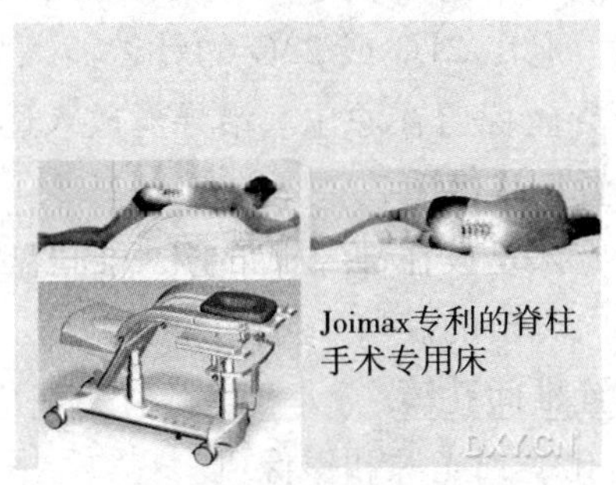

图 5－6－4　椎间孔镜手术患者体位

第 3 步：确定进针路线

首先沿着脊突标记正中线，然后标记髂脊。如果要进入 L5 ~ S1，进针点一般要旁开中线 12 ~ 14cm。当 C 型臂放在侧位时，用一个长的器械，如抓钳，帮助确定进针路线。当到达突出的髓核时，画一条进针路线。然后在水平距离线上再画交叉点。此点即为进针点。

第 4 步：局麻

手术采用局麻：局部麻醉患者直接俯卧或侧卧位，由手术医师在手术部位消毒、铺巾、定位，局部注射 2% 利多卡因 200mg 做局部浸润麻醉。

第 5 步：椎间盘显影

局麻进针点（5ml Xylocaine 和肾上腺素）插入一个 18G 的针到安全三角区，到达突出髓核的后外侧。在 18G 的针里插入一个 21G 或 22G 的针，到达突出的髓核。向椎间盘内注入 2ml 与青蓝胭脂红（indigo carmine）混合的对比显影液。通常可以看到损伤的髓核。青蓝胭脂红通常把髓核组织染成蓝色或蓝绿色。首先插入穿刺针确定位置，然后插入导丝到达预定位置。

第 6 步：放置导丝

先插入 18G 的针，再沿着 18G 的针插入 21G 或 22G 的针直达椎间盘。然后，退出 21G 或 22G 的针，插入导丝。沿着导丝退出 18G 的针，导丝保留在原位。沿导丝放入逐级扩张套管。

第 7 步：放置工作套管

正确的位置应该是放在神经根下方，椎间盘水平，顶端正好在中线，开口朝向突出的髓核。

第 8 步：放置椎间孔镜

1. 连接椎间孔镜到光源和摄像机。

2. 打开光源，调节白平衡，达到最佳彩色效果。

3. 把椎间孔镜放入工作套管。调节合适的水流量和压力对取得良好效果很重要。

4. 插入椎间孔镜后可以看到各种组织结构。由于髓核染色，可以清楚地区别突出的髓核、神经根和硬脊膜。

第 9 步：摘除突出的髓核

在整个手术过程中患者必须保持清醒和配合，通过椎间孔镜的工作通道操作，直接摘除突出的髓核。全部摘完后，通过椎间孔镜可以清楚地看到神经根。转动工作套管观看周围组织，检查是否还有游离的髓核碎片。

第 10 步：应用双极射频

采用独特设计的可伸屈和转向的射频双极电极，可以通过椎间孔镜的工作通道到达工作区域，用于止血、消融髓核，以及通过组织收缩的作用封闭纤维环。

第 11 步：注射臭氧

消除无菌性炎症和组织水肿，防止手术感染。

第 12 步：缝合伤口

只需 1 针：在伤口处采用外科缝合方法只需要缝合 1 针。

六、椎间孔镜围手术期护理

（一）术前护理

1. 术前健康宣教与心理护理　患者容易产生紧张、惧怕心理，担心手术效果，应对患者做好针对性心理护理，用通俗易懂的语言向患者讲解椎间孔镜手术的优点和操作过程，消除患者对疾病与手术的忧虑、恐惧，增强其战胜疾病的信心，积极配合治疗和护理。

2. 手术前体位训练　椎间孔镜手术要求患者俯卧位，为耐受手术，指导患者练习手术体位，每天练习 2 次，每次 30 ~ 60 分钟，循序渐进，直至能坚持 1 小时以上。

（二）术后护理

1. 体位护理　患者术后回病房，采取三人平托搬运法将患者移至病床上。术后平卧 4 ~ 6 小时，待呼吸、血压平稳后可翻身。翻身过程及翻身后要保持脊柱在一水平线，避免扭转。侧卧位应稍前倾，用稍硬的枕头置于脊柱后。术后前 24 小时尽量不下床，不坐立。

2. 病情观察监测并记录生命体征　观察双下肢感觉、活动情况，了解患者腰痛症状有无缓解、麻木是否减轻、直腿抬高度数有无增加、有无大小便功能障碍等，并与术前做比较。如患者下肢疼痛、麻木不消失或较术前加重，下肢及肛门周围感觉丧失加重或扩大，应立即报告医生，及时处理。

3. 饮食护理

（1）术前无须禁食，术后无胃肠道症状即可进食水。

（2）指导患者合理饮食，以增加营养、水分的摄入，多食含纤维的食物，如水果、蔬菜等，尽量少食甜食、面食或喝冷饮料，以防止腹胀、便秘的发生。

（3）咳嗽的观察与护理：术后要注意观察患者有无感冒等情况，如有咳嗽、咳痰、便秘等增加腹内压的病情，要及时处理，以防止腹内压增加所致椎间盘内压力增大，髓核再发突出。

4. 大小便护理

（1）术前应训练患者在床上平卧位大小便。

（2）尿色观察：因术中使用美蓝作为显像剂，部分美蓝被术中冲洗出来，部分经肾脏代谢，因此尿液颜色呈蓝绿色，患者尿液颜色多于术后 12 小时恢复正常，无须特殊处理。

（3）术后 24 小时之内尽量在床上大小便，如有不能配合者，可遵医嘱下床，坐马桶大小便，并戴腰围。

（4）如有便秘等情况不能强行排便，可使用缓泻剂或灌肠。

七、康复锻炼

功能锻炼可增加腰背肌力，有助于改善肌肉萎缩，使腰背肌起到肌肉夹板作用，有利于腰背功能的恢复。向患者宣教锻炼的意义，帮助制订锻炼计划，并予协助和指导锻炼。

1. 术后第 1 天开始协助患者平卧于床上行直腿抬高训练，防止神经纤维粘连，开始抬高 30°，每天活动 3 次，每次 30 下左右。创口牵拉疼痛减轻后逐渐增加抬高的角度和时间，以患者能耐受为准，逐步由被动活动变为主动活动，直至抬高到 60°以上。

2. 术后第 3 天开始行腰背肌功能锻炼，每天 2 次，每次 30 分钟；术后 2 小时，患者戴腰围并有人扶助下床走动，体质较差及老年患者根据情况延迟 1 ~2 天，锻炼次数可依个体耐受为准。

八、椎间孔镜手术并发症及处理

1. 椎间隙感染　传统开放手术后椎间隙感染的发生率在 0.1% ~4%。椎间孔镜手术后椎间隙感染率在 0.7% ~2.2%。虽然发生率不高，但处理困难，给患者带来的痛苦大，是一种严重的并发症。其原因可能与 C 臂 X 线机的反复运用以及深部器械的反复出入有关；还可能与椎间盘结构特点有关，因纤维环内层和髓核缺乏血运，以及手术本身的创伤和有髓核碎片残留，伤口引流不畅，故应特别注意预防。

2. 切口感染　切口感染的临床表现为切口边缘皮肤坏死、感染和皮下血肿，往往由于者过分追求小切口，致使工作通道放入过紧，对皮肤造成压迫、坏死而继发感染。预防对策：适当扩大皮肤切口至 1.0 ~30px，使切口稍大于手术通道直径，工作通道放入时不应有张力。在结束手术时，应注意处理伤口内和皮内的活动性出血，有必要时留置引流 24 ~48 小时。

3. 硬膜外血肿　如果术中止血不彻底，可能造成术后血肿压迫马尾神经出现急性马尾神经损伤综合征。预防方法是在关闭切口前仔细止血，特别是对硬膜外静脉丛要彻底止血。术后当天根据情况使用止血药也能预防血肿形成。

4. 术后下肢放射痛加重　少数患者术后可出现下肢放射性疼痛加重。其原因可能与术中分离和牵拉神经根，过度刺激神经根，使神经根水肿加重有关。预防方法是术中操作尽可能轻柔，尽量减少牵拉神经根时间。术中见明显炎性水肿和炎性粘连的神经根，在椎管内无渗血时，可在创面置留地塞米松注射剂 20mg。术后常规静脉滴注甘露醇 250ml，每天 2 次，连续 3 天，同时每天分别给予地塞米松注射剂 40mg、20mg、10mg 静脉滴注。少数患者术后后会出现反跳性水肿，有神经根放射痛，其中 90% 可以自行缓解，极少数患者需继续静脉滴注甘露醇250ml，脱水3~5天。

九、出院指导

1. 告知患者和家属1个月内尽可能以卧床休息为主，睡硬板床，在腰背肌锻炼的基础上，术后4周可逐渐负重。

2. 纠正术前不良坐姿、睡姿。

3. 活动时戴腰围，腰围需佩戴2~3周。

4. 避免长久站立、坐立的姿势，6个月内应避免需长时间弯腰及重体力的劳动。

5. 继续加强腰背肌锻炼，运动量以腰腿部无不适为宜，循序渐进，持之以恒。

6. 观察下肢活动情况，如有不适随时复诊，定期复查。

十、腰椎椎间孔镜的患者护理操作指引

见图5-6-5。

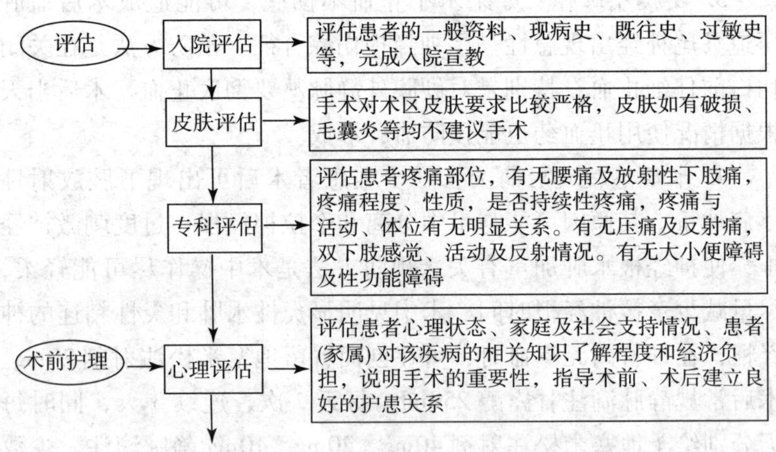

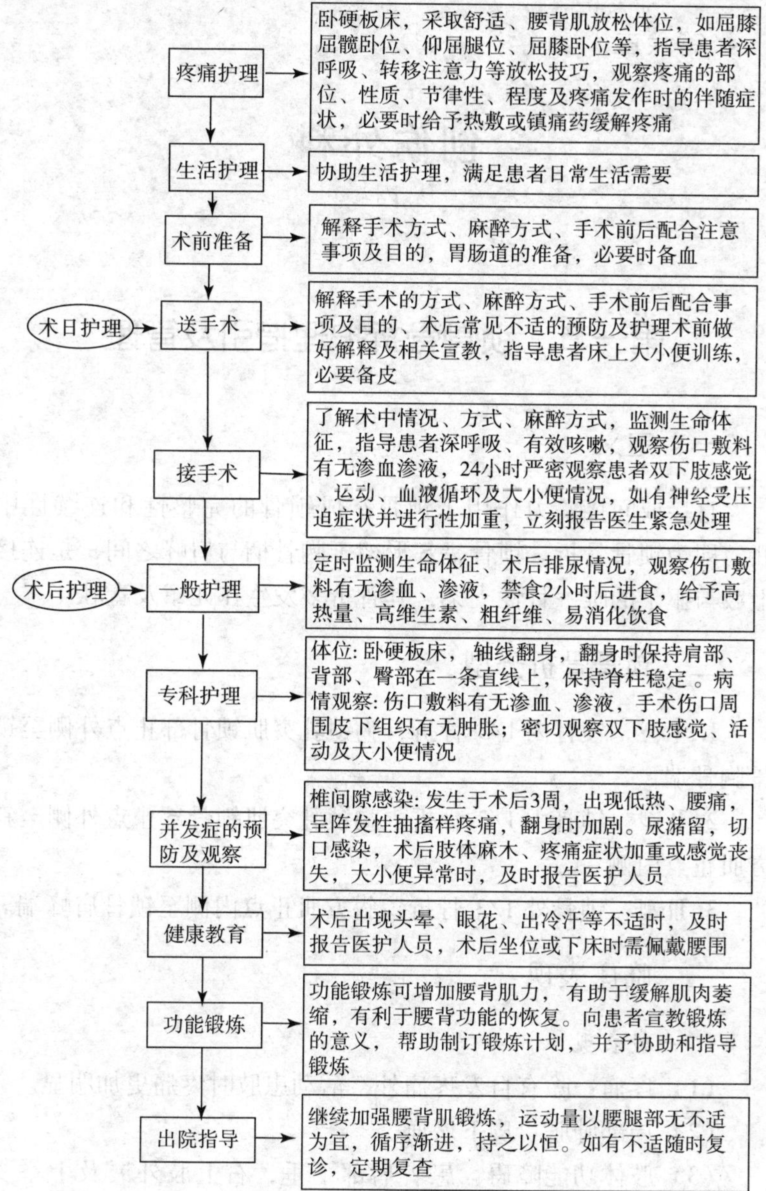

图 5-6-5 腰椎椎间孔镜的患者护理操作指引

≪第六章

创伤外科

第一节　锁骨骨折护理指引及管理

一、定义

直接或间接暴力作用于锁骨造成锁骨的完整性和连续性中断，即为锁骨骨折。锁骨呈S形架于胸骨柄与肩峰之间，是连接上肢与躯干的唯一骨性支架，其骨折多发生在儿童及青壮年。

二、锁骨骨折分型

1. Ⅰ型　锁骨内1/3骨折，胸锁乳突肌锁骨部止点外侧至锁骨胸骨端。

2. Ⅱ型　锁骨中1/3骨折，胸锁乳突肌锁骨部止点外侧至斜方肌止点内侧。

3. Ⅲ型　锁骨外1/3骨折，斜方肌止点内侧至锁骨肩峰端。

三、临床表现

1. 一般表现

（1）疼痛：除有自发疼痛外，活动患肢时疼痛更加明显。

（2）局部肿胀：皮下瘀血。

（3）肢体功能障碍：患者肩部下垂，右上肢外展及上举受限，常用健手托扶患肘。幼儿青枝骨折畸形多不明显，常不能自诉疼痛部位，但其头多向患侧偏斜，下颌转向健侧。

四、治疗方法

1. 非手术治疗

（1）无移位骨折：可用前臂吊带悬吊患肢3周，定期复查X线片。

（2）有移位骨折：可用“8”字绷带或锁骨带固定，但多适用于Ⅰ型、Ⅲ型骨折。

（3）儿童青枝骨折：儿童青枝骨折或不全骨折常采用“8”字绷带固定，疼痛消失后开始功能锻炼，固定2～3周，即可痊愈。

2. 手术治疗

（1）克氏针（或加钢丝）内固定术：多用于Ⅰ型、Ⅱ型骨折，于骨折近端前下行穿入克氏针后再复位。

（2）钢板内固定：重建钢板内固定用于Ⅰ型、Ⅱ型、Ⅲ型锁骨骨折，锁骨钩钢板用于Ⅲ型。

3. 手术治疗的适应证

（1）开放性骨折或多发性骨折者，合并血管神经损伤者。

（2）内侧骨折端移位穿入斜方肌等引起骨折端软组织嵌入者。

（3）锁骨外侧端Ⅱ型不稳定骨折者。

（4）骨折不愈合或畸形愈合影响功能者。

五、“8”字绷带固定

“8”字绷带固定注意事项：

1. “8”字绷带的松紧要适度，过紧会影响上肢血运、损伤神经及发生压疮（褥疮）；过松则不能起到固定制动和矫正肩部的效果。

2. 注意观察患侧肢体的末梢血运、感觉、桡动脉搏动情况。如皮肤颜色发白、青紫，肢体麻木，桡动脉搏动减弱或消失，表示有腋部神经血管受压，应立即报告医师；同时指导患者双手叉腰，使双肩尽量外展、后伸，并调整绷带的松紧度。

3. “8”字绷带固定后患侧上肢要用前臂吊带悬吊（图6－1－1），以避免患侧上肢的重力和活动造成伤处疼痛。

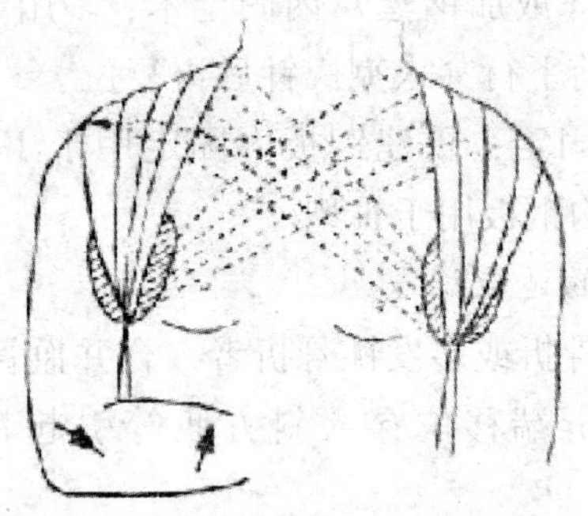

图6－1－1　“8”字绷带固定

六、护理措施

（一）手术前的护理

1. 体位　坐位或行走时用前臂吊带悬吊；睡觉时取舒适卧位，患肢下垫软枕；翻身时固定好患侧肩部，避免患侧卧位。

2. 病情观察　观察患肢末梢血运、感觉、颜色以及患肢的肿胀程度。如患肢疼痛剧烈，应积极予以对症处理。

3. 心理护理　加强沟通，做好疾病和手术的相关介绍，消除患者的紧张情绪，并向患者介绍成功病例，帮助其树立信心。

4. 术前准备　完善常规术前准备，术前晚22：00后禁食，麻醉前2小时可饮用清饮料，但总量要控制在5ml/kg（或总量300ml）以内。清饮料是指白开水、淡糖水、清茶，也包括没有渣的果汁。对于婴幼儿而言最后一次进食母乳是手术麻醉前4小时，牛奶、配方奶则是6小时。手术区域上下15cm剃除毛发，必要时患侧腋窝部备皮。

（二）术后护理

1. 一般护理措施

（1）遵医嘱吸氧及行心电监护，监测生命体征。腰硬联合麻醉术后、臂丛麻醉术后2小时进食少量流质食物，全麻术后4小时进食少量流质食物，这样可以增加患者术后的舒适感，一定程度上减少恶心、呕吐。除此之外，清醒患者，可以用清水漱口。

（2）引流管的护理：如有引流装置，应保持引流管通畅，观察引流管有无受压、扭曲、折叠以及引流液的量、颜色、性质。

（3）饮食护理：进食高蛋白、高热量、高维生素、粗纤维的食物，多饮水。

（4）心理护理：重视患者主诉，及时予以心理安慰。

2. 体位　取舒适体位。根据患者手术和麻醉方式，采取适当的卧位。睡觉时应去枕平卧，肩胛间区垫枕。平卧时患肢与心脏水平，坐或行走时用三角巾悬挂患侧上肢屈肘成90°。肘关节下垫一软枕使患侧肩关节外展后伸，防止患侧肢体下垂，保持上臂及肘部与胸部平行。

3. 病情观察　观察患肢末梢血运、感觉、活动、颜色，以及患肢肿胀情况。重视患者的主诉，有不适立即报告医师并处理。

4. 疼痛的护理　肿胀明显可使用冰敷，降低神经纤维的敏感性，降低毛细血管通透性，减少渗出，减轻肿胀，减轻疼痛。如关节重度疼痛伴有足趾牵拉痛，应及时通知医师，必要时切开减压。

5. 伤口的护理　观察伤口的渗血情况，如果渗血较多，应及时更换敷料，保持伤口干燥。

（三）主要护理问题及护理措施

1. 疼痛　与手术创伤及周围软组织损伤有关。护理措施如下：

（1）保持环境安静，予以心理疏导。

（2）体位：选择舒适的体位。坐或行走时，用前臂吊带悬吊，患侧上肢屈肘成90°直角（掌心向内，拇指向上），促进静脉血液回流，减轻疼痛及肿胀。翻身时固定好肩部。

（3）采用放松疗法转移患者注意力，如听音乐、看报纸、家属陪伴聊天等。

（4）配合物理治疗：微波、中频或低频理疗。

（5）使用镇痛药物：外用膏药、口服药、静脉用药。

2. 肢体血液循环障碍　与骨折及肢体活动受限有关。护理措施如下：

（1）注意观察患肢血运、感觉，运动等情况，如胀痛明显。报告医师对症处理。

（2）遵医嘱使用活血的药物，配合物理治疗（微波、中频或低频理疗）。

七、功能锻炼

1. 术后1~3天　可在前臂吊带保护下，做患肢手指、腕关节、肘关节屈伸练习，握拳练习，前臂旋前、旋后练习，每天3~4次，每次10~15分钟。

2. 术后4~7天　在床上做肩关节外展、内收练习，患者取平卧位，患肢外展与肩成一直线，屈肘90°，前臂上下移动，速度缓慢均匀，每天3次，每次10~15分钟。

3. 术后1~3周　如无明显肿胀、疼痛，开始进行钟摆运动。患者站立弯腰，患肢在前臂吊带的保护下或一手托住患肢时，将患肢向前、后、左、右摆动，使肩关节完成内收、外展、后伸运动。每天3次，每次10~15分钟。

4. 术后4周至2个月　指导患者做患肢爬墙运动。让患者面对墙壁，患肢向前伸直，手指向上爬行；患肢外展伸直，手指向上爬行；每天2~3次，每次10~15分钟。

5. 术后3个月　练习肩关节负重，让患者弯腰，手提沙袋进行钟摆运动。每天3次，每次10~15分钟。

八、常见并发症

1. 锁骨下神经损伤　手术时沿锁骨表面做斜形切口时易切断此神经，造成肩部或锁骨下区麻木，感觉减退。预防措施：在切开皮下组织时，先用血管钳进行钝性分离，找到锁骨下神经加以保护；切不可直接切开皮下组织，以免损伤神经。

2. 克氏针移位、松动、断裂　术中掌握固定技巧，术后前臂吊带保护3~6周，避免克氏针移位。若骨已达到临床愈合时滑移，可尽早取出克氏针；若未愈合则要更换或改用更坚固的内固定，并制动处理。

3. 钢板断裂　多见于骨折不愈合患者，一旦发生断裂须取出重新固定。

九、出院指导

1. 为预防创伤性肩周炎，适当进行肩关节上举、外展、后伸活动，每天2~3次，每次10~15分钟，活动不宜频繁。

2. 患肢前臂吊带悬吊3~6周，睡觉时最好取平卧位，避免

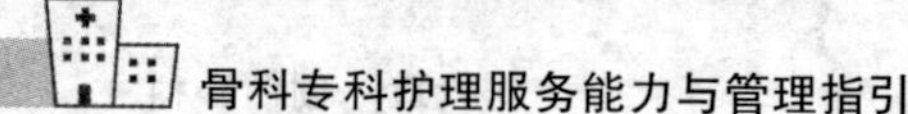

患侧卧位而使患肢受压。

3. 患肢避免剧烈运动，避免过早负重。

4. 定期复查，时间为术后 1、3、6 个月，如受伤部位出现疼痛、肿胀、活动受限，及时就诊排除钢板断裂。

十、锁骨骨折患者护理指引流程

见图 6－1－2。

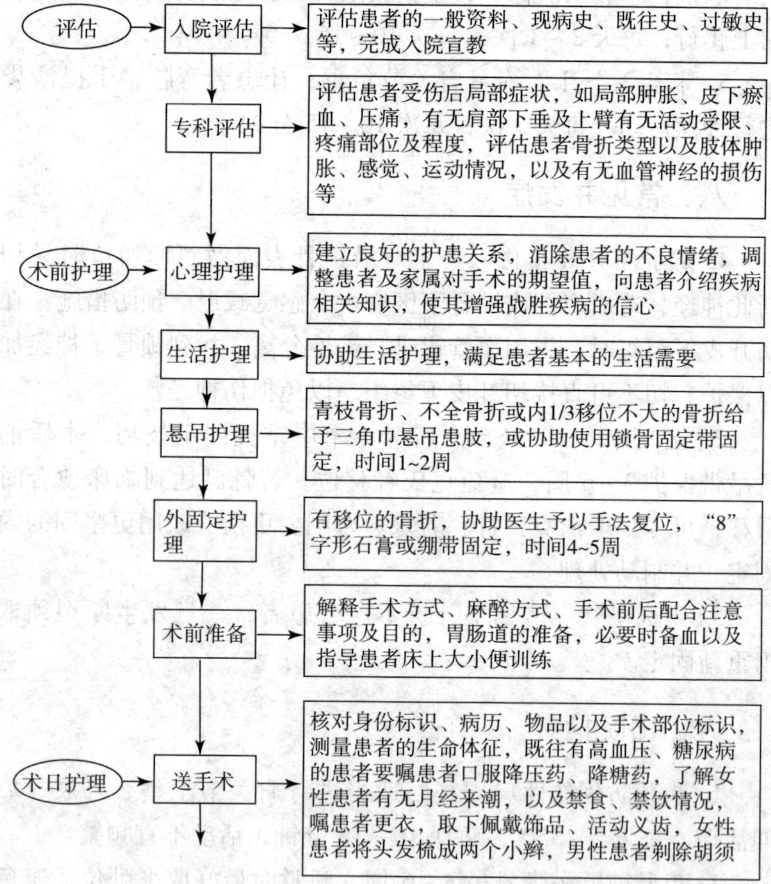

评估	入院评估	评估患者的一般资料、现病史、既往史、过敏史等，完成入院宣教
	专科评估	评估患者受伤后局部症状，如局部肿胀、皮下瘀血、压痛，有无肩部下垂及上臂有无活动受限、疼痛部位及程度，评估患者骨折类型以及肢体肿胀、感觉、运动情况，以及有无血管神经的损伤等
术前护理	心理护理	建立良好的护患关系，消除患者的不良情绪，调整患者及家属对手术的期望值，向患者介绍疾病相关知识，使其增强战胜疾病的信心
	生活护理	协助生活护理，满足患者基本的生活需要
	悬吊护理	青枝骨折、不全骨折或内1/3移位不大的骨折给予三角巾悬吊患肢，或协助使用锁骨固定带固定，时间1~2周
	外固定护理	有移位的骨折，协助医生予以手法复位，“8”字形石膏或绷带固定，时间4~5周
	术前准备	解释手术方式、麻醉方式、手术前后配合注意事项及目的，胃肠道的准备，必要时备血以及指导患者床上大小便训练
术日护理	送手术	核对身份标识、病历、物品以及手术部位标识，测量患者的生命体征，既往有高血压、糖尿病的患者要嘱患者口服降压药、降糖药，了解女性患者有无月经来潮，以及禁食、禁饮情况，嘱患者更衣，取下佩戴饰品、活动义齿，女性患者将头发梳成两个小辫，男性患者剃除胡须

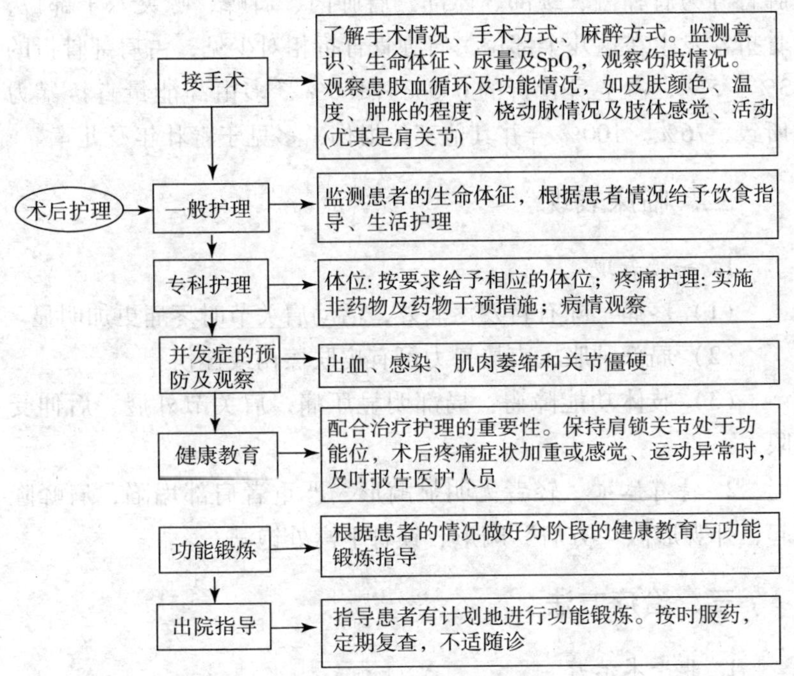

图 6－1－2　锁骨骨折患者护理指引流程

第二节　肩胛骨骨折护理指引及管理

一、定义

肩胛骨骨折是以肩胛骨局部疼痛、肿胀，上臂活动受限为临床表现的骨折。肩胛骨为一扁宽形不规则骨，位于胸廓上方两侧后方，与胸廓冠状面成 30°～40°。除通过锁骨及两个关节与躯干间相连外，直接连接皆由肌肉完成，因此肩胛骨与胸壁间有较大活动度，是肩关节的重要组成部分，并参与实现肩部功能。肩胛骨分为肩胛盂、颈部、体部、肩胛冈、肩峰、喙突六个部位，骨折常发生在这几个部位。肩胛骨骨折相对少见，占肩部骨折的3%～5%，占全身骨折的0.5%～1.0%，多由高能量直接暴力所致，76%～100%合并其他部位损伤，多见于青壮年及儿童。

二、临床表现

1. 一般表现

（1）疼痛：除有自发疼痛外，活动肩关节时疼痛更加明显。

（2）局部肿胀，直接暴力可有皮肤擦伤或挫伤。

（3）肢体功能障碍：局部明显压痛，肩关节外展、后伸受限。

2. 特有体征　轻者无明显畸形，严重者肩部塌陷，肩峰隆起，外观形似“方肩”畸形，锁骨下窝处饱满。

三、治疗方法

1. 非手术治疗

（1）肩胛骨体部骨折：无明显移位者可用前臂吊带悬吊患肢3周，3周后做肩关节功能锻炼。

（2）肩胛颈及肩胛盂骨折：无明显移位或移位不大者，前臂吊带悬吊患肢2～3周，尽早锻炼；严重移位者，牵引手法整复后外展架固定4周。

（3）肩峰骨折：无移位或不明显者，前臂吊带悬吊患肢2～3周。远端骨折端向下移位者，用胶布条经伤侧肘肩及健侧胸壁行交叉固定3周。

（4）肩胛喙突骨折：肘关节屈曲90°以上，前臂吊带悬吊患肢2～3周。

2. 手术治疗　大多数类型（体部、颈部、肩峰、肩胛冈）多选择钢板进行重建固定，钢板可在各个方向上折弯后适应肩胛冈和肩胛骨外缘，固定恢复解剖结构。对于小片的盂窝、盂缘、肩峰及喙突骨折可用克氏针或螺钉（包括可吸收螺钉）进行内固定。对严重粉碎性盂缘前部骨折，建议行切除植骨以恢复关节的稳定性。

四、护理措施

（一）术前护理

1. 体位　左上肢前臂吊带悬吊，发挥制动的作用。翻身时固定好左肩部，睡觉时宜平卧，避免患侧卧位。

2. 病情观察　肩胛骨骨折多合并其他脏器损伤，应注意处理其他危及生命的损伤。观察患肢末梢血运、感觉、颜色以及患肢的肿胀程度。重视患者的主诉。如有不适立即报告医师并处理。

3. 心理护理　加强沟通，做好疾病和手术的相关介绍，消除患者的紧张情绪，并向患者介绍成功病例，帮助其树立信心。

4. 术前准备　完善常规术前准备，术前晚 22：00 后禁食，麻醉前 2 小时可饮用清饮料，但总量要控制在 5ml/kg（或总量 300ml）以内。清饮料是指白开水、淡糖水、清茶，也包括没有渣的果汁。对于婴幼儿而言最后一次进食母乳是手术麻醉前 4 小时，牛奶、配方奶则是 6 小时）。手术区域上下 15cm 剃除毛发，必要时患侧腋窝部备皮。

（二）术后护理

1. 一般护理措施

（1）遵医嘱吸氧及行心电监护。腰硬联合麻醉术后、臂丛麻醉术后 2 小时进食少量流质食物，全麻术后 4 小时进食少量流质食物，这样可以增加患者术后的舒适感，一定程度上减少恶心、呕吐。除此之外，清醒患者，可以用清水漱口。

（2）引流管的护理：如有引流装置，应保持引流管通畅，观察引流管有无受压、扭曲、折叠以及引流液的量、颜色、性质。

（3）饮食护理：进食高蛋白、高热量、高维生素、粗纤维的食物，多饮水。

（4）心理护理：重视患者主诉，及时予以心理安慰。

2. 体位　取舒适体位。平卧时为屈曲位，患肢置于胸前，抬高患肢。坐立或行走时为伸直外展位，患肢置于外展支具固定，抬高患肢，防止水肿。

3. 病情观察　观察患肢末梢血运、感觉、活动、颜色，以及患肢肿胀情况。重视患者的主诉，有不适立即报告医师并处理。

4. 疼痛的护理　肿胀明显可使用冰敷，降低神经纤维的敏感性，降低毛细血管通透性，减少渗出，减轻肿胀，减轻疼痛。如关节重度疼痛伴有足趾牵拉痛，应及时通知医师，必要时切开减压。

5. 伤口的护理　观察伤口的渗血情况，如果渗血较多，应及时更换敷料，保持伤口干燥。

6. 功能锻炼

（1）术后1~3天做患肢手指、腕关节、肘关节屈伸练习。握拳练习，每天2~3次，每次10~15分钟。

（2）术后4~7天做肩的前后摆动及前臂内外旋的练习，每天2~3次，每次10~15分钟。

（3）术后1周做肩的内外摆动练习及肘屈伸抗阻力练习，每天2~3次，每次10~15分钟。

（4）术后2~3周可做肩关节各方向活动，被动前屈上举练习，每天2~3次，每次10~15分钟。

（5）术后4~5周可去除外展支具，进行爬墙运动。让患者面对墙壁，患肢向前伸直，手指向上爬行；患肢外展伸直，手指向上爬行，每天2～3次，每次10～15分钟。

五、常见的并发症

1. *肩关节外展受限* 好发于肩胛颈骨折，主要是三角肌损伤粘连。

2. *创伤性关节炎* 见于肩胛盂窝、盂缘骨折。

3. *肩袖损伤* 其功能障碍将直接影响肩关节的稳定性，因此强调在骨折复位固定的同时应重建肩袖功能。

4. *异位骨化* 发生于软组织损伤重、有血肿形成或手术时剥离过重的关节周围。

5. *血管神经损伤* 于单纯肩胛骨骨折损伤不多见，但手术时易累及。如术中暴露外侧缘须将冈下肌与小圆肌间隙分开，须注意两组神经血管束，肩胛上神经绕行通过冈上切迹，腋神经和血管绕过肱骨颈；钢板不应超长，侵入冈盂切迹易压迫或磨损肩胛上神经；内缘切断肌肉附着点时，勿损伤大小菱形肌深面肩胛背神经。

六、出院指导

1. 加强营养，促进骨折愈合。

2. 外展支具固定4～6周，睡觉时最好取平卧位，避免患侧卧位而使患肢受压。

3. 避免过早提重物，避免剧烈运动。

4. 定期复查，时间为术后1、3、6个月。如有疼痛、肿胀等不适，及时就医。

七、肩胛骨骨折患者护理指引流程

见图6－2－1。

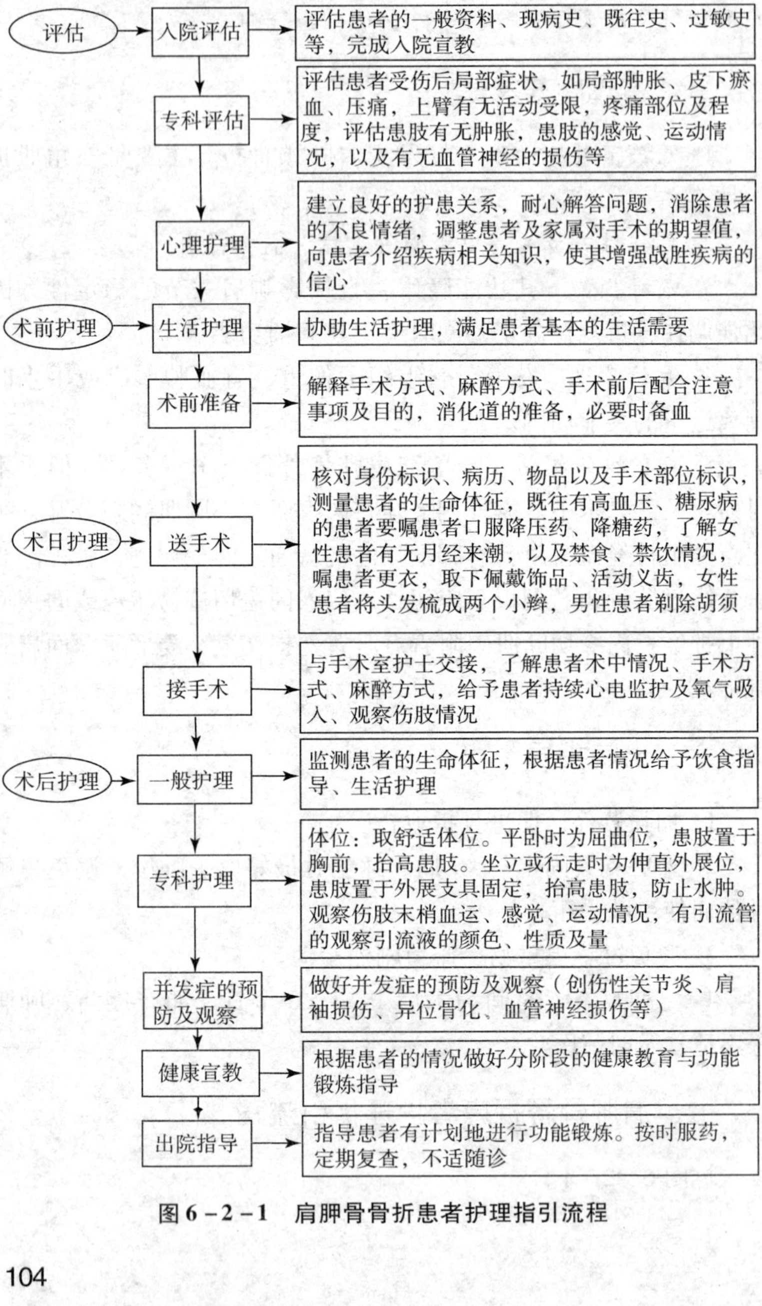

图 6－2－1　肩胛骨骨折患者护理指引流程

第三节　肱骨骨折护理指引及管理

一、定义

肱骨骨折多由直接暴力和间接暴力引起，如重物撞伤、挤压、打击，及扑倒时手或肘部着地，暴力经前臂或肘部传至各部位。

二、分类

1. 肱骨外科颈骨折　位于解剖颈下 2～3cm，大小结节下缘与肱骨干交界处。

2. 肱骨干骨折　肱骨外科颈下 1～2cm 至肱骨髁上 2cm。肱骨干中下 1/3 段后外侧有桡神经沟，此处骨折易发生桡神经损伤。

3. 肱骨髁上骨折　肱骨干与肱骨髁交界处发生的骨折。

三、临床表现

1. 肱骨外科颈骨折　患肩肿胀，前、内侧常出现瘀血斑。骨折有错位时，上臂较健侧略短，可有外展或内收畸形。有明显压痛。

2. 肱骨干骨折　患侧上臂可见畸形，反常活动、骨摩擦音。合并桡神经损伤时可出现垂腕畸形。

3. 肱骨髁上骨折　伤后肘部出现疼痛、肿胀和功能障碍。局部明显压痛和肿胀，有骨摩擦音及反常活动，肘部可扪及骨折断端，肘后三角关系正常。

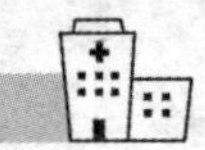

四、治疗方法

1. 手法复位外固定　对于受伤时间段短、局部肿胀轻、没有血液循环障碍者可进行手法复位外固定，复位后可选择石膏固定。

2. 切开复位内固定　在切开直视下复位后加压钢板螺钉内固定或带锁髓内针固定。

3. 非手术治疗肱骨骨折的康复计划

第一阶段（0~4 周）：主动活动手指松拳、握拳练习，腕关节活动，每组 20 次，每天 2~3 次。

第二阶段（4~6 周）：根据病情，4 周练习活动时，可取下石膏，其他时间仍需石膏固定，可练习肘关节屈伸及肩关节内旋外展练习，根据疼痛及肿胀程度逐渐加大关节活动度。

五、护理措施

（一）术前护理措施

1. 抬高患肢。

2. 观察局部血液循环情况及手指活动情况。

3. 做好心理护理。对需手术的患者，应向患者讲清手术的必要性，术前及术后的相关注意事项。

4. 疼痛护理。维持有效的石膏固定；采取舒适体位；遵医嘱应用镇痛药物

5. 术前常规准备皮肤、衣服，麻醉前 2 小时可饮用清饮料，但总量要控制在 5ml/kg（或总量 300ml）以内。清饮料是指白开水、淡糖水、清茶，也包括没有渣的果汁。对于婴幼儿而言，最后一次进食母乳是手术麻醉前 4 小时，牛奶、配方奶则是 6 小时。

（二）术后护理措施

1. 一般护理措施

（1）监测生命体征，遵医嘱给予氧气吸入及行心电监护。局麻患者术后2小时进食少量流质食物，全麻患者术后4小时进食少量流质食物，来增加患者的舒适感，一定程度上减少恶心、呕吐。

（2）引流管的护理：如有引流装置，应保持引流管通畅，观察引流管有无受压、扭曲、折叠以及引流量的颜色、量、性状，如有异常，及时处理。

（3）饮食护理：进食高蛋白、高热量、高维生素、粗纤维食物，多饮水。

（4）心理护理：重视患者主诉，及时予以心理安慰。

2. 体位　取舒适体位。平卧位时肘关节下垫一软枕使患侧肩关节外展后伸，防止患侧肢体下垂。

3. 病情观察　观察患肢末梢血运及感觉、运动、颜色、皮温以及患肢的肿胀情况。重视患者的主诉，有不适立即报告医师并处理。

4. 疼痛的护理　患侧肢体用三角巾悬吊，患侧上肢屈肘成90°，促进静脉血液回流，减轻疼痛及肿胀；遵医嘱使用镇痛药如洛索洛芬钠片口服或地佐辛注射液肌注。

5. 伤口的护理　观察伤口的渗血情况，如果渗血较多，应及时更换敷料，保持伤口干燥。

6. 功能锻炼

（1）术后1～7天，做屈指、掌腕关节活动，患肢做主动肌肉收缩活动，被动辅助做肘关节和肩关节屈伸运动。每天2～3次，每次10～15分钟。

（2）术后2～3周开始练习屈伸、旋转肩肘关节，双臂上举练习，每天2～3次，每次10～15分钟。

（3）术后4周全面练习肩关节活动。外展、外旋运动（举肩摸头），外展、内旋、后伸运动（反臂摸腰），肩关节环转，手臂爬墙练习，每天2～3次，每次10～15分钟。

六、并发症的护理

1. 神经损伤　以桡神经损伤较为多见，易由骨折端的挤压或挫伤引起。将患肢置于功能位，自行活动患侧各指、各关节防止畸形或僵硬。

2. 骨折不愈合　行夹板或石膏固定时要观察肢体是否受压，有压迫时及时解除，以免造成静脉回流受阻影响愈合。

七、出院指导

1. 加强营养，禁烟酒，促进骨折愈合。
2. 患肢用三角巾悬吊，适当地做关节活动，防止关节炎。
3. 石膏固定期间，注意石膏的松紧度，维持有效固定。关节如有僵硬或疼痛，应在锻炼的基础上配合按摩，继续服用促进骨折愈合的药物。
4. 定期复查：复查时间为术后1个月、3个月、半年，如有不适，及时随诊。

八、肱骨骨折患者护理指引流程

见图6－3－1。

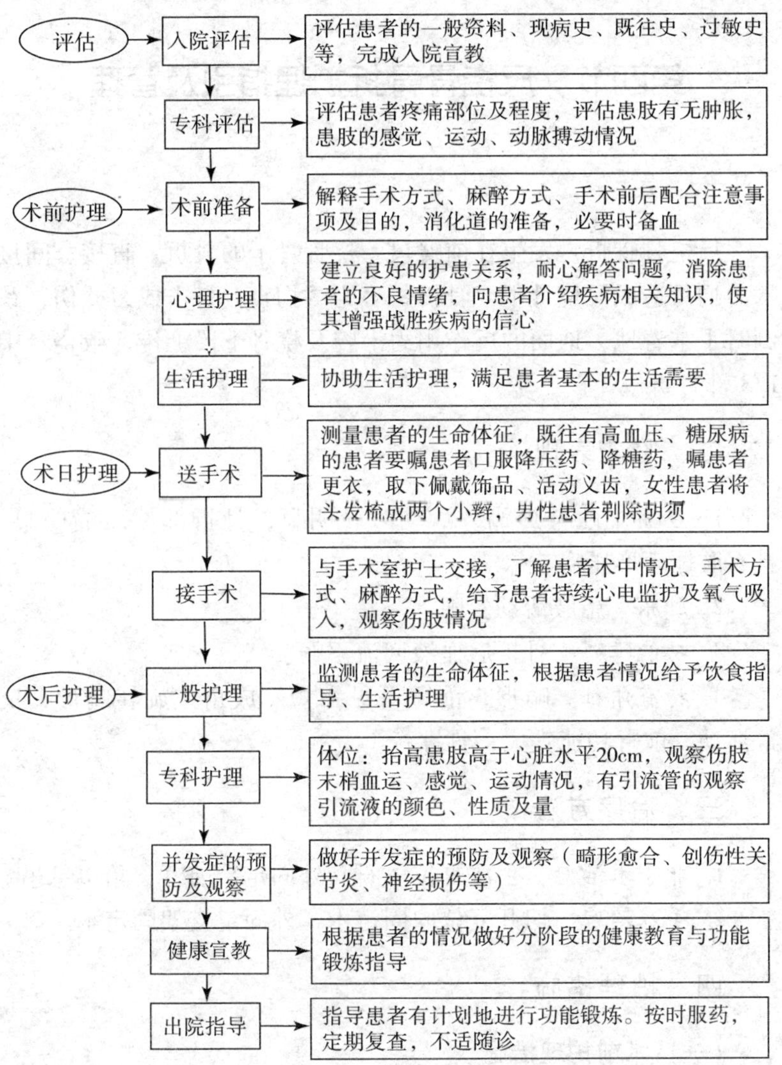

图 6－3－1　肱骨骨折患者护理指引流程

第四节　尺桡骨骨折护理指引及管理

一、定义

尺桡骨骨折是发生在前臂尺、桡骨骨干的骨折。直接、间接暴力均可造成尺桡骨干双骨折。多为重物直接打击或刀砍伤，跌倒时手掌着地，地面的反作用力沿腕及桡骨下段上传，致桡骨中1/3部骨折。

二、临床表现

1. *疼痛*　前臂疼痛，活动时较明显，骨折部位压痛明显，且有肢体环形压痛。

2. *肿胀*　患肢活动受限。

3. *功能障碍*　骨折后血液回流不畅。

4. *特有体征*　畸形，前臂可见缩短、成角或旋转畸形；反常活动，前臂功能丧失；骨擦音。

三、治疗方法

1. *非手术治疗*　手法复位+石膏外固定，前臂三角巾悬吊。

2. *手术治疗*　切开复位内固定术，外固定支架固定术。

四、护理措施

（一）术前护理措施

1. 抬高患肢，局部制动。

2. 观察局部血液循环情况及手指活动、桡动脉搏动及患肢肿胀情况。

3. 做好心理护理：对需手术的患者，应向患者讲清手术的必要性，术前及术后的相关注意事项。

4. 疼痛护理：维持有效的石膏固定；采取舒适体位；遵医嘱应用镇痛药物。

5. 术前常规准备皮肤、衣服，麻醉前2小时可饮用清饮料，但总量要控制在5ml/kg（或总量300ml）以内。清饮料是指白开水、淡糖水、清茶，也包括没有渣的果汁，对于婴幼儿而言，最后一次进食母乳是手术麻醉前4小时，牛奶、配方奶则是6小时。

（二）术后护理措施

1. 一般护理措施

（1）监测生命体征，遵医嘱给予氧气吸入及行心电监护。局麻患者术后2小时进食少量流质食物，全麻患者术后4小时进食少量流质食物，来增加患者的舒适感，一定程度上减少恶心、呕吐。

（2）引流管的护理：如有引流装置，应保持引流管通畅，观察引流管有无受压、扭曲、折叠以及引流量的颜色、量、性状，如有异常，及时处理。

（3）饮食护理：进食高蛋白、高热量、高维生素、粗纤维食物，多饮水。

（4）心理护理：重视患者主诉，及时予以心理安慰。

2. 体位　取舒适体位。平卧位时肘关节下垫一软枕使患侧肩关节外展后伸，防止患侧肢体下垂。

3. 病情观察　观察患肢末梢血运及感觉、运动、颜色、皮温、桡动脉搏动，以及患肢的肿胀情况。如剧烈疼痛、皮肤颜色苍白、感觉异常等，应警惕骨筋膜室综合征，立即报告医师。

4. 疼痛的护理　患侧肢体用三角巾悬吊，患侧上肢屈肘成90°，促进静脉血液回流，减轻疼痛及肿胀；遵医嘱使用镇痛药如洛索洛芬钠片口服或地佐辛注射液肌注。

5. 伤口的护理　观察伤口的渗血情况，如果渗血较多，应及时更换敷料，保持伤口干燥。

6. 功能锻炼

第一阶段（术后1~2周）：用力握拳，充分屈伸拇指，做对指、对掌动作。每天2~3次，每次10~15分钟。

第二阶段（术后3~4周）：做肘关节屈伸运动；做前臂旋转功能锻炼，每天2~3次，每次10~15分钟。

第三阶段（术后6~8周）：视骨折愈合情况做对抗动作，如推墙练习。增加日常活动练习。

五、并发症的护理

1. 骨折不愈合　较为常见，一旦确诊，应行手术治疗，切开暴露并修整断骨、纠正旋转和成角畸形、加强固定。

2. 前臂骨筋膜室综合征　由于前臂高度肿胀或包扎过紧会导致骨筋膜室综合征，所以如果患肢出现剧烈疼痛、苍白、无脉搏等症状，应立即告知医师拆除外固定并做相应处理。

3. 前臂旋转功能受限　骨折端未达到解剖复位、骨间膜挛缩、软组织瘢痕粘连，可考虑桡骨头或尺骨头切除。

4. 骨折畸形愈合　避免剧烈活动，及时查X线片，调整固定。

六、出院指导

1. 饮食宜为高蛋白、高热量、含钙丰富且易消化的饮食，多食蔬菜及水果。

2. 加强肘关节屈伸、腕关节旋转运动，尽早恢复各关节功能。

3. 患肢3个月内不可负重，不做剧烈运动。

4. 定期复查。在骨折后1、3、6个月复查X线片，了解骨折的愈合情况，以便及时调整固定，防止畸形愈合。

七、尺桡骨骨折患者的护理指引流程

见图6-4-1。

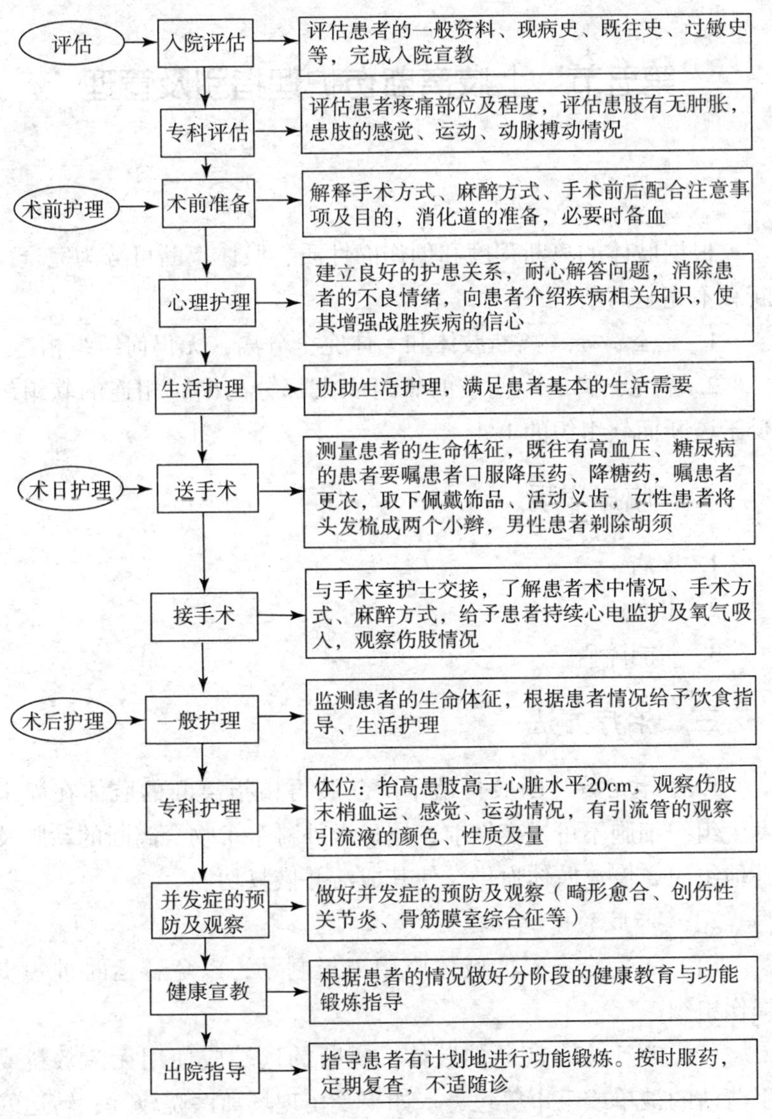

图 6-4-1　尺桡骨骨折患者的护理指引流程

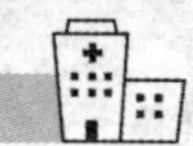

第五节　上肢离断伤护理指引及管理

一、定义

根据肢体的离断程度和创伤的性质，肢体离断可分为完全离断和不完全离断。

1. 完全离断　离断肢体和人体完全分离，无仍何组织相连。

2. 不完全离断　伤肢的软组织大部分离断，相连的软组织少于该断面软组织的1/4。

二、临床表现

1. 疼痛。

2. 出血。

3. 功能障碍。

三、治疗方法

1. 手术治疗　断肢再植术。断肢再植指离断的肢体在尚未发生组织细胞不可逆变性前，用显微外科手术吻合离断的动脉及其他组织，恢复肢体血供，使其成活并恢复功能。

2. 离断肢的保护和转运

（1）不完全离断的肢体应用夹板制动，以免转运时进一步损伤组织。

（2）对于完全离断的肢体，离断的远端应使用无菌敷料或用清洁的被单或毛巾等包裹。如果受伤现场离医院较远，转运的时间较长，或是在炎热的夏季，为了减慢离断肢体的远端组织代谢和细菌繁殖，肢体应保存在低温的环境中。可将肢体先用清洁布单类包裹，然后用塑料布或塑料袋包装，周围放置冰块。绝不可以让冰块和肢体直接接触，以防止冰块融化，冰水直接将肢体泡肿；也不可将断肢远端浸泡在盐水里，以免血管床遭破坏，降低成活概率。然后迅速转到医院。

3. 断肢再植的适应证和禁忌证

（1）适应证：患者全身情况好，无严重多发伤。断肢远、近侧经清创后相对完整，有可修复的神经、血管、肌肉和肌腱，预计再植存活后能恢复一定功能。断肢再植时限：一般认为在室温下（20℃），再植时限为6小时。若伤后早期将断肢冷藏保存，可适当延长再植时限。离断平面肢体离断的平面与再植时限对于术后全身情况的影响及功能恢复有明显的关系。

（2）禁忌证：

①多发伤或重要脏器损伤，全身情况差，不能耐受再植手术者，伤后时间较长，断肢未冷藏处理。

②肢体毁损严重，软组织广泛碾挫伤，血管床破坏，血管、神经、肌腱高位损伤，感染中毒危险大。

③有精神类疾病，不能配合治疗者。

四、并发症的护理

1. 再植肢体血液循环障碍。
2. 休克。
3. 急性肾功能衰竭。
4. 脂肪栓塞综合征。

五、护理措施

（一）术前护理措施

1. 做好心理护理　对需手术的患者，应向患者讲清手术的必要性，术前及术后的相关注意事项。

2. 环境准备　保持室温在20～25℃，病房安静、通风，限制人员探视。

3. 病情观察　监测生命体征，严格观察有无其他器官损伤，以及离断肢体的局部情况。

（二）术后护理措施

1. 监测生命体征　遵医嘱给予氧气吸入及行心电监护，严密观察尿量，并准确记录液体出入量，以便及早发现休克或急性肾功能衰竭的迹象。局麻患者术后 2 小时进食少量流质食物，全麻患者术后 4 小时进食少量流质食物，来增加患者的舒适感，一定程度上减少恶心、呕吐。

2. 再植肢体血液循环障碍的护理

①术后应绝对卧床休息，抬高患肢，高于心脏水平，并避免肢体受压，预防血管痉挛。持续应用烤灯照射，以使末梢血管扩张。

②密切观察皮肤温度、颜色、肿胀程度、毛细血管回流、小切口出血或渗血情况。皮肤苍白说明动脉供血不足；患肢发绀说明静脉回流障碍。患侧与健侧的皮肤温度相差一般在 3℃左右，若患侧皮肤温度较健侧低 4℃，或皮肤温度不断下降，常表示血液循环危象的存在，应及时分析原因并报告医师。

③当发生血液循环障碍时，积极配合医师进行相应的处理，包括及时打开敷料或切开减压、应用解痉药物、进行手术探查等。

3. 疼痛的护理　应用麻醉性止痛药，既可止痛，亦可保持血管扩张，防止血管痉挛。

4. 抗感染治疗　术中严格无菌操作，彻底清创，并应用抗生素预防感染。患肢伤口愈合前，保持局部干燥、清洁，敷料浸湿后及时更换。

5. 注意事项　禁止患者及家属吸烟。

6. 功能锻炼

第一阶段：术后5日，即可开始在控制下被动轻度活动手指，活动的力量和幅度由小到大，循序渐进。

第二阶段：术后3周，对再植的手指的关节开始功能锻炼，幅度由小到大，次数由少到多。

第三阶段：术后4~6周，应以主动活动为主，练习患肢屈伸、握拳等动作。

第四阶段：术后6~8周，应加强受累关节的主动活动，患手做提、拉、抓的使用练习。

第五阶段：术后3个月，可恢复正常生活与劳动。

六、出院指导

1. 注意安全，加强劳动保护。

2. 加强营养，进食高蛋白食物。

3. 告知患者术后恢复注意事项，如出院后坚持戒烟，寒冷季节注意保暖。

4. 告知术后功能锻炼的意义和方法。

5. 遵医嘱定期复查，发现异常及时就诊。

七、上肢离断伤患者的护理指引流程

见图6-5-1。

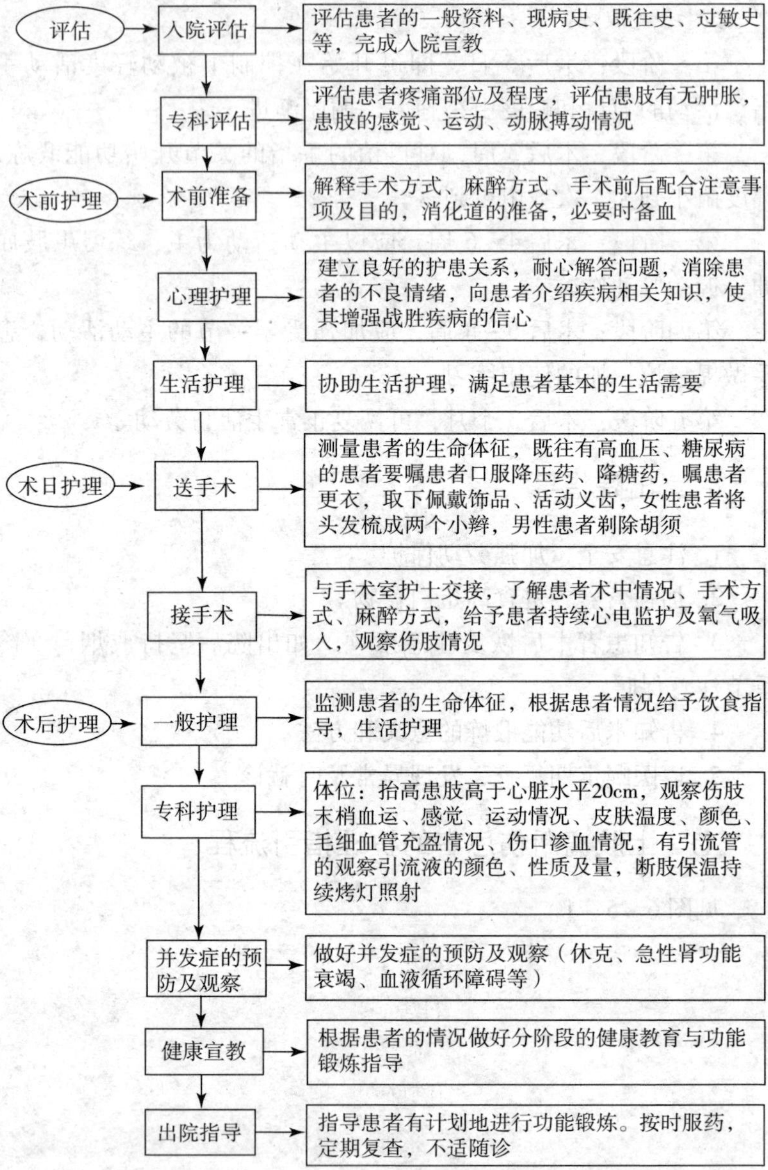

阶段	步骤	内容
评估	入院评估	评估患者的一般资料、现病史、既往史、过敏史等，完成入院宣教
	专科评估	评估患者疼痛部位及程度，评估患肢有无肿胀，患肢的感觉、运动、动脉搏动情况
术前护理	术前准备	解释手术方式、麻醉方式、手术前后配合注意事项及目的，消化道的准备，必要时备血
	心理护理	建立良好的护患关系，耐心解答问题，消除患者的不良情绪，向患者介绍疾病相关知识，使其增强战胜疾病的信心
	生活护理	协助生活护理，满足患者基本的生活需要
术日护理	送手术	测量患者的生命体征，既往有高血压、糖尿病的患者要嘱患者口服降压药、降糖药，嘱患者更衣，取下佩戴饰品、活动义齿，女性患者将头发梳成两个小辫，男性患者剃除胡须
	接手术	与手术室护士交接，了解患者术中情况、手术方式、麻醉方式，给予患者持续心电监护及氧气吸入，观察伤肢情况
术后护理	一般护理	监测患者的生命体征，根据患者情况给予饮食指导，生活护理
	专科护理	体位：抬高患肢高于心脏水平20cm，观察伤肢末梢血运、感觉、运动情况、皮肤温度、颜色、毛细血管充盈情况、伤口渗血情况，有引流管的观察引流液的颜色、性质及量，断肢保温持续烤灯照射
	并发症的预防及观察	做好并发症的预防及观察（休克、急性肾功能衰竭、血液循环障碍等）
	健康宣教	根据患者的情况做好分阶段的健康教育与功能锻炼指导
	出院指导	指导患者有计划地进行功能锻炼。按时服药，定期复查，不适随诊

图 6－5－1　上肢离断伤患者的护理指引流程

第六节　拇指缺损护理指引及管理

一、定义

拇指缺损包括先天或外伤后的缺损。一旦拇指缺损，所余四指虽完整，但伤手的功能丧失一半，故应行拇指再造，以恢复功能。

二、拇指缺损分度

拇指缺损分 4 度。

1. 自近节指骨远端或指间关节缺损（Ⅰ度）。
2. 自掌骨指关节缺损（Ⅱ度）。
3. 经掌骨缺损（Ⅲ度）。
4. 整个拇指连同大多角骨缺损（Ⅳ度）。

三、治疗方法

手术治疗：行拇指再造术。

四、护理措施

（一）术前护理措施

1. 观察　局部血液循环情况。

2. 心理护理　对需手术的患者，应向患者讲清手术的必要性，术前及术后的相关注意事项。

3. 疼痛护理　遵医嘱应用镇痛药物。

4. 术前常规　准备皮肤、衣服，麻醉前 2 小时可饮用清饮料，但总量要控制在 5ml/kg（或总量 300ml）以内。清饮料是指白开水、淡糖水、清茶，也包括没有渣的果汁。对于婴幼儿而言，最后一次进食母乳是手术麻醉前4小时，牛奶、配方奶则是6小时。此外术前应该详细检查患者全身及局部皮肤情况，有意识保护供受区血管，避免输液、抽血等操作在此进行。

（二）术后护理措施

1. 一般护理措施

（1）监测生命体征，遵医嘱给予氧气吸入及行心电监护。局麻或腰硬联合麻醉患者术后2小时进食少量流质食物，全麻患者术后4小时进食少量流质食物，来增加患者的舒适感，一定程度上减少恶心、呕吐。

（2）饮食护理：进食高蛋白、高热量、高维生素、粗纤维食物，多饮水。

（3）心理护理：重视患者主诉，及时予以心理安慰。

2. 病房环境要求

（1）病房室温保持在23~25℃，湿度在50%~70%，因为寒冷对血管刺激大，可引起血管痉挛。

（2）保证病房自然光线充足，控制探视人群。

（3）对患者及家属进行戒烟教育。香烟中的尼古丁等物质易造成血管痉挛与血栓。告知患者戒烟的必要性，严禁病房内吸烟，以减少并发症。

3. 体位　患者术后应绝对卧床休息7~10天，取平卧位，严禁向患指方侧卧，防止血管吻合处受压。患指制动并抬高。

4. 患肢保暖　患指给予60~100W烤灯持续照射，距离患肢40~60cm，使局部血管扩张，确保再造指成活。

5. 疼痛护理　疼痛是造成再造拇指发生血液循环危象的主要原因之一。应及时观察记录疼痛性质、部位、起始时间和持续时间、发作规律、伴随症状及诱因，评估疼痛程度。积极减小或消除疼痛的刺激因素；必要时遵医嘱使用镇痛药物等。

6. 用药护理　术后严格遵医嘱按常规应用“三抗”药物，

即抗痉挛、抗血栓和抗感染药物。应用过程中严密观察药物的各种反应，注意观察出血情况，发现异常立即报告医师，及时处理。

7. 密切观察患肢局部情况　再造组织的皮肤颜色应红润，或与健侧皮肤颜色一致。组织缺氧后，随着缺氧程度及时间的变化，组织内红细胞中的血红蛋白及组织液中的胆红素等物质发生变化，引起颜色改变。

8. 功能锻炼

第一阶段：术后 3 周，可轻轻被动活动患指远端关节，以改善血液循环，减轻肿胀。

第二阶段：术后 4～6 周，再造拇指屈伸、握拳等动作，预防关节僵硬、肌肉萎缩、软化瘢痕、减少粘连。

第三阶段：术后 6～8 周，活动量较前加大，主动与被动相结合，如捏球、捡玻璃球、穿鞋子、绘画等，加强运动和感觉训练，促进神经功能恢复。

五、出院指导

1. 注意安全，加强劳动保护。

2. 加强营养，进食高蛋白食物。

3. 告知患者术后恢复注意事项，如出院后坚持戒烟，寒冷季节注意保暖。

4. 告知术后功能锻炼的意义和方法。

5. 遵医嘱定期复查，发现异常及时就诊。

六、拇指缺损患者的护理指引流程

见图 6－7－1。

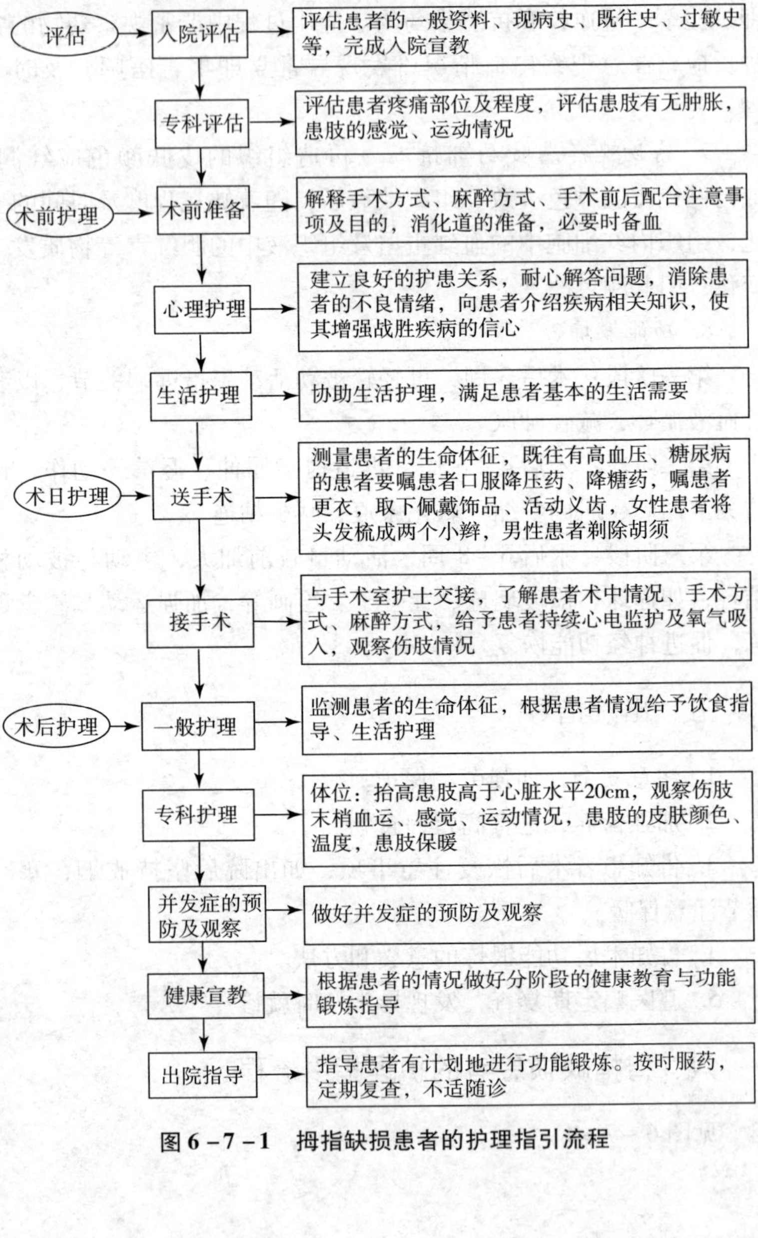

评估 → 入院评估 → 评估患者的一般资料、现病史、既往史、过敏史等，完成入院宣教

专科评估 → 评估患者疼痛部位及程度，评估患肢有无肿胀，患肢的感觉、运动情况

术前护理 → 术前准备 → 解释手术方式、麻醉方式、手术前后配合注意事项及目的，消化道的准备，必要时备血

心理护理 → 建立良好的护患关系，耐心解答问题，消除患者的不良情绪，向患者介绍疾病相关知识，使其增强战胜疾病的信心

生活护理 → 协助生活护理，满足患者基本的生活需要

术日护理 → 送手术 → 测量患者的生命体征，既往有高血压、糖尿病的患者要嘱患者口服降压药、降糖药，嘱患者更衣，取下佩戴饰品、活动义齿，女性患者将头发梳成两个小辫，男性患者剃除胡须

接手术 → 与手术室护士交接，了解患者术中情况、手术方式、麻醉方式，给予患者持续心电监护及氧气吸入，观察伤肢情况

术后护理 → 一般护理 → 监测患者的生命体征，根据患者情况给予饮食指导、生活护理

专科护理 → 体位：抬高患肢高于心脏水平20cm，观察伤肢末梢血运、感觉、运动情况，患肢的皮肤颜色、温度，患肢保暖

并发症的预防及观察 → 做好并发症的预防及观察

健康宣教 → 根据患者的情况做好分阶段的健康教育与功能锻炼指导

出院指导 → 指导患者有计划地进行功能锻炼。按时服药，定期复查，不适随诊

图6－7－1　拇指缺损患者的护理指引流程

第七节 软组织缺损护理指引及管理

一、定义

软组织或骨骼肌肉受到直接或间接暴力引起的创伤性损伤，如果在损伤过程出现了软组织缺失就叫做软组织缺损。

二、临床表现

1. 肿胀。
2. 疼痛。
3. 出血。
4. 功能障碍。

三、治疗方法

1. *手术治疗* 皮瓣移植术。皮瓣移植术：将某一部位带有血供的皮下组织的皮瓣转移到另一部位，达到消灭创面、整复畸形和缺损的目的。

2. *皮瓣术后临床常用的血液循环观察指标* 皮肤温度、颜色、肿胀程度、毛细血管充盈程度。

皮瓣移植术后，移植组织的皮肤颜色应红润，与健侧的皮肤颜色一样。移植组织缺氧后，随着缺氧程度及时间的变化，组织内红细胞中的血红蛋白及组织液中的胆红素等物质发生变化，引起颜色改变。

（1）皮肤颜色变淡或苍白，说明动脉痉挛或栓塞。

（2）移植组织皮肤上出现散在性紫色或淡紫色斑点，大多是静脉栓塞或早期栓塞的表现。随着栓塞程度的加重，散在性斑点相互融合成片，并扩展到整个移植组织表面，表示栓塞已近完全。

（3）移植组织的皮肤颜色大片或整片变暗，说明静脉完全栓塞。随着时间的延长，皮肤颜色变化：暗红→紫红→紫黑。

四、护理措施

（一）术前护理措施

1. 环境准备　控制室内温度，使温度恒定在25～28℃。禁止吸烟。

2. 皮肤准备　包括供皮区及受皮区。

（二）术后护理措施

1. 一般护理

（1）监测生命体征，给予氧气吸入及行心电监护。局麻患者术后2小时进食少量流质食物，全麻患者术后4小时进食少量流质食物，来增加患者的舒适感，一定程度上减少恶心、呕吐。

（2）引流管的护理：如有引流装置，应保持引流管通畅，观察引流管有无受压、扭曲、折叠以及引流量的颜色、量、性状，如有异常，及时处理。

（3）饮食护理：进食高蛋白、高热量、高维生素、粗纤维食物，多饮水。

（4）心理护理：重视患者主诉，及时予以心理安慰。

2. 体位　一般取平卧位，用软枕或专用的肢体垫抬高患肢30°，以利于静脉回流，减少局部组织水肿，并保持患肢制动，防止吻合口部或蒂部的血管因活动而牵拉或扭曲。禁止侧卧位，防止皮瓣受压迫性刺激。

3. 皮瓣护理

（1）室温保持在23～25℃，湿度为60%。

（2）局部皮瓣给予保温，如予以烤灯照射，以维持皮瓣在一个较适宜的温度。

（3）严密观察皮瓣的颜色、温度、肿胀程度及毛细血管的充盈试验。

（4）禁止患者及家属吸烟。

4. 伤口的护理　术后应注意观察供皮区渗血渗液情况，注意防止敷料脱落。

5. 疼痛的护理　密切观察患者的疼痛情况，疼痛可使血管收缩，导致血管闭塞、血栓形成。遵医嘱给止痛药。

6. 生活护理和心理护理　对于皮瓣手术后的患者应告知患者绝对卧床休息 7 天，避免因为大幅度活动导致手术失败。

7. 健康教育

（1）告知患者及家属保持心情稳定，防止激动，以免血管痉挛，进高蛋白、高纤维素饮食防止便秘。

（2）戒烟及被动吸烟。

（3）强调术后正确体位的重要性，绝对卧床 2 周，保证皮瓣的血液循环，特别是夜间和凌晨。

（4）告知有关疼痛、疼痛评估、缓解疼痛的方法及重要性。

五、并发症的护理

1. 皮瓣血管痉挛　皮瓣移植术后常见并发症之一。为避免血管痉挛应保证患者术后体位舒适，患肢有效制动；维持电解质、酸碱平衡，纠正血容量不足；加强保暖。

2. 皮瓣血管栓塞　动脉血管栓塞常发生在术后 30 分钟至 6 小时内，皮瓣颜色变为淡红色或苍白，肿胀不明显；静脉血管栓塞表现为皮瓣肿胀或变色，疑为血管痉挛，可先用解痉挛药物对抗并观察疗效；一旦确诊为血管栓塞，可立即进行手术探查，切除栓塞吻合口，重接或做血管移除，力争 6 小时内重建供血。

3. 皮瓣水肿　因静脉回流障碍所致。术后适当抬高患肢或皮瓣移植部位，促进静脉回流。

六、出院指导

1. 告知患者出院后皮瓣的感觉虽尚未恢复正常，但仍需注意保护皮瓣，防止烫伤或冻伤。

2. 冬天避免用热水袋等物给皮瓣取暖，外出时用棉罩或其他保暖物品保护皮瓣。

3. 为防止局部瘢痕产生，出院后 6 个月内皮瓣需用弹力绷带加压包扎。

4. 对于皮瓣未断蒂出院的患者，嘱其主要保持皮瓣附近皮肤的清洁、干燥，每日用酒精棉球擦拭，防止溃烂和感染。

5. 定期复查，皮瓣断蒂在术后 3 ~ 4 周进行。

七、软组织缺损患者的护理指引流程

见图 6 - 8 - 1。

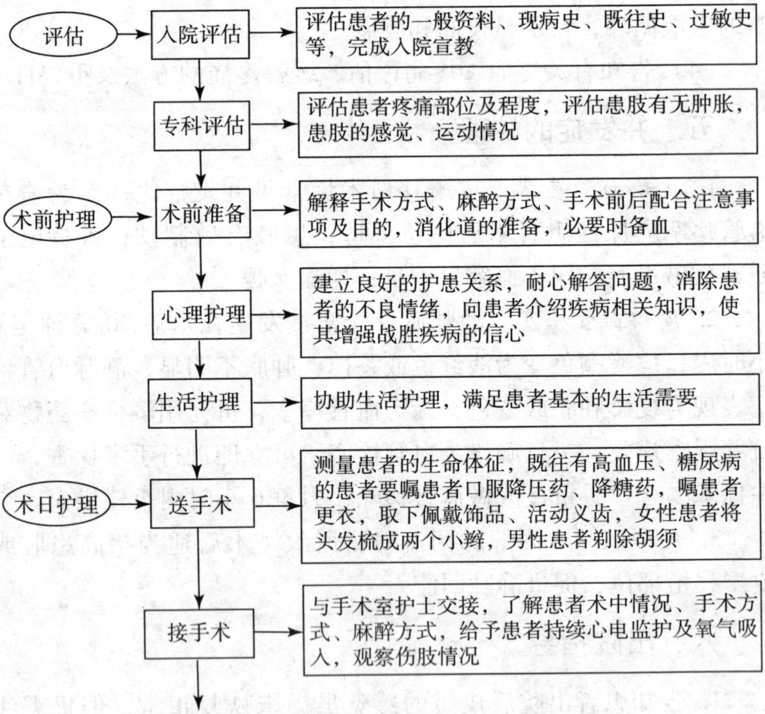

评估	入院评估	评估患者的一般资料、现病史、既往史、过敏史等，完成入院宣教
	专科评估	评估患者疼痛部位及程度，评估患肢有无肿胀，患肢的感觉、运动情况
术前护理	术前准备	解释手术方式、麻醉方式、手术前后配合注意事项及目的，消化道的准备，必要时备血
	心理护理	建立良好的护患关系，耐心解答问题，消除患者的不良情绪，向患者介绍疾病相关知识，使其增强战胜疾病的信心
	生活护理	协助生活护理，满足患者基本的生活需要
术日护理	送手术	测量患者的生命体征，既往有高血压、糖尿病的患者要嘱患者口服降压药、降糖药，嘱患者更衣，取下佩戴饰品、活动义齿，女性患者将头发梳成两个小辫，男性患者剃除胡须
	接手术	与手术室护士交接，了解患者术中情况、手术方式、麻醉方式，给予患者持续心电监护及氧气吸入，观察伤肢情况

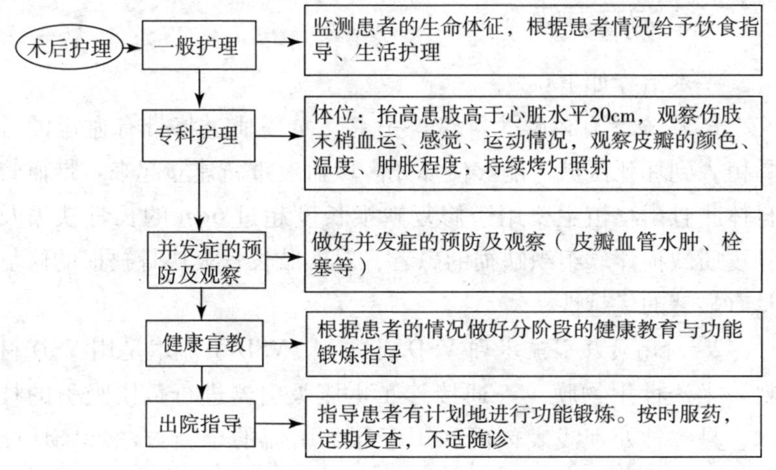

图 6-8-1 软组织缺损患者的护理指引流程

第八节 胫腓骨骨不连护理指引及管理

一、定义

骨折 8 个月后骨折两端未能达到骨性连接的骨折，称骨不连。骨不连是骨折后常见并发症，又称骨折不愈合。骨折端在某些条件影响下，骨折愈合功能停止，骨折端已形成假关节。

二、临床表现

1. 异常活动。
2. 疼痛：骨端在移动时或尝试负重时，产生疼痛。
3. 畸形：未连接的骨折，可有成角、短缩与旋转畸形。
4. 功能丧失。
5. 骨传导音降低：骨不连或延迟连接，骨传导音较健侧弱。

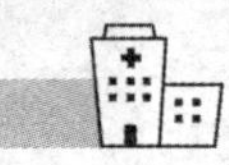

三、治疗方法

手术治疗如下：

1. 带血管自体腓骨瓣移植手术　希望通过将带有血运的腓骨植入到坏死区域，能够使坏死区域血运重新建立起来。带血管自体腓骨瓣移植主要用于修复缺损长度超过 6cm 的长骨缺损及骨皮质缺损伴软组织缺损的患者，对四肢长骨大块骨缺损的修复具有显著的优越性。

2. 封闭负压引流术即 VSD 引流术　VSD 引流术是用 VSD 材料＋半透性生物膜＋三通接管＋负压吸引器进行负压吸引的技术，是一种处理浅表创面和用于深部引流的全新方法。VSD 能够彻底去除腔隙或创面的分泌物和坏死组织，对于骨髓炎等内部难以治疗的疾病有很好的治疗效果，是外科治疗技术的革新。

四、护理措施

（一）术前护理措施

1. 做好心理护理　对需手术的患者，向患者讲明手术的必要性，术前及术后的相关注意事项。

2. 疼痛护理　维持有效的石膏固定；采取舒适体位；遵医嘱应用镇痛药物。

3. 术前常规准备　皮肤、衣服准备，麻醉前 2 小时可饮用清饮料，但总量要控制在 5ml/kg（或总量 300ml）以内。清饮料是指白开水、淡糖水、清茶，也包括没有渣的果汁。对于婴幼儿而言，最后一次进食母乳是手术麻醉前 4 小时，牛奶、配方奶则是 6 小时。

4. VSD 的护理

（1）维持有效负压：检查负压吸引装置状态完好后，接通负压引流装置。如果引流管没有漏气现象，表明封闭良好，负压引流有效；如果引流装置内出现漏气，表明封闭不良，不能进行有效的负压引流。阻断负压时，如果海绵不能回弹，说明负压封闭良好，负压引流有效；如果海绵回弹，说明封闭有空隙，负压封闭不良。正常的负压源压力为0.04～0.06MPa。

（2）密切观察患者生命体征变化、皮肤颜色、肢体感觉和运动等情况，加强营养，及时纠正电解质紊乱，预防便秘与压疮。

（3）创面观察：注意引流液的颜色、性状、量的变化，并及时做好记录。同时注意敷料区是否有渗血，皮肤是否出现张力性水疱等情况。

（4）保持引流管通畅：固定好引流管，翻身或活动时防止引流管的扭曲、折叠以及受压情况的发生，确保引流管的通畅。如果出现引流管阻塞、敷料区液体聚集，应及时使用生理盐水冲洗引流管。

5. 生活指导　指导患者进食高蛋白、高维生素、粗纤维、易消化饮食；对于合并糖尿病的患者进行糖尿病饮食的宣教，控制血糖水平。

（二）术后护理措施

1. 一般护理措施

（1）监测生命体征，遵医嘱给予氧气吸入及行心电监护。局麻患者术后2小时进食少量流质食物，全麻患者术后4小时进食少量流质食物，来增加患者的舒适感，一定程度上减少恶心、呕吐。

（2）血容量的观察：血容量不足可使心排血量减少，外周血管收缩，影响移植骨瓣的血供及再植组织的成活。

（3）引流管的护理：如有引流装置，应保持引流管通畅，观察引流管有无受压、扭曲、折叠以及引流量的颜色、量、性状，如有异常，及时处理。

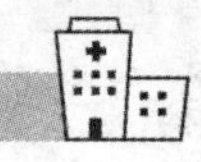

（4）观察患者的末梢血运及感觉、运动情况，注意观察患肢皮肤颜色有无发绀、苍白；告知患者术后24小时内应注意活动肢体，如有异常，及时通知医生。

（5）饮食护理：进食高蛋白、高热量、高维生素、粗纤维食物，多饮水。

（6）心理护理：重视患者主诉，及时予以心理安慰。

2. 体位　术后1～2周，须绝对卧床休息，取仰卧位，防止移植腓骨带蒂血管受到牵拉、张力增大，从而影响腓骨的成活。

3. 局部情况的观察及护理

（1）皮肤温度：移植组织皮肤温度应在33～35℃，与健侧相比温差在2℃以内。手术结束时的皮温较低，一般3小时内恢复。

（2）皮肤颜色：健侧与患侧的皮肤颜色一致。

（3）末梢血运：术后1～2周严密观察末梢毛细血管回充盈情况。术后置患者于安静、舒适的环境，应加强保温防寒措施，室温保持在25～30℃，相对湿度应保持在50%～70%，避免精神刺激、寒冷、吸烟、便秘等不良因素刺激诱发血管痉挛。

4. 疼痛护理　遵医嘱给予镇痛药。注意观察用药后效果及药物不良反应，协助患者取舒适体位，减轻患者的身心痛苦。

5. 用药护理　术后严格遵医嘱按常规应用“三抗”药物，即抗痉挛、抗血栓和抗感染药物，应用过程中应严密观察药物的各种反应。

6. 功能锻炼

（1）术后2～4周：患肢肿胀、疼痛，移植的腓骨易移位。可进行一些肌肉静态舒缩活动，患肢上下关节原则上不活动，可辅以局部按摩。

（2）术后5～7周：指导患者适当恢复、增加其上下关节的屈伸活动和力度，逐渐增加次数、幅度；主动收缩股四头肌，如此反复练习，直到大腿感到疲惫为止。

(3) 术后7~12周：加强患肢主动活动和负重锻炼，积极肯定患者的进步并鼓励患者。

五、并发症的护理

(一) 并发症

1. *受区并发症*　吻合口或血管蒂受累、感染，植入骨骨不连，应力骨折。

2. *供区并发症*　小腿外侧腓骨肌肌力减退、感觉减退，血管变异，踝关节外翻畸形或创伤性踝关节炎。

(二) 预防措施

1. 遵医嘱采取正确的体位，防止吻合处血管受压。
2. 遵医嘱应用抗感染、抗凝血、抗血栓药物。
3. 密切观察患肢末梢情况和伤口渗血情况。
4. 正确指导患者进行功能锻炼。

六、出院指导

1. 饮食宜为高蛋白、高热量、含钙丰富且易消化的食物，多食蔬菜及水果。
2. 加强膝关节活动、股四头肌等长收缩运动，尽早恢复各关节功能。
3. 患肢3个月内不可负重，不做剧烈运动。
4. 定期复查。在骨折后1、3、6个月复查X线片，了解骨折的愈合情况，以便及时调整固定，防止畸形愈合。

七、胫骨骨不连患者的护理指引流程

见图6-9-1。

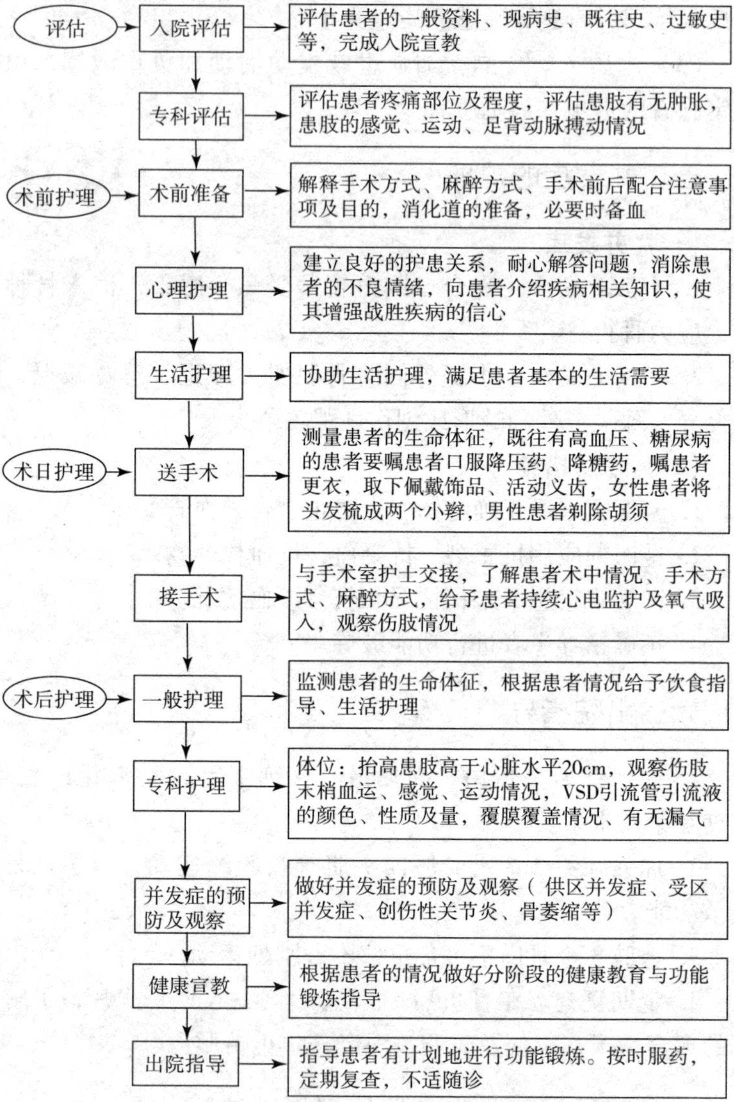

评估 → 入院评估 → 评估患者的一般资料、现病史、既往史、过敏史等，完成入院宣教

专科评估 → 评估患者疼痛部位及程度，评估患肢有无肿胀，患肢的感觉、运动、足背动脉搏动情况

术前护理 → 术前准备 → 解释手术方式、麻醉方式、手术前后配合注意事项及目的，消化道的准备，必要时备血

心理护理 → 建立良好的护患关系，耐心解答问题，消除患者的不良情绪，向患者介绍疾病相关知识，使其增强战胜疾病的信心

生活护理 → 协助生活护理，满足患者基本的生活需要

术日护理 → 送手术 → 测量患者的生命体征，既往有高血压、糖尿病的患者要嘱患者口服降压药、降糖药，嘱患者更衣，取下佩戴饰品、活动义齿，女性患者将头发梳成两个小辫，男性患者剃除胡须

接手术 → 与手术室护士交接，了解患者术中情况、手术方式、麻醉方式，给予患者持续心电监护及氧气吸入，观察伤肢情况

术后护理 → 一般护理 → 监测患者的生命体征，根据患者情况给予饮食指导、生活护理

专科护理 → 体位：抬高患肢高于心脏水平20cm，观察伤肢末梢血运、感觉、运动情况，VSD引流管引流液的颜色、性质及量，覆膜覆盖情况、有无漏气

并发症的预防及观察 → 做好并发症的预防及观察（供区并发症、受区并发症、创伤性关节炎、骨萎缩等）

健康宣教 → 根据患者的情况做好分阶段的健康教育与功能锻炼指导

出院指导 → 指导患者有计划地进行功能锻炼。按时服药，定期复查，不适随诊

图 6－9－1　胫骨骨不连患者的护理指引流程

第九节　指屈肌腱损伤护理指引及管理

一、定义

肌腱是肌肉两端的索状或膜状致密结缔组织，便于肌肉附着和固定，外观呈乳白色，是肌肉的延续部分，另一端与骨连接。

二、临床表现

1. 指深、浅屈肌腱均完全断裂时，近、远端指间关节均无主动活动能力；仅有指深屈肌腱损伤时，远侧指间关节失去主动活动能力；指浅屈肌腱断裂而无指深肌腱断裂时，无指间活动异常；拇长屈肌腱损伤后，拇指指间关节不能主动屈曲。

2. 疼痛：活动时加重，主动屈曲力量减弱。

三、特点

1. 抗张力很强。

2. 一根屈指肌腱可承受相当于几十千克拉力。

3. 极易因切割致伤。

4. 在肌腱绷紧时，轻微的刀切伤就能使手上的肌腱完全断裂。

四、指屈肌腱损伤分区

1. 屈肌腱损伤：深肌抵止区（Ⅰ区）从中节指骨中份至深肌腱抵止区，该区只有指深屈肌腱，断裂后应早期修复，直接缝合。

2. 剑鞘区Ⅱ区为“无人区”，即中节指骨中份，伤后易粘连，预后差。

3. 手掌区Ⅲ区。

4. 腕管区Ⅳ区。

五、修复方式

1. 有损伤　自体肌腱移植、同种异体肌腱移植、异种异体肌腱移植。

2. 无损伤　直接行肌腱吻合术给予修复。

六、护理措施

（一）术前护理措施

1. 心理护理　了解患者对手术的态度和想法，有针对性地向患者解释手术目的、注意事项及术后功能锻炼的重要性等，取得配合，助其树立战神疾病的信心，使手术达到预期效果。

2. 术前准备

（1）完善术前各项常规检查，如血常规、凝血四项、肝肾功、心电图、X 线片等。

（2）术前健康指导，包括禁饮禁食时间、卫生处置、加强营养、术后的体位和注意事项。

（3）皮肤准备：认真做好手术野皮肤清洁，减少术后感染。

3. 疼痛护理　抬高患肢，遵医嘱使用镇痛药，并注意观察药物的不良反应。

4. 饮食指导　麻醉前 2 小时可饮用清饮料，但总量要控制在 5ml/kg（或总量 300ml）以内。清饮料是指白开水、淡糖水、清茶，也包括没有渣的果汁。对于婴幼儿而言最后一次进食母乳是手术麻醉前 4 小时，牛奶、配方奶则是 6 小时。

（二）术后护理措施

1. 一般护理措施

（1）遵医嘱给予吸氧及行心电监护。腰硬联合麻醉术后 2

小时进食少量流质食物，全麻术后 4 小时进食少量流质食物，这样可以增加患者术后的舒适感，一定程度上减少恶心、呕吐。

（2）饮食护理：进食高蛋白、高热量、高维生素、粗纤维的食物，多饮水。

（3）心理护理：重视患者主诉，及时予以心理安慰。

2. 体位　取舒适体位，抬高患肢，高于心脏水平，以利于静脉回流，利于消肿。

3. 病情观察　观察患肢桡动脉搏动、感觉、运动、颜色以及肿胀情况，重视患者的主诉。

4. 疼痛护理　由于手部神经支配丰富，肌腱术后患者常感到伤口有不同程度的疼痛。为患者创造舒适、利于休息的环境，正确有效地评估患者的疼痛程度并给予积极有效的止痛措施，减轻患者的疼痛，促进患者的舒适并能进行有效的功能锻炼。

5. 伤口的护理　观察伤口的渗血情况，如果渗血较多，应及时更换敷料，保持伤口干燥。

6. 严密观察末梢血运　术后第二天指导患者行轻微指关节运动（预防术后粘连最有效的办法）。

7. 并发症　粘连、肌腱再次断裂、分期重建失败。

8. 功能锻炼

（1）术后 24 小时应该轻微活动患指，防止粘连。

（2）石膏一般固定 4 ~ 6 周。石膏去除后指导患者准备一盆温开水，患肢放入水中浸泡 15 分钟，改善肢体僵硬程度及促进末梢血液循环。先行被动功能锻炼，即用外力被动屈曲或者伸直关节，被动活动指关节及指间关节和腕关节，禁止用力一次将手指屈曲或者伸直。每次用力时，在一个阻力上要持续半分钟，患者必须感到疼痛，否则力量不够。用力每天渐进，活动后患肢加重疼痛和肿胀是正常的。

（3）早期无抗阻力的功能锻炼：术后 1 ~ 3 周，以消肿、减轻粘连、促进愈合为主要目的。此期应在医护人员的严格指导下进行限制性被动活动，特别是在活动的第1周，使用石膏固定腕关节30°~40°伸直位，防止掌指关节屈曲。在夹板控制范围内练习主动屈指和被动伸指，禁止被动屈指和主动伸指，活动范围以引起轻度疼痛为限，3周后去除手部掌侧夹板。

（4）中期无抗阻力的功能锻炼：术后3~5周，指导患者轻度主动活动患肢。在屈伸手指时，注意不要同时伸展两处关节，即屈指及屈腕不能同时进行。练习时动作缓和，用力适当，每天10次，每次5分钟，以引起轻度酸胀为宜。配合按摩肌肉和关节松动训练，局部理疗如微波、红外线等。

（5）后期逐渐增加抗阻力的功能锻炼：术后6周开始，进一步加大活动度，主动伸展与屈曲手部各关节，帮助患手伸指伸腕训练，完成肌腱滑动性练习。术后7~8周主要进行患指灵活性的练习和渐进性的力量练习，如对指、对掌等动作并开始做抗阻力训练。术后9~12周应用橡皮筋手指练习训练器和握力计进行主动活动练习、抗阻力主动伸指运动训练及各关节的活动度训练，进行模拟工作、生活训练。每日练习10~15次，每1~2小时重复1次。功能活动由简到繁，循序渐进。

七、并发症的护理

1. 水肿　抬高患肢，敷料包扎松紧度适宜，术后24小时后指导患者按摩指腹，术后1天进行红外线理疗，促进血液循环，减轻肿胀。

2. 肌腱粘连及断裂　无创技术操作，合理的肌腱缝合方法，早期功能锻炼。

3. 关节僵硬　尽量缩短固定时间，同时指导患者练习关节近端及远端的活动。

八、出院指导

1. 补充营养，禁烟酒，避免刺激性食物。

2. 石膏固定期间注意石膏松紧度，维持有效固定，关节如有僵硬及疼痛，应在锻炼的基础上继续配合按摩，继续服用促进骨折愈合的药物。

3. 继续加强康复训练，并逐渐加大运动幅度和量，直至手的功能恢复。

4. 保护患肢，保持伤口的清洁干燥，抬高患肢。

5. 遵医嘱定时服药，定期复查。复查时间为术后 1、3、6 个月，如有不适，及时随诊。

九、指屈肌腱损伤护理指引流程

见图 6－10－1。

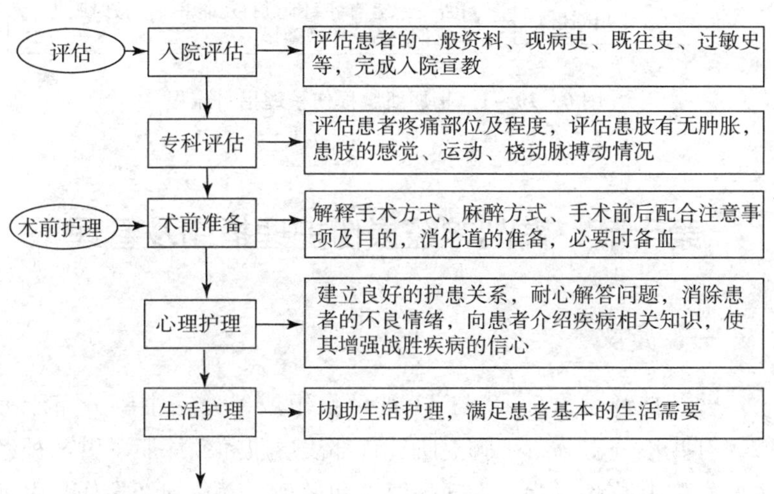

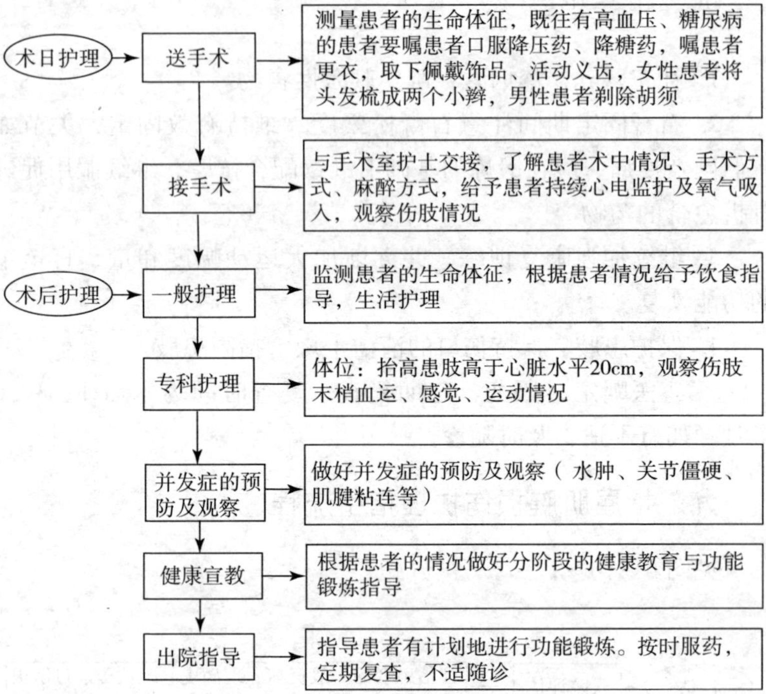

图 6-10-1　指屈肌腱损伤护理指引流程

第十节　臂丛神经损伤护理指引及管理

一、定义

臂丛神经由颈 5~8 与 T1 神经根组成，分支主要分布于上肢，有些小分支分布于胸上肌、背部浅层肌和颈深肌。臂丛神经主要支配上肢和肩背、胸部的感觉和运动。臂丛神经损伤是由工伤、交通事故或产伤等原因引起的一种周围神经损伤，受伤后患者上肢功能部分或完全丧失，遗留终身残疾。

二、临床表现

1. 疼痛　主要表现为上肢及肩部疼痛。

2. 肿胀　出现患肢肿胀。

3. 功能障碍　患者不能活动，呈被动体位。

4. 畸形　爪状手畸形或垂腕畸形。

三、治疗方法

（一）保守治疗

1. 指征

（1）病程 <3 个月（神经根节后）。

（2）病程在 3 ~6 个月（产瘫）。

（3）体征、症状进行性好转。

2. 治疗方法

（1）神经营养药物：神经生长因子、维生素 B_6、维生素 B_{12} 等。

（2）神经肌电刺激仪。

（3）肢体主动与被动功能锻炼。

（二）手术治疗

指征：开放性损伤、节前损伤、合并腋动脉损伤、保守治疗无效。

四、护理措施

（一）术前护理措施

1. 心理护理　患者在受伤初期，对治疗寄予过高的期望，认为神经对接就等于功能的完全恢复；随着肌肉萎缩等并发症的加重，逐渐丧失信心。因此，应让患者了解治疗方法、神经的恢复时间及预后，掌握主动功能锻炼的方法，积极配合治疗。

2. *病情观察*　严密观察肢端末梢感觉、运动、颜色及皮肤温度情况。

3. *饮食*　宜高营养且B族维生素丰富的饮食。

4. *遵医嘱使用神经营养药物*　维生素B_{12}、甲钴胺等，促进神经再生。

5. *术前准备*　完善常规术前准备。麻醉前2小时可饮用清饮料，但总量要控制在5ml/kg（或总量300ml）以内。清饮料是指白开水、淡糖水、清茶，也包括没有渣的果汁。对于婴幼儿而言最后一次进食母乳是手术麻醉前4小时，牛奶、配方奶则是6小时。

6. *潜在并发症的预防*　由于神经损伤后感觉障碍，应注意保护患肢，协助料理日常生活，防止皮肤烫伤、肢体冻伤和挤压伤。①用热水袋时水温≤50℃；②在寒冷季节里，暴露部位要注意保暖；③睡觉时应用软枕抬高患肢并防止被压，在拥挤的环境中应将患肢紧贴胸部，以防止受压；④被动活动患肢，损伤处进行理疗，加强主动和被动功能练习，预防肌肉萎缩、关节挛缩。

（二）术后护理措施

1. *一般护理措施*

（1）遵医嘱给予吸氧及行心电监护。腰硬联合麻醉术后2小时进食少量流质食物，全麻术后4小时进食少量流质食物，这样可以增加患者术后的舒适感，一定程度上减少恶心、呕吐。

（2）心理护理：神经损伤修复有其特殊性，损伤后其远端均发生变性，而神经生长特点是由近端按每日1mm的速度向远端生长。因此，治疗周期较长，临床症状短期内难有显著的改善。要做好充分的思想准备，以防急躁、绝望等不良情绪的产生。

2. *体位及肢体位置*　患肢高于心脏，利于静脉回流，防止肢体肿胀。肢体在神经吻合最初的4周内保持神经处于张力最小的位置，即将患肢固定于功能位。对肌力严重破坏者，给予支具，以防关节挛缩、畸形，尤其是防止肩关节脱位。

3. 饮食　多食鱼类、瘦肉、动物肝脏等富含高蛋白的食物，且多食富含维生素的食物，及富含维生素 B_1（如玉米、小米、薏米、燕麦、荞麦、豆类等）食物，有助于营养神经，促其恢复。禁止吸烟，尼古丁能够使全身小动脉收缩，影响血液循环，不利于神经的生长修复。

4. 病情观察

（1）保持伤口引流通畅，以防积血造成神经粘连。

（2）神经移植的患者，取神经的部位会发生麻木、感觉障碍，应慎防冻伤、压伤等并发症。

5. 疼痛的护理　由于手部神经支配丰富，术后患者常感到伤口有不同程度的疼痛。为患者创造舒适、利于休息的环境，正确有效地评估患者的疼痛程度并给予积极有效的止痛措施，减轻患者的疼痛，促进患者的舒适并能进行有效的功能锻炼。

6. 伤口的护理　观察伤口的渗血情况，如果渗血较多，应及时更换敷料，保持伤口干燥。

7. 功能锻炼

（1）单纯神经松解者，术后48小时即可做患肢肌肉的静止收缩练习及关节主动和被动运动。

（2）术后2周，试做向瘫痪肌肉传递冲动的练习。患肢充分进行增强肌力练习；新近修复的肌腱、肌肉，在静息约2周后应随着缝合处抗张强度的恢复而逐渐开始由轻到重地主动收缩；肌力为1～2级时进行主动运动或感应电刺激；肌力达3级以上时必须进行抗阻练习。

（3）术后4周，缝接的神经初步愈合，可暂时取下外固定做小范围的关节屈伸运动，动作要轻柔，幅度缓慢增加，避免牵拉缝合的神经。同时进行理疗，改善血液循环，减少组织粘连。

（4）术后去除外固定后，继续做关节活动练习，增加向远端瘫痪肌肉传递冲动的练习。以后根据修复神经所支配肌肉的肌力恢复情况，依次进行助力运动、主动运动及抗阻力运动。有感觉障碍时进行功能练习。

（5）训练肌力：肌肉失去神经支配即开始萎缩。用电刺激肌肉收缩，持续进行，防止肌肉萎缩。当有了收缩活动，开始肌力训练，如利用带有音乐节奏的肌力训练机来进行。同时进行作业疗法，训练日常生活活动功能和各种手工工作能力，如木工操作、计算机操作、织毛衣等。

（6）训练手部感觉（包括触觉、痛觉、冷热觉及实体感觉）。第一步：实体—眼看—刺激患肢—同时刺激健康相应区域—比较体会两种感觉；第二步：眼看实体刺激—闭眼刺激，同时比较两种感觉；第三步：闭眼同时刺激患侧、健侧—比较体会感觉。如此反复进行训练，每日数次，感觉有进步时刺激由强到弱。

（7）防止神经过敏。神经生长后常有过敏阶段，这是再生神经末梢及感觉终末器官尚未成熟的缘故。嘱患者在早期避免皮肤接受强烈刺激，适当隔离保护，以后逐渐增强适应性刺激。去过敏法：先将手置于低速漩涡水中 15 ~ 30 分钟，以后逐渐增加漩涡速度，以患者能耐受为限；按摩过敏区，每次约 10 分钟；反复触摸不同的物品以去除过敏；也可以用皮肤洗剂。

（8）重建运动协调性：由于神经移位后所支配肌肉的功能和原支配肌肉不同，所以支配该神经的大脑运动皮质的运动模式必须随着变化。对膈神经移植的患者，外固定拆除后，首先指导患者吸气的同时屈肘，争取膈神经中枢向缝合的神经发放冲动，以促进神经再生；在肱二头肌出现主动收缩后，用主动吸气配合助力运动促进其肌力增加。接着开始训练在缓慢地、断续地呼气时，仍保持肘关节主动屈曲，逐步加快呼气到正常速度，同时也练习吸气时保持伸肘、肱二头肌松弛，最后练习随意呼吸时做肘关节主动屈和伸，为了增进疗效，健侧上肢应一起参与练习。训练一般需6~9个月。

五、并发症的护理

1. 深静脉血栓　卧床时活动健侧肢体，以防血栓。

2. 关节僵硬　自行功能锻炼，进行肩关节及肘部按摩，防止僵硬，加快神经恢复。

3. 神经粘连　早期正确功能锻炼。

六、护理指引

1. 劳逸结合　忌超强度功能锻炼，因为超强度功能锻炼会因骨骼肌疲劳，而不利于臂丛神经功能的恢复、肌肉细胞的再生和修复。

2. 预防感冒　臂丛神经损伤患者由于自身免疫机能低下，一旦感冒，病情加重，病程延长。

3. 预防胃肠炎　胃肠炎可导致肠道菌群功能紊乱，尤其病毒性胃肠炎对脊髓前角细胞有不同程度的损害，从而使臂丛神经损伤加重、肌力下降、病情反复或加重。

七、出院指导

1. 加强营养，禁烟酒，冬季注意保暖、防止冻伤。

2. 遵医嘱按时服药。

3. 按术后康复锻炼计划进行较长时间的功能锻炼，促进肢体能康复。

（1）可采取保护性体位和站位，用健康的肢体抱住患肢以防碰撞。

（2）自行功能锻炼，进行肩关节、手及肘部按摩，防止僵直，加快神经恢复。

（3）卧床时应活动健侧肢体，以防止血栓等并发症。

4. 保持患肢功能位。每日将手举过头数十次，坐下时将前臂放在桌子上，使患肢高于心脏水平利于静脉回流，防止或减轻肿胀。

5. 维持外固定效能：外固定的目的是使神经断端松弛而利于修复，因此切勿擅自移动或去除。如有松动断裂、患肢末梢血运不好者，及时到医院检查。

6. 为适应正常生活创造条件：患者出院后生活基本能自理，但需双手配合完成的某些动作可能会困难些，为此，可将鞋带、裤带改为搭扣式或拉链式。

7. 定期复查：由于神经损伤一般 3 周后有显著变性，故应在此时进行肌电图检查，以了解神经恢复情况。每隔 3 个月测试患肢感觉、运动情况，及时了解神经修复程度。

八、臂丛神经损伤患者护理指引流程

见图 6－11－1。

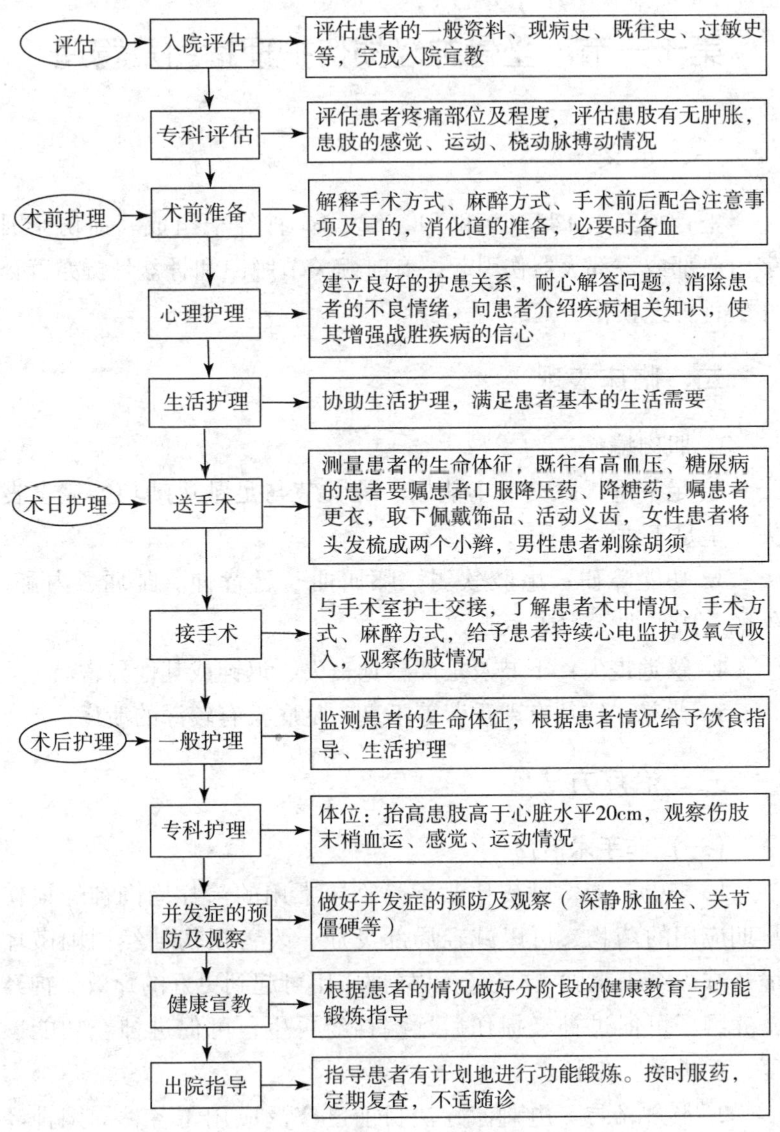

图 6－11－1 臂丛神经损伤患者护理指引流程

第十一节　坐骨神经损伤护理指引及管理

一、定义

坐骨神经由 L4、L5 和 S1、S2、S3 神经根组成。损伤原因多由股部或臀部火器伤引起，有时髋关节脱臼和骨盆骨折亦可合并坐骨神经损伤。

二、临床表现

1. 肌肉瘫痪。

2. 足下垂：膝关节不能屈、踝关节与足趾运动功能完全丧失，呈足下垂。

3. 功能障碍：患肢软弱，膝屈曲、足背伸、趾屈、内翻、外翻、趾伸曲无力或不能。

4. 感觉丧失：下肢及足部感觉丧失、迟钝或其他异常。

5. 营养：往往有严重营养不良，足底常有较深的溃疡。

三、治疗方法

（一）非手术治疗

1. *药物治疗*　糖皮质激素是临床常用的治疗周围神经损伤早期应用的药物，可以减轻局部炎症，改善损伤神经周围微环境，减少组织水肿、粘连等，局部应用可起到更好的疗效。神经营养因子可促进神经损伤后远端神经再生，可促进神经功能恢复，促进轴突生长。

2. *物理治疗*　电刺激疗法目前已广泛应用于各种周围神经损伤，通过刺激施旺细胞，使促进轴突生长的神经因子增加，提高神经修复的速度和效果，进而减轻 1 型肌纤维的萎缩。低频电刺激可改善功能恢复。

（二）手术治疗

在硬膜外麻醉下行神经吻合术，术中切除神经瘤至正常神经段，在神经吻合时尽量准确地对合神经，通常按神经解剖结构定位。

四、护理措施

（一）术前护理措施

1. *心理护理*　术前心理护理最为重要。坐骨神经损伤后患者担心功能恢复情况，顾虑较大，同时对手术的期望值也较高。针对患者的特殊心态，由管床医生和责任护士共同做好患者的心理护理：向其耐心讲解手术目的、术中配合及术后注意事项；向患者讲述手术过程、手术的安全性及优点，以消除患者的顾虑；同时积极完善各项术前准备，排除手术禁忌证，使患者能安心、安全地接受手术。

2. *术前准备*　完善常规术前检查，麻醉前 2 小时可饮用清饮料，清饮料是指白开水、淡糖水、清茶，也包括没有渣的果汁。对于婴幼儿而言最后一次进食母乳是手术麻醉前 4 小时，牛奶、配方奶则是 6 小时。

3. *皮肤的护理*　避免足跟出现压迫性溃疡。

4. *疼痛的护理*　遵医嘱使用镇痛药，注意观察药物的不良反应。

（二）术后护理措施

1. *一般护理措施*

（1）遵医嘱给予吸氧及行心电监护，腰硬联合麻醉术后 2 小时进食少量流质食物，全麻术后 4 小时进食少量流质食物，这样可以增加患者术后的舒适感，一定程度上减少恶心、呕吐。

（2）饮食护理：进食高蛋白、高热量、高维生素、粗纤维的食物，多饮水。

（3）心理护理：重视患者主诉，及时予以心理安慰。

2. 体位　平卧于硬板床上，2 小时后可自由翻身，48 小时后可下床逐步恢复活动。术后 24 小时内持续心电监护，监测生命体征变化，观察脉搏、呼吸、血压、血氧饱和度，并注意伤口敷料是否干燥及有无渗血、渗液等情况。遵医嘱及时准确地应用抗生素治疗，预防感染，一般抗生素治疗 3 天，同时注意患者伤口局部、体温等变化，并复查血常规，以了解有无感染迹象。

3. 病情观察　观察下肢感觉、运动情况，重视患者的主诉。

4. 疼痛的护理　给予心理护理，评估患者疼痛评分，遵医嘱使用镇痛药，并注意观察药物的不良反应。

5. 伤口的护理　观察伤口的渗血情况，如果渗血较多，应及时更换敷料，保持伤口干燥。

6. 功能锻炼

（1）术后 1～2 天：神经粘连松解术后 48 小时患者开始下地负重站立行走，每天 1 次，每次 10 分钟。循序渐进，逐渐增加行走时间及次数，同时按摩小腿肌肉及足部，指导患者行股四头肌收缩、足趾关节活动，注意活动应适宜。

（2）术后 3 天：患者开始行患肢踝关节被动屈伸活动，每日上、下午各做 10 次。要求尽量最大限度活动关节，使踝关节活动范围保持正常，防止关节僵硬、畸形，同时按摩小腿肌肉及足部 30 分钟 以延缓失神经支配的肌肉萎缩和减轻萎缩程度，为神经损伤术后功能恢复奠定良好基础。

（3）术后 10 天：拆线后开始低频直流电刺激治疗。应用神经损伤治疗仪对坐骨神经损伤术后的患者进行低频直流电刺激治疗，每天 2 次，每次 0.5～1 小时，10 小时为 1 个疗程，通常需要 4～6 个疗程。患者卧于治疗床上，电极置于患肢神经损伤部位的上方，频率为 2～3Hz，脉宽 10ms，刺激电流为 5～10mA，以患者感到舒适、肢体肌肉有收缩为度。在治疗过程中如患者有不适，可随时调整刺激强度。每个疗程后可休息2天。神经松解术后许多患者在1~2个疗程电刺激治疗出现足部感觉和肌力的改善。

（4）术后4周：鼓励患者多行走，有条件的患者可来院行低频直流电刺激治疗；出院患者在家进行肌肉按摩、理疗及练习行走等康复治疗。

五、并发症的护理

1. 足底溃疡　加强营养，抬高双下肢，观察下肢血运及感觉、运动情况。

2. 压疮　保持床单清洁、平整，定时翻身，避免局部长期受压。

3. 神经粘连　注意养护，进行功能锻炼，促进局部血液循环，改善营养代谢，缓解肌肉挛缩，症状可慢慢缓解。

六、出院指导

1. 加强营养，禁烟酒、辛辣刺激食物。

2. 为了预防神经粘连，需认真做好患者的出院指导，嘱其多食含钙丰富的食物，如牛奶、虾米等。根据自身体质情况适当参加健身锻炼，尽量恢复日常活动，但要注意活动中的安全问题。

3. 指导患者有计划地进行功能锻炼，循序渐进，以不疲劳为度，避免再次损伤。

4. 定期复查：复查时间为术后1、3、6个月，如有不适，及时随诊。

七、坐骨神经损伤护理指引流程

见图6－12－1。

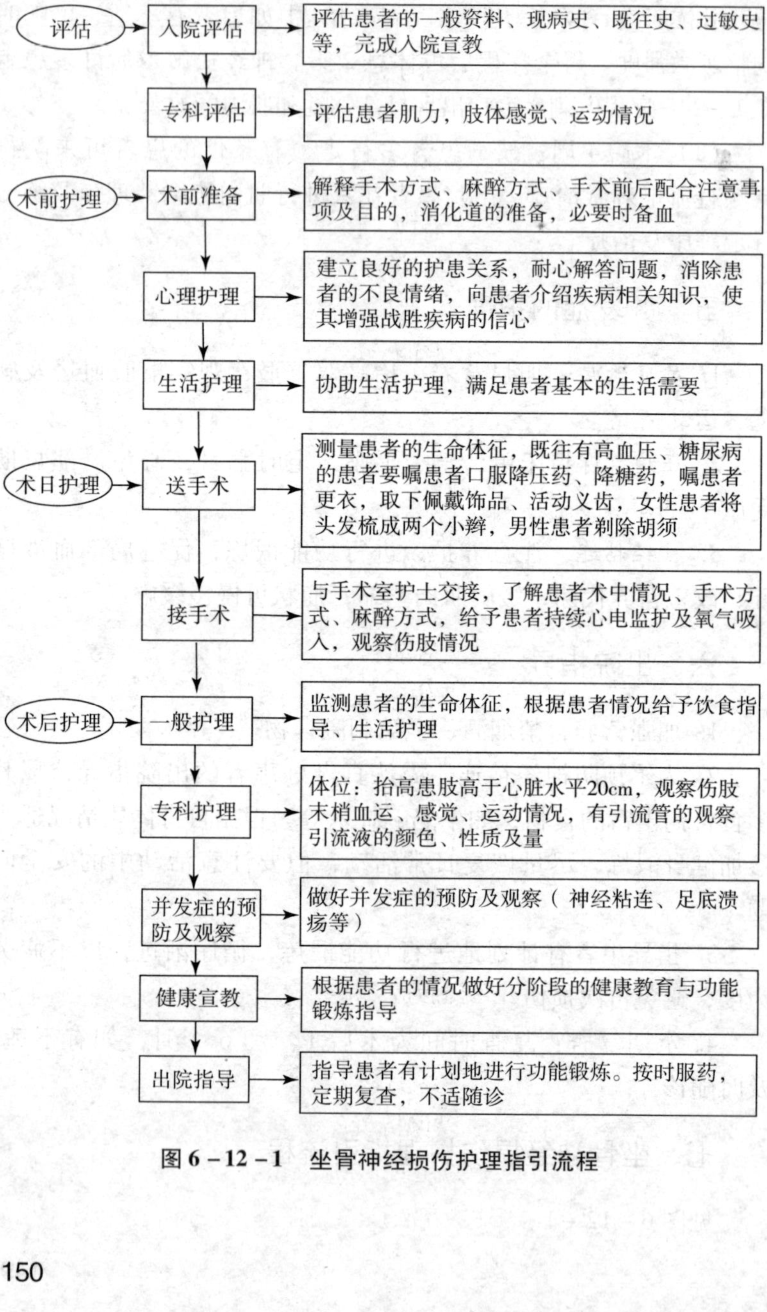

图 6－12－1　坐骨神经损伤护理指引流程

第十二节　骨盆骨折护理指引及管理

一、定义

骨盆为一个环形的骨性结构，由后方正中的骶尾骨和两侧各一块的髋骨组成。骨盆环的后方有骶髋关节，前方有耻骨联合，相互之间有许多坚强的韧带。骨盆具备保护盆腔脏器、负重和传递人体力线的作用。当骨盆壁的一处或多处连续性中断，多伴有合并症和多发伤。

二、临床表现

1. 血压下降或休克。

2. 局部肿胀、压痛、畸形、骨盆反常活动、会阴部瘀斑及肢体不对称。

3. 功能障碍：患者不能活动，呈被动体位。

4. 疼痛：活动下肢或坐位时加重，骨盆分离试验和骨盆挤压试验阳性。

5. 可合并腹膜后血肿和腹内器官损伤。若膀胱和尿道损伤可出现血尿，腹内器官损伤可出现急腹症症状和休克症状。

三、治疗方法

（一）非手术治疗

1. 急救　抗休克，处理腹腔及盆腔的合并损伤。

2. 骨折处理

（1）卧床休息：骨盆边缘骨折、骶尾骨骨折应根据损伤程度卧硬板床休息 3 ~ 4 周，以保持骨盆的稳定。

（2）复位与固定：不稳定性骨折可用骨盆兜悬吊牵引、髋人字石膏、股骨髁上牵引等方法达到复位和固定的目的。

3. 康复　非手术治疗骨盆骨折，一般石膏固定6～8周，并开始以下康复计划。

（1）0～4周：主动活动足趾，进行股四头肌的收缩练习，每组20次，休息1分钟后开始第2组，持续2～4组，直至感到疲劳，每天2～3次。还可以行直腿抬高练习，向上直接抬高，使股四头肌收缩，向内、外抬腿，使内收肌和外展肌得到锻炼，每组20次，休息1分钟后，开始第2组，持续2～4组，每天2～3次。

（2）4～8周：根据病情，4周练习活动时，可取下石膏，其他时间仍需石膏固定，使用温水泡脚。练习直腿抬高锻炼及踝关节内、外翻和旋转活动，每次10～15分钟，每天2～3次。

（二）手术治疗

1. 骨外固定架固定术　适用于骨盆环两处骨折患者。

2. 切开复位钢板内固定术　适用于骨盆环两处以上骨折患者，以保持骨盆稳定。

四、股骨髁上牵引

股骨髁上牵引是指将下肢置于中立位，自髌骨上缘近侧1cm内，画一条与股骨垂直的横线；再沿腓骨小头前缘与股骨内髁隆起最高点，各做一条与髌骨上缘横线相交的垂直线；以相交的两点作为标志，由内向外穿入；牵引重量根据伤员体重和损伤情况决定，成人按体重的1/7或1/8计算，年老体弱者用体重的1/9重量。

（一）牵引的目的

1. 使骨折复位，尤其是矫正骨折缩短移位，通过调整牵引角度，矫正成角和旋转移位。

2. 预防肌肉萎缩、痉挛、关节挛缩，减轻疼痛，矫正关节畸形。

3. 通过肢体制动减少局部刺激，减轻局部炎症扩散，解除肌肉痉挛，增加静脉血液回流，减轻肢体肿胀。

4. 复位关节，并可防治再脱位，使患肢相对固定，防止病理性骨折。

（二）注意事项

1. 牵引重量应根据患者的年龄、体重、肌肉情况，骨折部位，移位程度，结合 X 线检查决定。

2. 抬高床尾，充分利用患者体重做反牵引，加强牵引效果。

3. 每班检查牵引装置：保持牵引绳与肢体轴线方向一致，牵引锤不能掉在地上；注意牵引针是否松动；注意患肢血液循环是否正常；注意保护足后跟部位皮肤，保护皮肤、预防压疮。

4. 牵引期间，应指导患者行股四头肌收缩、足趾关节活动，防止肌肉萎缩、关节僵硬。

5. 注意观察针孔处有无渗血，保持钢针眼处皮肤清洁干燥。

五、护理措施

（一）术前护理措施

1. 适当抬高患肢，维持有效的牵引。

2. 严密观察肢端末梢感觉、运动、颜色、足背动脉搏动及皮肤温度情况。对严重的肢体肿胀，警惕骨筋膜室综合征的发生。

3. 皮肤的护理：避免足跟出现压迫性溃疡。

4. 严重骨盆骨折或合并其他脏器伤时，密切监测全身情况，如神志、脉搏、血压、体温、尿量，必要时行深静脉穿刺，测 CVP（中心静脉压）。

5. 合并症观察护理，包括：

（1）腹膜后血肿：骨盆骨折可引起广泛出血，出血量可达 1000ml 以上，血液沿腹膜后疏松结缔组织到膈下、肾区，形成巨大的腹膜后血肿；可引起腹痛、腹肌紧张，腹腔穿刺可抽出不凝血，观察可见腰背部瘀斑，腹部叩诊呈浊实音。如果合并髂内、外动脉或股动脉损伤，可引起盆腔内严重出血，导致休克，

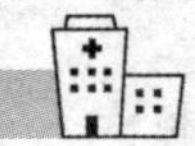

严重的腹膜后血肿可引起麻痹性肠梗阻。

（2）膀胱或尿道损伤：观察有无血尿、尿道口滴血、排尿困难或无尿，来判断膀胱、尿道损伤的情况。

（3）直肠及女性生殖道损伤：坐骨骨折可损伤直肠、肛管和女性生殖道，表现为大便带血、排便困难、腹膜刺激征，肛门指检可发现破裂口及骨折端，因此骨盆骨折必须检查肛门和会阴。

（4）腹腔内脏损伤：在密切观察生命体征的同时，还必须观察腹部情况，注意腹肌紧张度，腹部有无压痛、反跳痛、腹胀、肠鸣音减弱等，一旦出现随时和医生联系。在病情稳定后又出现腹胀、腹痛等症状，多为血肿刺激引起肠麻痹或神经功能紊乱所致，可通过禁食、肛管排气、胃肠减压来缓解症状。

（5）神经损伤：多为不全性损伤，主要表现为某一神经分布区的感觉及运动障碍。

6. 术前准备：备皮、备血（800～1200ml）、清洁灌肠。

7. 饮食护理：2～3 天常规禁食，待肛门排气后可进高热量、高蛋白、高维生素、高铁钙食物。

8. 卧位的调整：

（1）不影响完整性的情况下，可取仰卧与侧卧交替，侧卧时健侧在下，严禁坐起，伤后 1 周可取坐卧位。

（2）影响骨盆环完整性的情况下，伤后平卧硬板床，减少搬动。必须搬动时应由多人平托，以免引起疼痛及出血。

9. 疼痛护理：了解引起疼痛的原因，早期不盲目用止痛药。因骨盆骨折多为多发伤及复合伤，盲目用止痛药易掩盖病情。再了解原因的情况下，及时解除疼痛，减少搬动和骨折断端活动，减少疼痛。

10. 大小便护理。

（二）术后护理措施

1. 一般护理措施

（1）遵医嘱给予吸氧及行心电监护。腰硬联合麻醉术后 2

小时进食少量流质食物，全麻术后 4 小时进食少量流质食物，这样可以增加患者术后的舒适感，一定程度上减少恶心、呕吐。

（2）引流管的护理：如有引流装置，应保持引流管通畅，观察引流管有无受压、扭曲、折叠以及引流液的量、颜色、性质。

（3）饮食护理：进食高蛋白、高热量、高维生素、粗纤维的食物，多饮水。

（4）心理护理：重视患者主诉，及时予以心理安慰。

2. 体位　取舒适体位，抬高患肢，高于心脏水平，以利于静脉回流，利于消肿。应尽量采取健侧卧位，避免压迫伤口。

3. 病情观察　观察患肢足背动脉搏动、感觉、运动、颜色以及肿胀情况，重视患者的主诉。

4. 心理护理　主动关心患者，了解患者心理状态，讲解疾病相关知识。对患者因疼痛引起的心理问题，实施保护性措施，倾听患者主诉，帮其树立积极心态，消除不良心理因素。

5. 伤口的护理　观察伤口的渗血情况，如果渗血较多，应及时更换敷料，保持伤口干燥。

6. 功能锻炼

（1）第一阶段：术后 1 ~ 2 天，指导患者行股四头肌收缩、踝关节背伸以及趾屈、足趾伸屈等活动，并进行上肢的全关节活动，注意活动应适宜。

（2）第二阶段：术后 3 ~ 7 天，指导患者行膝关节屈伸活动和趾间活动，每天 2 ~ 3 次，每次 10 ~ 15 分钟，进行关节持续被动活动（CPM），通过持续而被动的牵引，可活动髋、膝关节周围组织，防止肌肉挛缩，缓解术后疼痛，减轻组织水肿，恢复关节弹性。

（3）第三阶段：术后 1 周，进行踝关节跖屈、背伸运动，在床上主动或被动进行膝关节屈伸及直腿抬高锻炼，每天 2 ~ 3 次，每次 10 ~ 15 分钟。

（4）第四阶段：术后 2 周，由卧位改为坐位，逐步下地，可根据疼痛的感觉控制用力程度。运动幅度由小到大，以不引起明显疼痛为宜。开始可拄拐行走，逐渐由部分负重过渡到完全负重（约12周）。

六、并发症的护理

1. 休克　主要由骨折后广泛出血引起。失血性休克是骨盆骨折最常见的并发症，应快速建立静脉通道，补充体液，监测生命体征、尿量、意识、皮肤颜色，防止心、脑、肾等重要器官受损。

2. 脏器破裂　有些内脏闭合性损伤，初期出血量不多，容易被骨盆骨折掩盖。随着时间延长，病情加重。因此必须严密观察腹部情况，注意评估腹痛部位、性质、程度，腹胀范围、程度及有无腹膜刺激征等，根据病情积极治疗。

3. 膀胱及尿道损伤　观察尿液颜色及量，对症处理。

4. 直肠损伤　密切观察腹部及肛门局部情况，发现异常时给予禁食、静脉输液，并做好急诊手术准备。

5. 神经损伤　观察有无神经损伤表现。

七、出院指导

1. 轻症无移位骨折，告知其卧床休息的重要性，禁止早期下床活动，防止骨折发生移位。

2. 耻骨联合分离，告知禁止侧卧，正确使用骨盆兜，以及皮肤护理，会阴清洁，预防压疮和泌尿系感染。

3. 行内固定者定期复查：复查时间为术后1个月、3个月、6个月，如有不适，及时随诊。

4. 按康复计划进行功能锻炼。循序渐进，以不疲劳为度，避免再次损伤。

5. 保持生活规律，合理饮食，充足睡眠，心情愉快。

八、骨盆骨折患者护理指引流程

见图6－13－1。

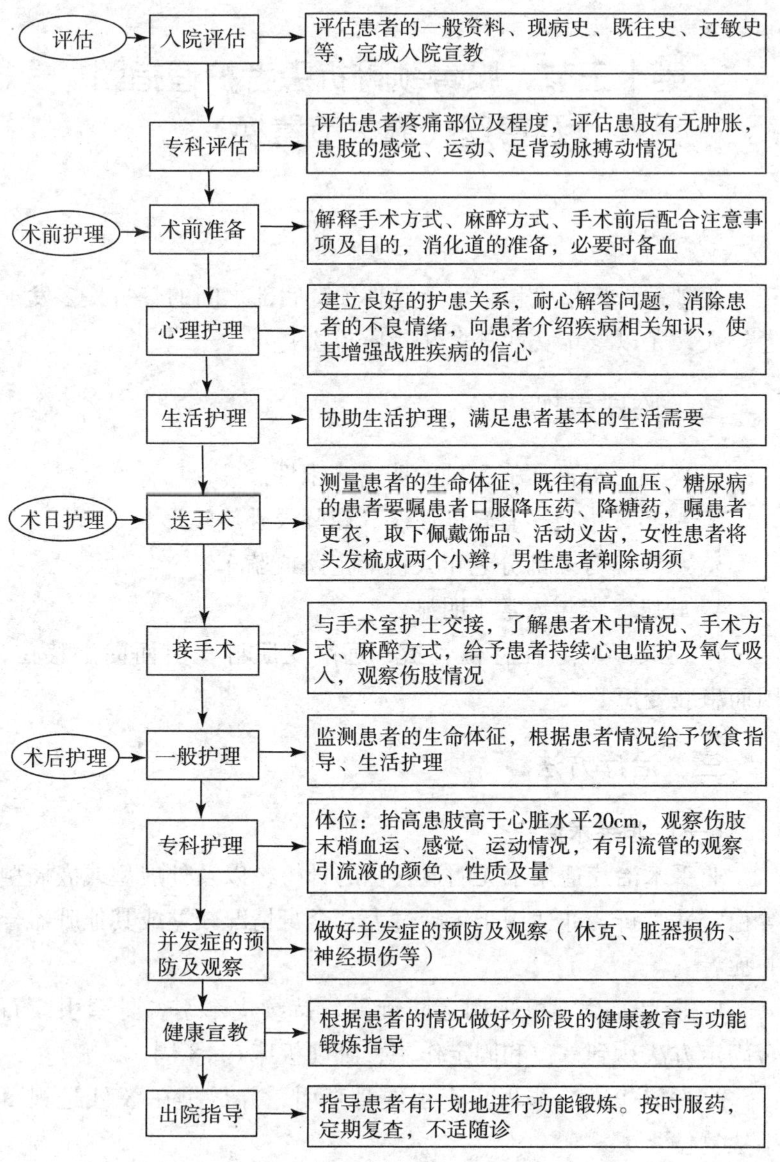

图 6-13-1　骨盆骨折患者护理指引流程

第十三节　股骨颈骨折患者护理指引及管理（髋关节置换）

一、定义

股骨颈骨折指股骨头下至股骨颈基底部之间的骨折，多发于老年人，尤以老年女性较多（骨质疏松）。

二、临床表现

1. 疼痛　局部压痛，轴向叩击痛阳性。
2. 畸形　患肢多有轻度屈髋、屈膝及外旋畸形。
3. 功能障碍　部分老年人仍能走路或骑车。
4. 肿胀　老年人常不明显。
5. 患肢短缩　在移位骨折，远端受肌群牵引而向上移位，因而患肢变短。

三、治疗方法

（一）非手术治疗

非手术治疗适用于无明显移位的骨折，以及外展型或嵌插型等稳定性骨折，亦适用于年龄过大、全身情况较差或其他脏器合并症者。

1. 牵引复位　可采用穿防旋鞋、持续皮牵引、骨牵引或石膏固定方法达到复位和固定作用，卧硬板床 6 ~ 8 周。

2. 手法复位　先做皮牵引或骨牵引，并尽早在 X 线透视下手法复位。

（二）手术治疗

手术治疗适用于老年人头下型骨折、陈旧性骨折、骨折不愈合或股骨头缺血性坏死。

四、皮牵引

1. 牵引的目的　将牵引力直接加于皮肤，间接牵拉肌肉骨骼，不穿破骨组织，对肢体损伤小，可起到患肢制动，保持肢体功能位，减轻疼痛的作用。

2. 注意事项

（1）维持有效牵引。牵引重量一般不超过5kg，嘱患者不能擅自增减牵引重量。

（2）抬高床尾，充分利用患者体重做反牵引，加强牵引效果。

（3）每班检查牵引装置，保持牵引绳与肢体轴线方向一致，牵引锤不能掉在地上；注意患肢血液循环是否正常；注意保护足后跟部位皮肤，保护皮肤、预防压疮。

（4）牵引期间，应指导患者行股四头肌收缩、足趾关节活动，防止肌肉萎缩、关节僵硬。

（5）老年人疼痛感觉稍迟钝，反应稍慢，护士应经常巡视病房，每2~4小时打开牵引套一次，密切注意患肢的末梢血液循环、皮肤温度、足背动脉搏动情况。

五、护理措施

（一）术前护理措施

1. 术前对患者的健康状况及手术耐受性进行评估，做好各种相应检查，全面了解患者的全身状况，包括心、肝、肾、内分泌、血液系统功能状况，评估术前髋关节功能、心理状况及学习能力等。

2. 严密观察肢端末梢感觉、运动、颜色、足背动脉搏动及皮肤温度情况。

3. 饮食指导：普食，易消化饮食。

4. 疼痛的护理：评估疼痛评分，遵医嘱使用镇痛药，注意观察药物的不良反应。

5. 术前准备：完善常规术前准备，麻醉前2小时可饮用清饮料。清饮料是指白开水、淡糖水、清茶，也包括没有渣的果汁。

6. 心理护理。

7. 术前训练：指导患者做伸屈踝关节和足趾关节的活动、臀部肌肉训练，指导患者学会在床上做扩胸运动和深呼吸、咳痰，增加肺活量，预防坠积性肺炎，训练床上大小便等。

（二）术后护理措施

1. 一般护理措施

（1）遵医嘱给予吸氧及行心电监护，腰硬联合麻醉术后2小时进食少量流质饮食，全麻术后4小时进食少量流质，这样可以增加患者术后的舒适感，一定程度上减少恶心、呕吐。

（2）引流管的护理：如有引流装置，应保持引流管通畅，观察引流管有无受压、扭曲、折叠以及引流液的量、颜色、性质，严格无菌技术操作。

（3）饮食护理：进食高蛋白、高热量、高维生素、粗纤维的食物，多饮水

（4）心理护理：重视患者主诉，及时予以心理安慰。

2. 体位　患肢外展中立位（患肢外展30°，足尖向上），不盘腿，不侧卧，患肢下垫一软枕或两腿之间夹一软枕。

3. 病情观察　观察患肢足背动脉搏动、感觉、运动、颜色以及肿胀情况，重视患者的主诉。

4. 疼痛的护理　可预防性口服非甾体类抗炎镇痛药，每天2次，加重时给予杜冷丁50~100mg肌内注射；或应用自控镇痛（PCA）泵2~3天，定时给予镇痛药物。使用期间要注意观察患

者有无恶心、呕吐、腹胀、低血压等并发症的发生，若发现需要及时处理。

5. 伤口的护理　观察伤口的渗血情况，如果渗血较多，应及时更换敷料，保持伤口干燥。

6. 功能锻炼

（1）术后当天：患肢外展15°~30°，术侧肢体下可放置适当厚度的软垫，使髋、膝关节稍屈曲。待麻醉清醒后，指导患者进行患肢的股四头肌等长收缩运动及踝泵运动，每天2~3次，每次10~15分钟。指导患者家属帮助患者向心性按摩患肢。

（2）术后第一天：

①指导患者继续加强股四头肌等长收缩运动及踝泵运动，还可进行臀大肌、臀中肌的等长性收缩练习。保持收缩6~10秒，休息6~10秒，重复10次/组，2~3组/天，以促进下肢血液回流，减少深静脉血栓发生并保持肌肉张力、增加肌力。

②指导患者三点支撑引体抬臀运动。方法：健侧下肢屈曲，健足及双肘关节用力支撑，也可利用牵引架拉手上拉抬起臀部，侧卧时将患肢用软垫抬高，仍需保持外展位，避免术侧髋关节置于伸直外旋位。

③股四头肌训练：让患者大腿肌肉收紧，膝部下压，膝关节保持伸直5秒，再放松5秒。

④臀大肌训练：臀部收紧5秒，放松5秒。

（3）术后第2天：开始膝关节及髋关节的屈伸活动，可摇床30°~40°，髋关节屈曲5°~10°，并由被动逐渐向主动过度，运动时以不引起明显疼痛为度，活动幅度逐渐增大。

①髋关节训练：患肢脚沿床面向上移动，使患肢髋、膝关节屈曲，但应保持髋关节屈曲不超过90°。

②应用足底静脉泵治疗仪治疗，促进血液循环。

③开始CPM练习，注意保持髋外展位。

（4）术后第3、第4天：开始外展练习，卧位到坐位的转移。利用双上肢和健侧支撑力向侧方移动身体，并与床边成一定角度。患侧下肢抬离床面与身体同侧移动，使得双小腿能自然垂于床边。然后双上肢及健侧用力支撑半坐起，半坐起后可在背部用支撑垫稳住。

（5）术后第5、第6天：开始坐－站、站－走的练习。坐－站转换练习：患者在高床边，坐位下健腿着地，患侧朝前放置（防止内收和旋转），利用健侧腿的蹬力和双上肢在身体两侧的支撑下挺起臀部并借助他人的拉力站起；注意在转换过程中避免身体向两侧转动，站位下健腿完全负重，患腿可不负重触地。站－行走练习：患肢不负重，行走时必须有护士或家属在旁保护，以免发生意外；时间根据患者体力，一般不超过15分钟。

（6）术后2～3周：继续巩固以往的训练效果，提高日常生活能力，患腿逐渐恢复负重能力，行步态练习。在仰卧位下做双下肢空踩自行车活动20～30次，患髋屈曲度数在90°以内，每10次为1组，中间休息10分钟。这样既改善了下肢关节的活动范围，也训练了股四头肌的肌力。

六、并发症的护理

1. 泌尿系统感染　鼓励患者多饮水，做好尿管护理，尽早拔管。

2. 压疮　保持床单清洁、平整，定时翻身，避免局部长期受压。

3. 深静脉血栓　术后注意观察患肢的皮温、皮色、肢体肿胀程度，患肢抬高30°，鼓励患者早期进行下肢肌肉等长收缩和踝关节伸屈活动及床上收腹抬臀运动。

七、出院指导

1. 患者初愈不久，宜多卧床休息，以利于骨痂生长牢固；注意防寒避暑，预防感冒。

2. 继续行患肢功能锻炼，禁止患侧髋弯曲超过 90°。

3. 定期复查，复查时间为术后 1 个月、3 个月、6 个月；如有不适，及时随诊。

4. 加强饮食护理，多食补肝肾、强筋骨食物，忌烟酒、辛辣刺激食物。

5. 非手术治疗的患者 8 周后可逐渐在床上坐起，坐起时双腿不能交叉盘腿；3 个月后可逐渐使用拐杖，在患肢不负重的情况下练习行走；6 个月后弃拐行走。

6. 行人工髋关节置换的患者，允许下床后，指导患者在有人陪伴下正确使用助行器或拐杖行走，骨折完全愈合后患肢方可负重。

八、股骨颈骨折患者护理指引流程

见图 6－14－1。

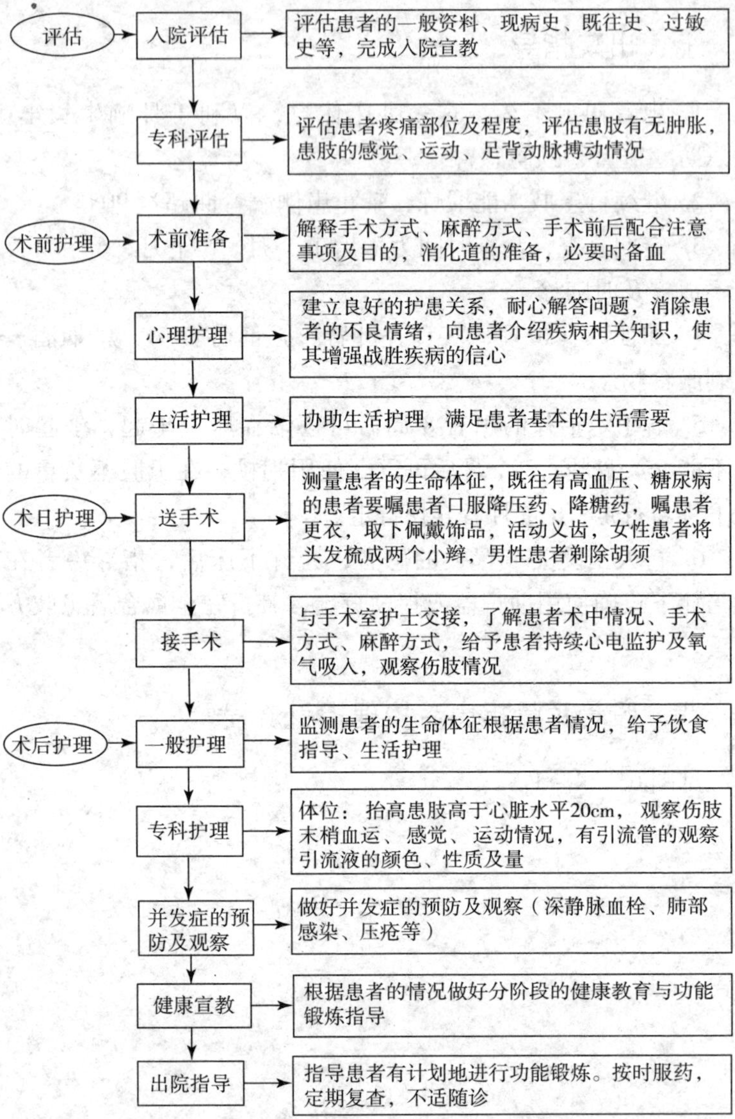

阶段	步骤	内容
评估	入院评估	评估患者的一般资料、现病史、既往史、过敏史等，完成入院宣教
	专科评估	评估患者疼痛部位及程度，评估患肢有无肿胀，患肢的感觉、运动、足背动脉搏动情况
术前护理	术前准备	解释手术方式、麻醉方式、手术前后配合注意事项及目的，消化道的准备，必要时备血
	心理护理	建立良好的护患关系，耐心解答问题，消除患者的不良情绪，向患者介绍疾病相关知识，使其增强战胜疾病的信心
	生活护理	协助生活护理，满足患者基本的生活需要
术日护理	送手术	测量患者的生命体征，既往有高血压、糖尿病的患者要嘱患者口服降压药、降糖药，嘱患者更衣，取下佩戴饰品，活动义齿，女性患者将头发梳成两个小辫，男性患者剃除胡须
	接手术	与手术室护士交接，了解患者术中情况、手术方式、麻醉方式，给予患者持续心电监护及氧气吸入，观察伤肢情况
术后护理	一般护理	监测患者的生命体征根据患者情况，给予饮食指导、生活护理
	专科护理	体位：抬高患肢高于心脏水平20cm，观察伤肢末梢血运、感觉、运动情况，有引流管的观察引流液的颜色、性质及量
	并发症的预防及观察	做好并发症的预防及观察（深静脉血栓、肺部感染、压疮等）
	健康宣教	根据患者的情况做好分阶段的健康教育与功能锻炼指导
	出院指导	指导患者有计划地进行功能锻炼。按时服药，定期复查，不适随诊

图6－14－1　股骨颈骨折患者护理指引流程

第十四节　股骨颈骨折护理指引及管理（内固定）

一、定义

股骨颈骨折指股骨头下至股骨颈基底部之间的骨折，多发于老年人。

二、临床表现

1. *疼痛*　局部压痛，轴向叩击痛阳性。

2. *畸形*　患肢多有轻度屈髋、屈膝及外旋畸形。

3. *功能障碍*　移位骨折患者在伤后不能坐起或站立。

4. *肿胀*　患肢肿胀明显。

5. *患肢短缩*　在移位骨折中，远端受肌群牵引而向上移位，因而患肢变短。

三、治疗方法

1. *非手术治疗*　适用于无明显移位的骨折、外展型或嵌插型等稳定性骨折且不能耐受手术者。

（1）牵引复位：可采用穿防旋鞋、皮牵引、骨牵引或石膏固定方法达到复位和固定作用，卧硬板床6～8周。

（2）手法复位：先做皮牵引或骨牵引，并尽早在X线透视下手法复位。

2. *手术治疗*　适用于内收型骨折或有移位的骨折、难以牵引复位或手法复位者。在骨折复位后经皮或切开行加压螺纹钉内固定术。

四、皮牵引

1. 牵引的目的　将牵引力直接加于皮肤，间接牵拉肌肉骨骼，不穿破骨组织，对肢体损伤小，可起到制动患肢，保持肢体功能位，减轻疼痛的作用。

2. 注意事项

(1) 维持有效牵引：牵引重量一般不超过5kg，嘱患者不能擅自增减牵引重量。

(2) 抬高床尾，充分利用患者体重做反牵引，加强牵引效果。

(3) 每班检查牵引装置，保持牵引绳与肢体轴线方向一致，牵引锤不能掉在地上。注意患肢血液循环是否正常，注意保护足后跟部位皮肤，预防压疮。

(4) 牵引期间，应指导患者行股四头肌收缩、足趾关节活动，防止肌肉萎缩、关节僵硬。

(5) 护士应经常巡视病房，每2～4小时打开牵引套一次，密切注意患肢的末梢血液循环、皮肤温度、足背动脉搏动情况。

五、护理措施

(一) 术前护理措施

1. 术前对患者的健康状况及手术耐受性进行评估，做好各种相应检查，全面了解患者的全身状况，包括心、肝、肾、内分泌系统、血液系统等的功能状况，评估术前髋关节功能、心理状况及学习能力等。

2. 严密观察肢端末梢感觉、运动、颜色、足背动脉搏动及皮肤温度情况。

3. 饮食指导：普食，粗纤维饮食。

4. 疼痛的护理：评估疼痛评分，遵医嘱使用镇痛药，注意观察药物的不良反应。

5. 术前准备：完善常规术前准备，麻醉前 2 小时可饮用清饮料。清饮料是指白开水、淡糖水、清茶，也包括没有渣的果汁。

6. 心理护理。

7. 术前训练：指导患者做伸屈踝关节和足趾关节的活动、臀部肌肉训练，指导患者学会在床上做扩胸运动和深呼吸、咳痰，增加肺活量，预防坠积性肺炎，训练床上大小便等。

（二）术后护理措施

1. 一般护理措施

（1）遵医嘱给予吸氧及行心电监护。腰硬联合麻醉术后 2 小时进食少量流质食物，全麻术后 4 小时进食少量流质食物，这样可以增加患者术后的舒适感，一定程度上减少恶心、呕吐。

（2）引流管的护理：如有引流装置，应保持引流管通畅，观察引流管有无受压、扭曲、折叠以及引流液的量、颜色、性质，严格无菌技术操作。

（3）饮食护理：进食高蛋白、高热量、高维生素、粗纤维的食物，多饮水。

（4）心理护理：重视患者主诉，及时予以心理安慰。

2. 体位　术后需严格卧床，取仰卧位，保持患肢中立位并外展约 30°，穿“丁”字鞋，防止髋关节内外旋。保持患肢轻度外展，防止内收。

3. 病情观察　观察患肢足背动脉搏动、感觉、运动、颜色以及肿胀情况，重视患者的主诉。

4. 疼痛的护理　疼痛不仅给患者带来痛苦，而且可使机体释放 5 - 羟色胺。5 - 羟色胺有强烈的收缩血管作用，如不及时处理，疼痛可导致血管腔闭塞或血栓形成，因此必须予以重视。

术后早期疼痛多因手术创伤引起，但应注意除外局部压迫、感染、下肢深静脉血栓等病因。可预防性口服非甾体类抗炎镇痛药，每天2次，加重时给予杜冷丁50～100mg肌内注射；或应用自控镇痛（PCA）泵2～3天，定时给予镇痛药物。使用期间要注意观察患者有无恶心、呕吐、腹胀、低血压等并发症的发生，一旦发现，需要及时处理。

5. 伤口的护理　观察伤口的渗血情况，如果渗血较多，应及时更换敷料，保持伤口干燥。

6. 功能锻炼

（1）第一阶段：术后当天。麻醉作用消失后即鼓励患者进行踝关节的主动和被动背伸和跖屈，做深呼吸练习，并辅以患肢肌肉被动按摩，自远端向近端挤压患肢腓肠肌，促进下肢静脉回流。

（2）第二阶段：术后第一天。

①指导患者继续加强股四头肌等长收缩运动及踝泵运动。还可进行臀大肌、臀中肌的等长性收缩练习，保持收缩6～10秒，休息6～10秒，重复10次为1组，2～3组/天，以促进下肢血液回流，减少深静脉血栓发生并保持肌肉张力、增加肌力。

②指导患者三点支撑引体抬臀运动。方法：健侧下肢屈曲，健足及双肘关节用力支撑，也可利用牵引架拉手上拉抬起臀部，侧卧时将患肢用软垫抬高，仍需保持外展位，避免术侧髋关节置于伸直外旋位。

③股四头肌训练：让患者大腿肌肉收紧，膝部下压，膝关节保持伸直5秒，再放松5秒。

④臀大肌训练：臀部收紧5秒，放松5秒。

（3）第三阶段：术后第二天。开始膝关节及髋关节的屈膝屈髋活动，可摇床30°～40°，髋关节屈曲5°～10°，并由被动逐渐向主动过渡，运动时以不引起明显疼痛为度，活动幅度逐渐增大。

①髋关节训练：患肢脚沿床面向上移动，使患肢髋、膝关节屈曲，但应保持髋关节屈曲不超过90°。

②应用足底静脉泵治疗仪治疗，促进血液循环。

③开始CPM练习，注意保持髋外展位。先从0°到30°角度缓慢锻炼，逐渐加大角度，1周左右可达到功能位角度（90°），每次1小时，每天3～4次。

（4）第四阶段：术后3周。根据患者体质逐步选择床上或拄双拐下地不负重活动。一定要在专人保护下活动，防止跌倒。

（5）第五阶段：8周后。逐渐拄双拐非负重行走。

（6）第六阶段：3个月以后至1年。拄单拐轻度负重行走锻炼，以防止患肢压力过大而造成股骨头周围供血不足、营养不良，从而产生股骨头坏死的不良后果。1年以后，可弃拐行走，但不能过度负重，不能行重体力劳动。

六、并发症的护理

1. 泌尿系统感染　鼓励患者多饮水，做好尿管护理，尽早拔管。

2. 压疮　保持床单清洁、平整，定时翻身，避免局部长期受压，对受压的骨突部位进行按摩，加强营养，加强观察。

3. 深静脉血栓　术后注意观察患肢的皮温、皮色、肿胀程度，患肢抬高30°。鼓励患者早期进行下肢肌肉等长收缩和踝关节背伸、趾屈活动及床上收腹抬臀运动。

4. 肺部感染　指导患者深呼吸、有效咳嗽，清除呼吸道分泌物，定时叩背，促进痰液排出，必要时进行雾化吸入。

七、出院指导

1. 患者初愈不久，宜多卧床休息，以利于骨痂生长牢固。注意防寒避暑，预防感冒。

2. 多进食富含钙质的食物，防止骨质疏松，忌烟酒、辛辣刺激食物。

3. 为防止植入的空心钉退出、骨折移位，患者术后半年内不能两腿交叉、跷二郎腿，禁止下蹲及坐矮凳，不能爬陡坡。

4. 日常生活中，避免早期下地负重。3 个月后开始拄拐下地不负重锻炼，半年后骨折愈合后逐步负重锻炼，避免摔倒、扭伤。下床功能锻炼时最好有家人在旁保护，以免摔倒造成二次骨折。

5. 定期复查：复查时间为术后 1、3、6 个月，如有不适，及时随诊。

八、股骨颈骨折（内固定）患者护理指引流程

见图 6－15－1。

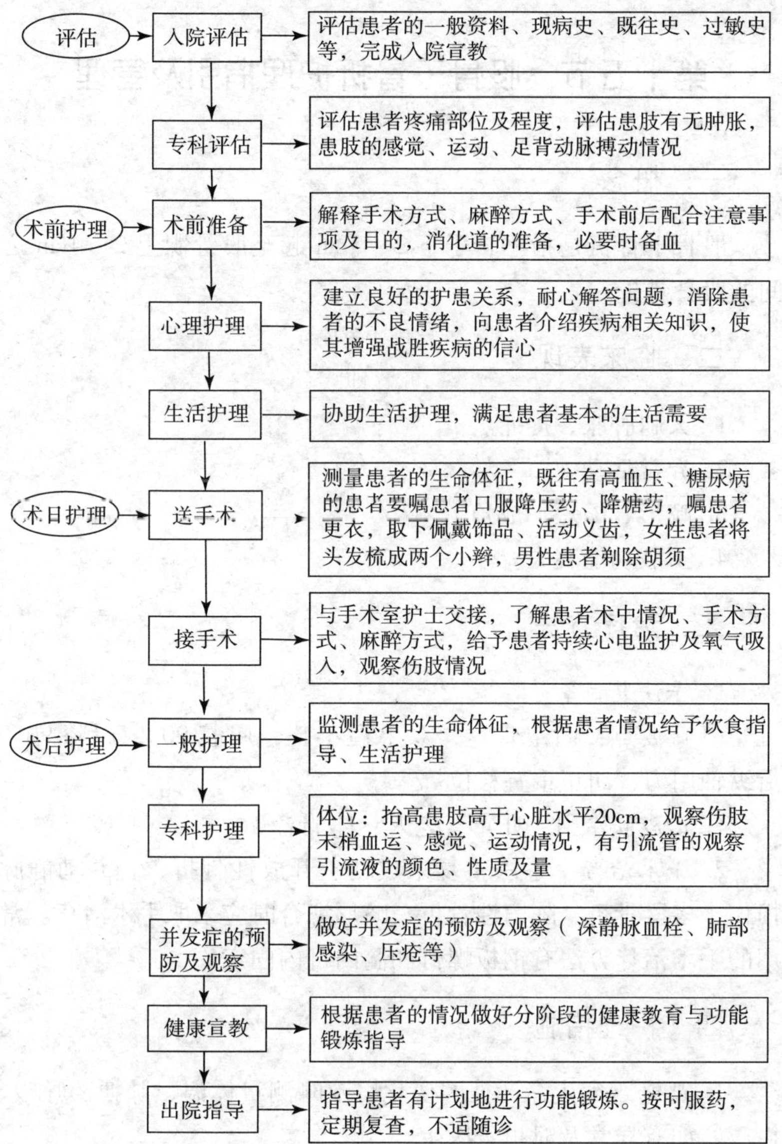

图 6－15－1　股骨颈骨折（内固定）患者护理指引流程

第十五节　股骨干骨折护理指引及管理

一、概念

股骨干骨折是指小转子下 2 ~ 5cm 起至股骨髁上 2 ~ 4cm 之间的股骨骨折。

二、临床表现

1. 大腿肿胀、疼痛。
2. 异常活动。
3. 畸形、缩短、成角。
4. 下肢功能丧失。

三、治疗方法

1. 手法复位

（1）要点：固定骨盆，双手握小腿，屈髋 90°，屈膝 90°，沿纵轴用力，纠正重叠移位。

（2）皮肤牵引：儿童、老人、体弱者。

2. 手术治疗　手法整复未成功、开放性骨折、合并动静脉损伤、多段骨折、陈旧性骨折、畸形愈合时应采取手术治疗。常用的手术治疗方法有钢板螺钉和髓内钉内固定。

四、护理措施

1. 严密观察生命体征的变化，及时测量体温、脉搏、呼吸、血压，如有异常及时报告医生。

2. 观察牵引轴线、牵引滑轮、牵引重量是否正确。如发现滑轮偏移、轴线不对，应随时调整。牵引重量不可随意加减。股骨干骨折初期牵引重量一般为6~8kg，骨折重叠纠正手法整复后，牵引重量可用3~4kg维持。

3. 股骨上1/3骨折钢钳撬压者，应注意撬压钢针是否滑脱、松动，如有滑脱松动应及时调整，避免骨折错位。

4. 股骨干骨折手法整复失败或畸形愈合行内固定手术者，术后应注意伤口有无渗血及患肢末梢血循情况。髋“人”字石膏外固定者，护理见髋“人”字石膏固定护理。

（1）维持有效循环血量：①预防和纠正休克，快速建立静脉通道，根据医嘱输液、输血，及时处理出血。②监测生命体征变化。观察患者有无脉搏增快、皮肤湿冷、血压下降等，发现异常及时报告。③保暖。注意室温和躯体保暖，改善微循环。

（2）应观察患肢的血液循环，包括观察患肢皮肤温度、颜色、足背动脉搏动及患肢末梢感觉、运动情况。

（3）加强功能锻炼，促进康复：①指导练习股四头肌的等长收缩，同时练习小腿、距小腿关节的屈伸及足部活动。②指导练习膝关节屈伸和髋关节的等长运动。③根据病情鼓励患者在患肢不负重情况下练习行走。

（4）监测患者有无感染症状和体征：①加强伤口护理，严格按无菌技术清洁伤口和更换敷料，保持敷料干燥；②合理应用抗菌药物，遵医嘱及时和合理安排抗菌药物的使用；③定时更换卧位预防压疮和坠积性肺炎的发生。

五、康复锻炼

1. 第一阶段　骨折早期，伤后2周内。此期患肢肿胀疼痛，骨折端不稳定，容易再移位。此期主要指导患者行股四头肌收缩运动，骨折部上下关节不可活动。整复固定后，鼓励患者脚趾自主活动，踝关节背伸和背屈，股四头肌舒缩活动等。牵引患者可酌情手拉吊环做收腹提臀动作。

2. 第二阶段　骨折中期，伤后3~4周。局部肿胀消退，疼痛减轻，骨折端已较稳定，骨痂开始生长。此期除继续增强患肢肌肉舒缩活动外，逐步恢复骨折部上下关节的活动。伤后5~6周，加大关节活动幅度，鼓励患者做直腿抬高运动，防止肌肉萎缩，避免关节僵硬。

3. 第三阶段　骨折后期。骨折临床愈合后，要加强患肢关节运动和负重锻炼，使关节迅速恢复肢体正常活动和肢体正常力量。下肢拄双拐者，应逐步改为单拐，继而弃拐行走。功能锻炼应循序渐进，以患者不感到疲劳和骨折部位不发生疼痛为度。

六、并发症的护理

1. 失血性休克　股骨干骨折出血较多，出血量估计500~1000ml，应及时开放静脉通路，扩充血容量，纠正酸碱平衡。

2. 挤压综合征　肢体肌肉较厚的部位受压迫时间过长，解除压迫后，肢体迅速出现以肿胀、肌红蛋白尿、高钾血症为特征的急性肾功能衰竭。多见于地震、塌方、战伤。

3. 脂肪栓塞综合征　发生严重创伤，特别是长管骨骨折后，以进行性低氧血症，皮下、内脏出血，意识障碍为特征的综合征。发病率1%。应及时开窗引流。

4. 优先处理并发症（休克、挤压综合征）

（1）初处理：现场急救，要用最有效、简捷方法固定骨折后送医院（下肢长、重、干力大，易加重损伤、骨折移位）。

（2）牵引护理：牵引术后要保证牵引效能，要保持牵引的重锤悬空，不可随意增减牵引重量。患者不要擅自改变体位，保持牵引所需的体位和力线。定期测量两侧肢体的长度，做好记录。保持骨牵引处针眼干燥，定期消毒换药，预防感染。注意观察钢针有无松动、滑脱等。

七、出院指导

1. 室内应经常通风换气，保持空气清新。经常到户外活动，多晒太阳。讲究个人卫生，防止感冒。

2. 继续加强功能锻炼，股骨干骨折患者需较长时间拄拐锻炼，因此拄拐是下床活动的必要条件，且拄拐方法的正确与否与发生继发性畸形、再损伤或引起臂丛神经损伤等有密切关系。因此应指导患者正确使用双拐，教会患者膝关节功能疗法。

3. 股骨中段以上骨折者，下床活动时始终应注意保持患肢的外展体位，以免因负重和内收肌的作用而发生继发性向外成角突起畸形。

4. 功能锻炼应用力适度，活动范围由小到大，循序渐进，切不可操之过急，每次应以不感到疲劳为度，以免给骨折愈合带来不良影响。

5. 2~3 个月后拍片复查。若骨折处已达骨性愈合，可酌情使用单拐而后弃拐行走。

八、股骨干骨折患者护理指引流程

见图 6-16-1。

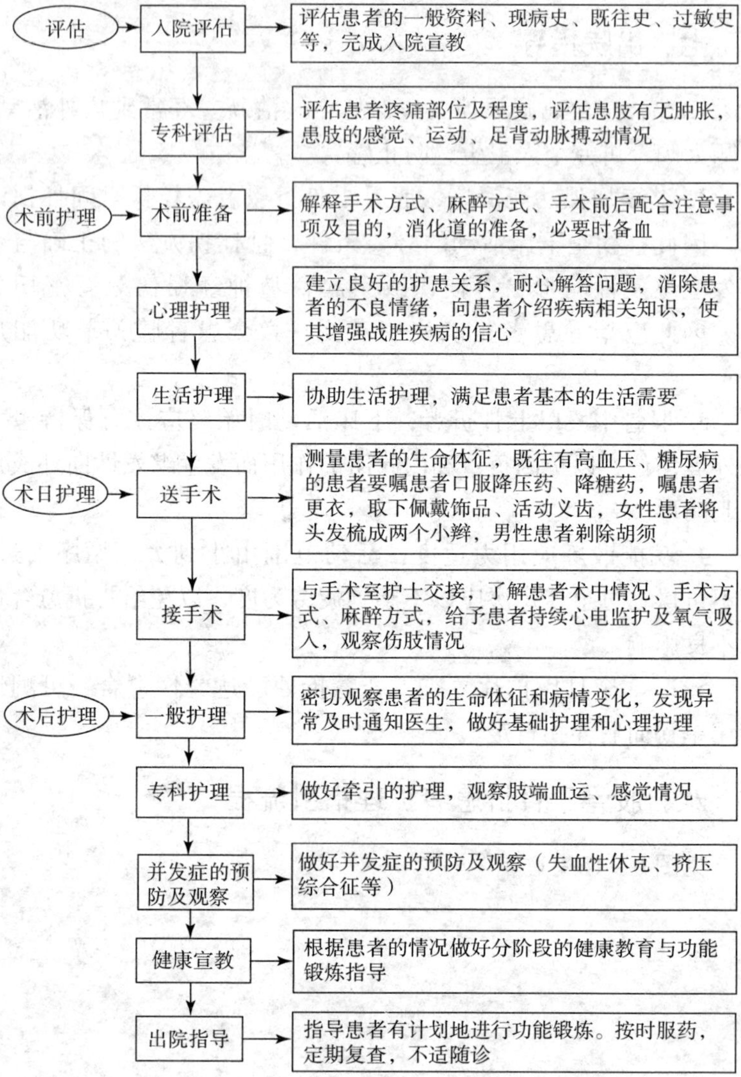

评估	入院评估	评估患者的一般资料、现病史、既往史、过敏史等，完成入院宣教
	专科评估	评估患者疼痛部位及程度，评估患肢有无肿胀，患肢的感觉、运动、足背动脉搏动情况
术前护理	术前准备	解释手术方式、麻醉方式、手术前后配合注意事项及目的，消化道的准备，必要时备血
	心理护理	建立良好的护患关系，耐心解答问题，消除患者的不良情绪，向患者介绍疾病相关知识，使其增强战胜疾病的信心
	生活护理	协助生活护理，满足患者基本的生活需要
术日护理	送手术	测量患者的生命体征，既往有高血压、糖尿病的患者要嘱患者口服降压药、降糖药，嘱患者更衣，取下佩戴饰品、活动义齿，女性患者将头发梳成两个小辫，男性患者剃除胡须
	接手术	与手术室护士交接，了解患者术中情况、手术方式、麻醉方式，给予患者持续心电监护及氧气吸入，观察伤肢情况
术后护理	一般护理	密切观察患者的生命体征和病情变化，发现异常及时通知医生，做好基础护理和心理护理
	专科护理	做好牵引的护理，观察肢端血运、感觉情况
	并发症的预防及观察	做好并发症的预防及观察（失血性休克、挤压综合征等）
	健康宣教	根据患者的情况做好分阶段的健康教育与功能锻炼指导
	出院指导	指导患者有计划地进行功能锻炼。按时服药，定期复查，不适随诊

图 6－16－1　股骨干骨折患者护理指引流程

第十六节　髌骨骨折护理指引及管理

一、定义

髌骨是全身最大的籽骨。髌骨骨折是较常见的损伤，以髌骨局部肿胀、疼痛、膝关节不能自主伸直为主要表现，常有皮下瘀斑以及膝部皮肤擦伤，多发生于30~50岁的男性。

二、临床表现

髌骨骨折可表现为患膝肿胀、疼痛，伸膝受限（无移位或纵形骨折表现可能不明显）。髌前可以扪及骨折分离后的空虚间隙。关节血肿常见于大多数髌骨骨折，血可以渗入邻近的皮下组织，膝关节内的张力性血肿可加重膝关节的疼痛。

三、治疗方法

目的：尽量保证伸膝装置的连续性，保存髌骨的功能，恢复髌骨整齐的关节面，减少髌骨骨折并发症。

1. *非手术治疗*　对于无移位、闭合、伸膝装置完整的骨折，早期肿胀严重时应在无菌条件下抽吸血肿，用上下长腿石膏托或石膏管型固定。

一般石膏固定1~2周，开始练习股四头肌收缩，2周后练习直腿抬高。4~6周后去除外固定开始逐步进行膝关节的屈曲活动并持双拐练习负重。

2. *手术治疗*　横形骨折移位超过2mm或移位的粉碎性骨折应考虑手术治疗。

（1）切开复位内固定。

（2）髌骨部分切除：适用于髌骨上下极粉碎性骨折未波及

软骨面，骨折近端大而完整者。术后，石膏固定4周左右逐步练习关节活动。

（3）髌骨全切除：适用于不能复位、不能部分切除的严重髌骨粉碎性骨折者。术后石膏固定4周左右，开始练习活动，应预防股四头肌萎缩。

四、护理措施

（一）非手术期护理

1. 体位护理　石膏固定后将患肢放于下肢垫上，抬高患肢，使患肢高于心脏水平面20cm，以利静脉血液回流，减轻肿胀。保护石膏，防止折断。

2. 心理护理　由于髌骨粉碎性骨折起病急，突如其来的疼痛及肢体活动受限，易使患者出现紧张、焦虑、烦躁、怨恨等心理问题。护士应热情接待，妥善安置患者，向患者介绍手术的目的、方法及安全性，让患者消除思想顾虑，积极配合治疗和护理。

3. 饮食护理　饮食宜为高蛋白、高维生素、高钙、粗纤维及果胶成分丰富的食物。品种多样，色、香、味俱全，且易消化。

4. 疼痛护理　由于骨折后局部肿胀、关节内积液积血、外固定物过紧等致疼痛严重，表现为受压组织处或肢体远端剧烈疼痛，并伴有皮肤苍白、麻木、温度降低，严重时出现被动伸趾时疼痛加剧。处理：早期冷疗、加压包扎，以减少局部出血，减轻肿胀；若为外固定包扎过紧，则松解外固定物，遵医嘱按时给予止痛剂。

5. 术后护理　每1～2小时冷敷10～15分钟，以减轻局部充血，同时应注意观察弹力绷带的松紧度。

（二）病情观察

1. 遵医嘱给予吸氧及行心电监护。腰硬联合麻醉术后 2 小时进食少量流质食物，全麻术后 4 小时进食少量流质食物，这样可以增加患者术后的舒适感，一定程度上减少恶心、呕吐。

2. 严密观察患肢的血液循环和肿胀情况，如发现肢体远端苍白、温度降低、发绀、疼痛、麻木等异常情况，应及时通知医生并妥善处理。如足趾血运尚好，但皮肤感觉减退，足趾不能主动活动，考虑是神经受压，应在受压部位开窗减压或更换石膏。

3. 严密观察伤口渗血及引流情况：观察伤口的渗血情况，如果渗血较多，应及时更换敷料，保持伤口干燥。如有引流装置，应保持引流管通畅，观察引流管有无受压、扭曲、折叠，以及引流液的量、颜色、性质。

4. 患肢术后常用弹力绷带包扎肢体，以减轻关节内积液。但可因包扎过紧，使肿胀加重而引起血液循坏障碍，应予以重视并定时巡视，以及时发现和处理。

五、并发症的护理

1. 关节血肿　关节内积血是髌骨骨折术后较为常见的早期并发症之一，主要是手术止血不够彻底，引流不够通畅造成。血肿常因引起疼痛而影响关节功能恢复。措施：手术缝合伤口前应彻底止血，必要时伤口放置引流可有效防止血肿发生。观察引流液的量、性质，观察关节有无肿胀、瘀血，注意伤口出血情况。

2. 感染　髌骨骨折术后感染较为少见，多见于开放性骨折。感染一旦发生，则后果严重，容易导致骨折迁延不愈，甚至发生骨髓炎。预防应用抗生素、术中严格无菌操作、开放性骨折仔细清创等可以有效预防感染。临床怀疑术后感染应及时穿刺抽液检查。一旦感染，应大剂量应用抗生素，必要时切开清洗、放置引流，同时注意保持骨折的内固定。

3. 内固定钢丝断裂　通常由被动功能锻炼过剧或日常活动不当引起。髌骨骨折内固定术后应以主动功能锻炼为主，被动为辅，注意动作协调、循序渐进，活动量由少到多，活动范围由小到大，切忌采取任何粗暴的被动活动。治疗时手术取出断裂的钢丝，将骨折复位后仍以钢丝内固定。

4. 膝关节功能障碍　髌骨骨折的功能锻炼对膝关节功能恢复影响很大。长腿石膏夹板固定膝关节于伸直位，限制了肢体的功能练习，肢体长时间的静止固定，是髌骨骨折术后膝关节僵硬导致功能障碍的主要原因。股四头肌锻炼是骨折治疗术后功能恢复过程中的重要措施，石膏夹板固定膝关节以2~3周为宜，指导患者伤后早期疼痛稍减后即开始练习股四头肌主动收缩，以防关节纤维粘连和周围肌肉挛缩影响膝关节的功能。

5. 创伤性关节炎　创伤性关节炎是髌骨骨折最为常见的并发症。创伤导致关节面软骨的损伤、残留的“台阶”样错位畸形使髌股关节关系紊乱、关节软骨退变，最终导致创伤性关节炎。术前正确掌握手术指征、复位以前仔细检查股骨远端和髌骨关节面以明确关节软骨是否受损、术中尽量使骨折达到良好复位和坚强内固定，注意合并伤的处理及术后积极功能锻炼，可减少创伤性关节炎的发生。

六、功能锻炼

1. 向患者介绍髌骨骨折可能出现的不良后果，使患者明白功能锻炼的重要性，主动并积极配合功能锻炼。

2. 股四头肌收缩运动：伤后疼痛稍减轻后，即应开始练习股四头肌等长收缩，每小时不少于100次，每天餐后半小时练习。以防股四头肌粘连、萎缩、伸膝无力，为下地行走打好基础。髌骨全切除术后，股四头肌伸膝力臂缩短，致伸膝无力，易疲劳，应在术后4周进行；抱膝圈固定后应在2周以后进行，以免骨折分离移位。

3. 髌骨被动活动：每天向左右两侧推动髌骨，防止髌骨与关节面黏连，患者坐起时，自己也要随时推动。

4. 抱膝圈固定后即可开始练习踝关节的背屈、跖屈运动和足趾关节活动。

5. 直腿抬高运动：膝部软组织修复愈合后开始练习抬腿运动。

6. 伤口拆线后，如局部不肿胀、无积液，可带着石膏托扶双拐下地，患肢不负重。

7. 4 ~6 周去除外固定后，开始练习膝关节屈伸活动。刚开始如屈伸有困难时应辅以外力锻炼，主要的方法有弓步压腿、扶床下地、负重伸膝等。一般来说，由于较长时间的固定，膝关节存在不同程度的功能障碍，应采取多种形式和方法进行锻炼，如主动和被动、床上和床下、器械和非器械等锻炼方法相结合。先由他人帮忙屈膝，有一定活动度后改为主动活动。患者可在卧床时主动屈伸膝关节，也可下地扶床边或门框下蹲，锻炼膝关节屈伸功能。压沙袋法锻炼膝关节的屈伸功能：患者坐于床边，将患肢伸出床沿，在踝部吊一个3kg的沙袋，每次练习15分钟，2 ~3次/天。

七、健康教育

1. 髌骨参与构成伸膝的装置，在伸膝时起杠杆作用，加强伸膝力量，因此，髌骨骨折的功能锻炼对膝关节功能恢复影响很大。向患者强调这点，使其积极配合功能锻炼。

2. 告诉患者，在固定期间以股四头肌锻炼为主，固定解除后以膝关节屈伸活动为主。

3. 可选用多种形式和方法进行锻炼，如主动锻炼和被动锻炼结合，床上锻炼和床下锻炼结合，用器械和不用器械锻炼结合。

八、出院指导

告知戴石膏出院者如发现石膏松动或变软，远端出现肢体感觉麻木、肢体发凉等应及时复诊。向患者讲解运动内容、方法及注意事项，要争取家属及亲属的支持与配合，以便督促患者继续加强各种功能锻炼，如练习膝关节屈伸活动，活动幅度由小到大，不能停止运动或过激运动。指导患者按期复查，避免提前弃拐。1 个月后复查。根据骨折愈合情况确定取出内固定时间，一般为 8 个月。

九、髌骨骨折患者护理指引流程

见图 6－17－1。

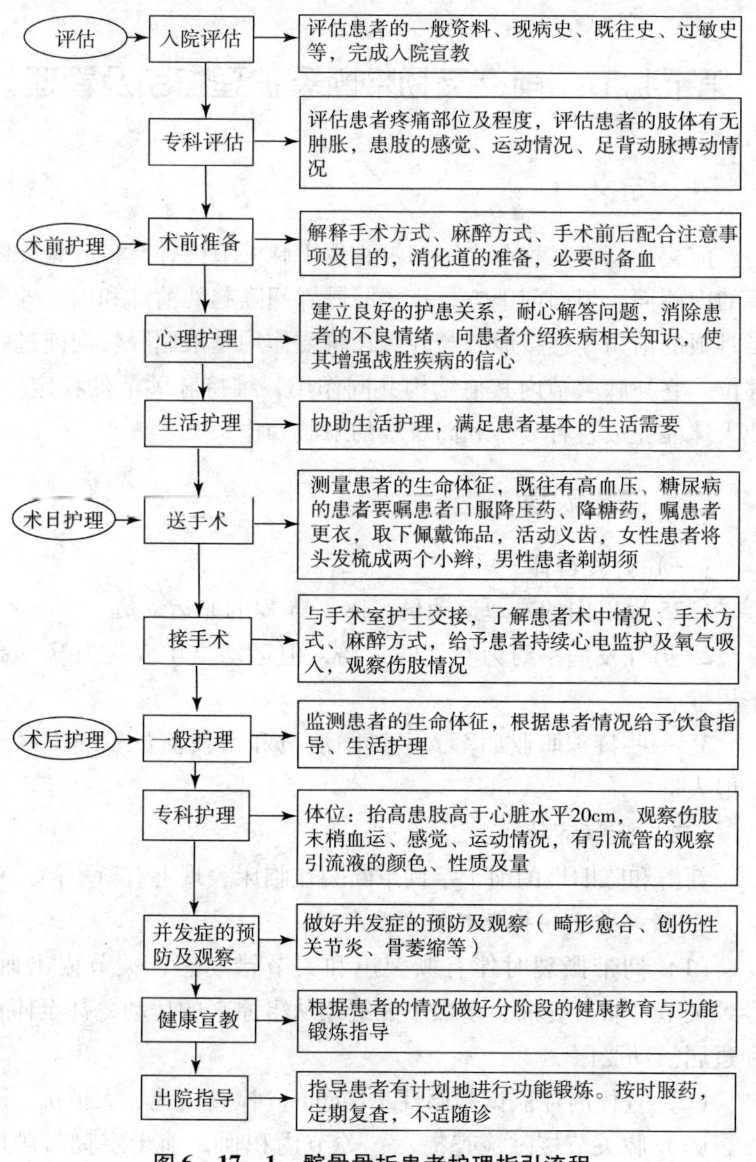

图 6－17－1　髌骨骨折患者护理指引流程

第十七节　前交叉韧带断裂护理指引及管理

一、定义

前交叉韧带又称前十字韧带，位于膝关节内，起自股骨外侧髁的内侧面，斜向前下方，止于胫骨髁间隆起的前部和内、外侧半月板的前角，连接股骨与胫骨，主要作用是限制胫骨向前过度移位。它与膝关节内其他结构共同作用，维持膝关节的稳定性，使人体能完成各种复杂和高难度的下肢动作。

二、临床表现

（一）好发群体

1. 25 岁以内的专业运动员，18～35 岁的非运动员。

2. 男性发病率约为女性的 2 倍，但运动员中女性发病率高于男性。

3. 一些特殊职业如军人、舞蹈演员和杂技演员发病率高于一般人群。

（二）疾病症状

新鲜和陈旧性的前十字韧带断裂在临床表现上有所不同。

1. 新鲜前十字韧带断裂主要表现

（1）韧带撕裂时伴有撕裂声和关节错动感，关节内出血，导致关节肿胀，疼痛，多数不能继续从事原来的运动，甚至伸直和过屈活动受限。

（2）查体时浮髌试验阳性，Lachman 检查松弛、无抵抗。

（3）膝关节核磁检查提示：关节内积血，前十字韧带肿胀或连续性中断，可以看到残端、股骨髁间窝外侧壁或股骨外髁后方和相对应的胫骨平台骨挫伤表现。

2. 陈旧性前十字韧带断裂主要表现

（1）关节松弛不稳，患者在运动中有膝关节错动感或打软腿，不能急停急转，不能用患腿单腿支撑。

（2）运动中膝关节容易反复扭伤，疼痛，造成半月板损伤后甚至出现反复交锁。

（3）查体：Lachman 检查松弛、无抵抗，前抽屉试验阳性。

（4）膝关节核磁检查提示：前十字韧带连续性中断，可以看到残端、股骨外髁和胫骨平台骨挫伤表现。时间过久的，韧带的形态消失，出现骨质增生表现。

（5）KT1000、KT2000 可以定量检查膝关节前向移位的程度，与对侧相比移动大于 3mm 以上。

（6）反复扭伤的患者往往继发关节软骨和半月板损伤。

三、治疗方法

（一）急性期处理

1. 膝关节冰敷以便消肿止痛。

2. 关节制动，必要时加压包扎，减少再出血。

3. 如没有条件近期手术，在肿痛减轻后，进行膝关节活动度练习和下肢肌力练习。

4. 合并内侧副韧带损伤时，要在损伤后 10 天内限期行急诊手术治疗。如果存在关节活动障碍，要在关节活动范围接近正常后再手术。

（二）手术治疗

前十字韧带完全断裂的最佳治疗方案是手术重建前十字韧带。

1. 手术的最佳时机是在术后 3 个月之内。

2. 关节镜下前十字韧带重建手术技术成熟，创伤小，恢复快。

3. 目前重建前十字韧带的手术方式包括单束重建，双束重建；两种手术临床效果没有明显差异。

4. 重建前十字韧带可以选用的移植物材料包括自体材料，如腘绳肌腱、自体髌腱等，效果最佳。如果多根韧带同时损伤可以考虑加用异体肌腱或人工韧带等。

5. 重建前十字韧带需要用到的固定材料包括金属界面螺钉、可吸收界面螺钉等。

6. 合并内侧副韧带损伤或半月板交锁时，要限期行急诊手术治疗。

四、护理措施

（一）术前护理措施

1. 心理护理　向患者详细介绍手术的目的、方法及注意事项。并将成功病例加以介绍，消除患者心中的焦虑，树立战胜疾病的信心，使其积极配合手术治疗和护理。

2. 术前评估　协助患者做好各项检查工作，充分评估患者的身体状况，对合并糖尿病的患者，密切监测血糖变化，指导饮食控制。

3. 术前功能锻炼　教会患者股四头肌及关节功能锻炼的方法及要领，制订图文型的康复计划，使其掌握要领，为术后功能锻炼做好准备。向患者讲解术前功能锻炼的目的、注意事项及功能锻炼后达到的效果。

（二）术后护理

1. 体位护理　手术结束，患者返回病房后，应取低枕平卧6小时，体位感觉舒适。加强生命体征的观察，患肢用弹力绷带包扎5～7天，支具固定膝关节在完全伸膝位。

2. 疼痛护理　手术后，尤其是复杂的关节镜手术，95%的患者术后出现疼痛难忍。给予24小时静脉止痛药泵入或应用非甾体或阿片类药物。指导患者抬高患肢，局部冷敷，活动足趾及踝关节，促进静脉回流，减轻下肢水肿。有效镇痛可使患者早期从事康复锻炼和活动，利于早期康复。功能练习中存在的疼痛是不可避免的，如疼痛在练习停止0.5小时内可消退至原水平，则不会对组织造成损伤，可以耐受。

3. 关节积液和关节血肿的护理

（1）如关节腔积液仅膝关节处胀感，疼痛不明显，无明显全身症状，一般术后4～8小时出现，为滑膜刺激后反应；如膝关节张力大，肿胀明显，浮髌试验阳性，应通知医生穿刺抽吸。

（2）术后均常规放置1路甚至2路负压引流。负压引流是一项安全有效的预防关节内血肿技术，其优点是全封闭、不影响肢体的早期活动、不发生引流液倒流。

（3）自身凝血功能不良、大量出血应引起高度重视。如果表现为膝关节疼痛进行性加重、肿胀明显、伤口敷料渗血量大，应立即通知医生，在无菌条件下进行穿刺，抽出积血，加压包扎，膝关节两侧置冰袋冷敷。

4. 防止血栓性并发症　国外资料统计关节镜术后深静脉血栓发生率占所有关节镜手术患者的0.1%～0.2%，故在护理中应注意此并发症的发生。对于年龄大于40岁、手术时间过长及以往有血栓形成和栓塞的患者尤应注意。

（1）术后尽早让患者进行功能锻炼，并嘱患者做下肢肌群主动收缩练习及被动按摩；

（2）对于高凝状态的人群，预防性应用抗栓剂低分子肝素，但时间不宜过久；

（3）注意保持引流管通畅，定时挤压；

（4）密切观察患者术后是否出现小腿后方疼痛，小腿及踝关节是否肿胀，患肢远端皮色、皮温的变化及足背动脉脉搏强弱。若有异常，应行下肢多普勒检查或静脉造影，确定有无深静脉血栓形成。一经确诊，遵医嘱应用溶栓药物，持续低流量吸氧

2L/min，抬高患肢 20°～30°，并注意患肢保暖。

5. 支具的应用指导　术后 2 周用支具固定在完全伸膝位，术后 3～4 周下地时支具固定，保持膝关节伸直位。5 周以后，支具锁定于屈膝 10°位，逐渐适应后弃拐完全负重行走。9 周以后去除支具，但行走时避免膝关节过伸。

6. 康复训练指导

（1）肌力训练：麻醉消失后做股四头肌、腘绳肌、髋内伸肌等长收缩训练 20 分钟/次，2 次/天。术后第 2 天可做直腿抬高练习，20 分钟/次，3 次/天。

（2）膝关节活动度练习：术后 1～2 周进行髌骨各方向推动练习，20 分钟/次，2 次/天；3～4 周以后全范围被动活动，膝关节活动度 4 周末达到 90°～120°；5 周以后进行 10°～45°半蹲训练；9～12 周膝关节活动度增加至 120～150°。

（3）本体感觉训练：进行骑固定自行车训练，健侧和患侧交替用力。平衡板训练，可逐渐增加难度；先双腿平衡板站立，再单腿平衡板站立，再增加平衡板的不稳定。

（4）跑步：术后 4 个月开始，30 分钟/次，2 次/天。术后 6 个月开始侧向跑、后退跑、变速跑和 S 形跑步训练，20 分钟/次，2 次/天。

五、告知患者加强复诊

出院后教育患者严格落实康复训练计划。术后 8 周每周复诊 1 次，12 周后每 2 周复诊 1 次，13 周以后每月复诊 1 次。加强复诊是为了严格管理患者，逐步实现训练计划，及时矫正怠慢锻炼计划行为，避免出现关节活动度障碍。

六、前交叉韧带损伤患者护理指引流程

见图 6－18－1。

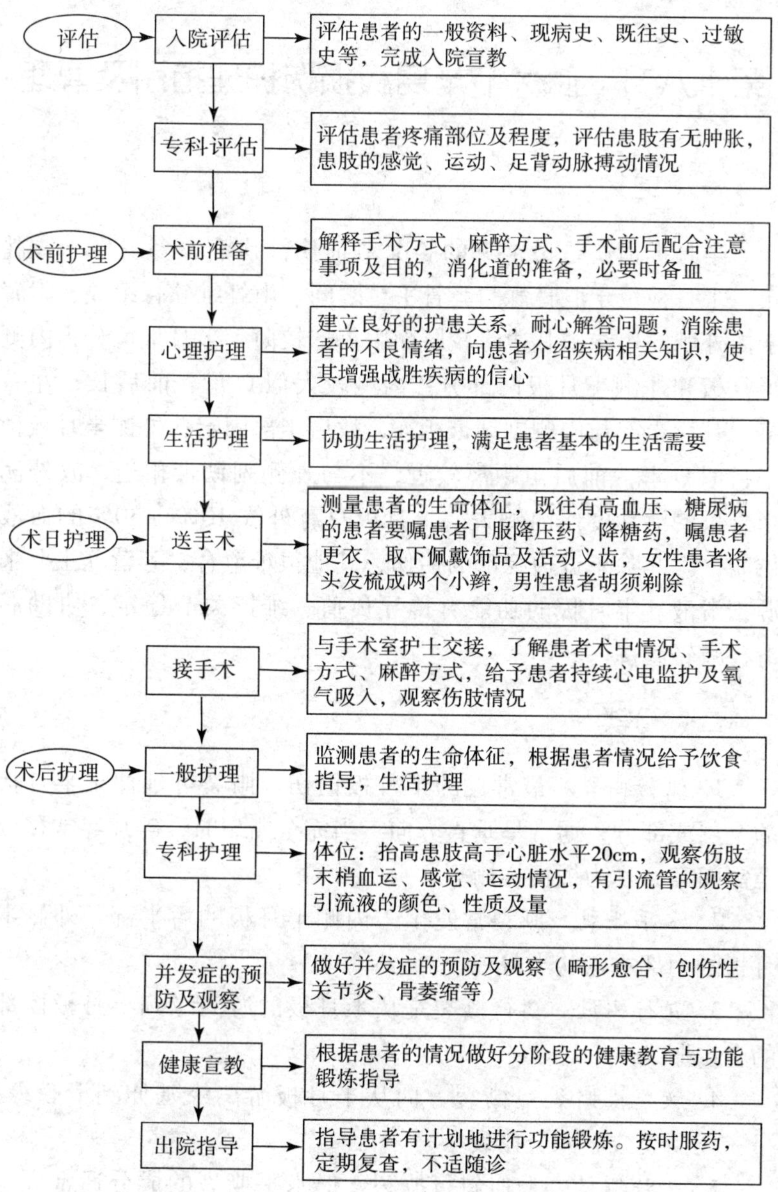

图6－18－1　前交叉韧带损伤患者护理指引流程

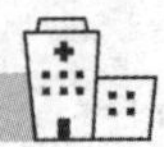

第十八节 膝关节半月板损伤护理指引及管理

一、定义

半月板损伤是最常见的膝关节损伤性疾病，多发生于青壮年。半月板位于股骨髁与胫骨平台之间、由纤维软骨组成，附着于内外髁的边缘，其边缘较厚而中央部较薄。半月板可分为内侧半月板和外侧半月板两部分：内侧较大似C形，前后长，左右窄，其后半部与内侧副韧带相连，故后半部固定；外侧半月板稍小，似O形，前后角距离较近，不与外侧副韧带相连，故外侧半月板的活动度比内侧大。半月板只有外缘10%~30%的血液供应，因此除了近边缘部的损伤，其他很难愈合，其营养主要来源于滑液。半月板的功能有传导负荷、维持关节稳定、协助润滑、减轻震荡。

二、分类

1. 纵行撕裂　最常见的半月板损伤。撕裂可延伸至半月板的全层或部分，通常呈垂直方向。当完全撕裂时，碎片经常移位至髁间窝，称为桶柄样撕裂。

2. 水平撕裂　撕裂常发生于内侧半月板的后半部、外侧半月板的中部或盘状半月板。

3. 斜行撕裂　斜行撕裂是从半月板的游离缘到半月板体部的全层撕裂。

4. 放射性撕裂　撕裂方向从半月板游离缘延伸到滑膜缘，呈完全撕裂或不完全撕裂。

5. 瓣状撕裂　类似斜行撕裂，但水平撕裂的成分通常大于单纯垂直方向的撕裂。

6. 复合撕裂　多见于慢性半月板病损或老年退行性半月板。

7. 退行性撕裂　多见于老年患者，半月板呈松弛状态，游离缘呈裙边状改变，表面欠平整，较多纤维素渗出，边缘有不同程度、不规则的撕裂。

三、临床表现

1. 关节肿痛　半月板边缘破裂，血管损伤而产生关节积液积血。

2. 关节交锁　破裂移位的半月板嵌顿于关节间隙中，妨碍了关节活动，称为交锁。多见于桶柄氏或纵行撕裂，股骨髁嵌顿于半月板的破裂孔中。常有典型的病史，行走中膝关节处突然发生嵌顿，既不能伸亦不能屈，膝关节常交锁丁半屈位即130°~150°位，需稍抖动或改变体位后，解除交锁才能伸屈或跨步行走。

3. 肌肉萎缩　关节病变常反映在股四头肌萎缩，其程度常与病程成正比，如不解除病因，萎缩的肌肉甚难恢复，而出现关节无力或不稳。

4. 关节滑落感　走路时感觉关节不平，有滑落感，尤其是高低不平的路上行走、上下台阶或楼梯时最明显。

5. 关节间隙压痛　伤侧半月板所在的关节间隙压痛明显，系因半月板被股骨髁及胫骨平台挤压，向前推移而触痛，常可因此来辅助确定损伤半月板系内或外侧。

6. 麦氏征（McMurry 征）　膝被动伸屈旋转动作引起半月板伤侧痛则为阳性。

四、治疗方法

1. 手法治疗　嘱患者仰卧，放松患肢。术者左手拇指按摩痛点，右手捏踝泵，徐徐屈曲膝关节并内外旋转小腿，然后伸直患膝。初期可在膝关节周围和大腿前部施以揉等手法以促进血液循环，加速血肿消散。对膝关节交锁的患者亦可采用屈伸手法解除交锁。患者仰卧，屈膝屈髋 90°，一助手握持股骨下段，术者握持踝部，二人相对牵引，术者可以外旋小腿几次。然后使小腿尽量屈曲，再伸直下肢，即可解除交锁。

2. 固定方法　急性损伤期可用夹板或石膏托固定于膝关节于 170°休息 3～4 周，并鼓励患者同时进行下肢肌肉的主动收缩锻炼，防止肌肉萎缩。去除固定后，可指导进行膝关节的伸屈活动和步行锻炼。

3. 手术治疗　经保守治疗无效的半月板损伤应尽量早期手术切除。为减少生物力学的改变，避免骨关节炎的发生，应在膝关节下手术。

（1）半月板部分切除术：仅切除松弛的、不稳定的碎裂半月板组织，如桶柄样撕裂移位的内缘片、瓣状撕裂的瓣状组织、斜形撕裂的鸟嘴状组织。

（2）次全半月板切除术：切除半月板较大部分，常用于内、外侧半月板后角的复合或退行性撕裂。

（3）半月板全切除术：当半月板周缘或连接处撕裂，同时合并有半月板内部结构组织损伤无法修复时，需要将整个半月板切除。

（4）半月板修复术：适用于半月板附着部 5cm 内撕裂、前后角完好者，最理想的是合并前交叉韧带断裂的急性边缘性半月板撕裂者。

五、护理措施

（一）术前护理措施

1. 肌力练习　股四头肌是维持膝关节稳定性的重要结构。膝关节的各种损伤均可以造成股四头肌的萎缩，如术前不加强肌力练习，加之术后伤口疼痛而不敢练习，将会造成患肢严重的肌肉萎缩。因此术前应详细介绍练习股四头肌力量的方法、时间和次数并教会患者，为患者术后功能恢复打下良好基础。

2. 患者血运观察 严密观察肢端末梢感觉、运动、颜色、足背动脉搏动及皮肤温度情况。

3. 皮肤的护理 检查皮肤情况，保持皮肤清洁干燥，如有破损、疖肿、毛囊炎等均不能手术。

4. 疼痛的护理 局部冰敷，降低毛细血管通透性，减少渗出，遵医嘱使用镇痛药，注意观察药物的不良反应。

5. 心理护理 及时评估患者心态，向患者介绍手术的方法、优点及半月板的功能，让患者了解手术的基本过程。向患者解释手术切口小、术后痛苦轻、功能恢复快、不影响美观这些特点，以减轻患者的心理压力，消除患者的顾虑、恐惧和不安情绪，增强治疗信心，积极配合手术治疗。

6. 术前准备 完善常规术前准备。麻醉前2小时可饮用清饮料，但总量要控制在5ml/kg（或总量300ml）以内。清饮料是指白开水、淡糖水、清茶液，包括没有渣的果汁。

（二）术后护理措施

1. 一般护理措施

（1）遵医嘱给予吸氧及行心电监护。腰硬联合麻醉术后2小时进食少量流质食物，全麻术后4小时进食少量流质食物，这样可以增加患者术后的舒适感，一定程度上减少恶心、呕吐。

（2）引流管的护理：如有引流装置，应保持引流管通畅，观察引流管有无受压、扭曲、折叠以及引流液的量、颜色、性质。

（3）饮食护理：进食高蛋白、高热量、高维生素、粗纤维的食物，以保证营养、增强机体抵抗力。

2. 肢端血运观察 术后用棉垫加压包扎膝部和大腿，患肢用下肢垫抬高20cm，高于心脏水平，以利于静脉回流。严密观察患肢远端血运、皮肤色泽、温度、肿胀、运动、感觉情况，发现异常及时报告医生处理。

3. 伤口处理　保持伤口敷料清洁干燥，如有渗血渗液，应在无菌操作下及时换药。如术后关节肿胀明显，可进行关节腔穿刺。换药后用弹力绷带包扎患膝，术后第3天可停用。严密观察患者体温情况，手术1～2天后如体温超过38.5℃，伤口处有针刺样痛，及时告知主管医生，以便及早发现感染并处理和控制。

4. 并发症的护理

（1）关节积液：因操作粗暴、止血不彻底或术后下地负重活动太早引起。一般加强股四头肌抗阻力等张收缩，避免伸屈膝活动，晚负重即可消退。如积液较多，可在严格无菌操作下抽出液体后用弹力绷带加压包扎。

（2）关节积血：多见于外侧半月板切除术中损伤膝外下动脉所致，或因膝部包扎过紧、静脉回流受阻引起。未凝固的血可抽出，凝固的血块要切开清除，对损伤的血管结扎止血。

（3）关节感染：一旦感染后果严重，其原因可为操作不当或体内有感染灶。处理的方法是早期在全身应用抗生素的同时，穿刺排脓，用含抗生素的溶液冲洗。晚期患者需切开排脓，冲洗干净后用抗生素冲洗，停止关节活动，待感染消退后再开始活动。

（4）关节不稳和疼痛：多因股四头肌萎缩引起。一般通过股四头肌锻炼和物理疗法可好转。

（5）神经疼痛：常见内侧半月板术后，损伤隐神经髌下支产生神经瘤引起，明确后切除瘤体症状即可消失。

5. 功能锻炼

（1）术后当天，待麻醉消失后开始全范围活动足趾、屈伸踝关节。

（2）术后第1天，疼痛耐受下进行股四头肌运动练习，坚持10～15秒/次，10次/组，3～5组/天；踝泵运动练习，3～5秒/次，10次/组，3～5组/天；直腿抬高运动，坚持3～5秒/次，20～30次/组，3～5组/天。三项运动交替进行，反复练习，逐渐增加运动量至 5 ~ 6 组/天，并持续进行至康复，以减轻水肿，增强肌力。

（3）术后第 2 天，去掉弹力绷带包扎，开始进行膝关节屈曲运动。即患者坐在床边，双腿自然下垂，将健侧置患侧小腿前方，轻轻用力向后压，逐渐增加屈曲角度，以能忍受为度，一般屈曲大于 100°即可，维持 1 分钟或更长时间，以避免关节僵直。

（4）术后第 3 天，下地行走练习。先迈健肢，再迈患肢，用股四头肌的力量带动大腿行走，屈膝时则尽量屈。在疼痛可耐受时拄双拐站立并下床近距离行走，但行走时间开始应不超过 5 分钟，以后逐渐增加至 10 分钟，循序渐进，以促进局部血液循环。

（5）术后第 4 天，继续以上练习，无疼痛情况下不限次站立、行走，并放弃拐杖。可根据患者具体情况增加行走距离。并可开始逐渐加 2kg 沙袋进行负重练习。但术后 1 周内每天行走时间不宜超过 20 分钟，以免关节腔内创面出血。

（6）第 8 天至 2 个月，继续进行术后肢体功能训练，并逐渐增加患肢的活动量及负重能力。鼓励患者尽可能地进行原地骑脚踏车、散步、游泳等锻炼，但在膝关节功能完全恢复前，不能进行跑、跳活动。6 ~ 8 周后可以进行各项适量体育活动。

六、出院指导

1. 合理安排作息时间，注意劳逸结合，避免过度劳累引起关节腔内积液。

2. 多食高蛋白（如奶制品、豆制品、肉类等）、高钙（海产品、奶制品）、高纤维素（芹菜、韭菜等）饮食，多食水果，多饮水，增强机体抵抗力。

3. 出院 2 周来门诊复查，以后定期门诊复查至术后 2 个月。

七、膝关节半月板术损伤患者护理指引流程

见图 6 - 19 - 1。

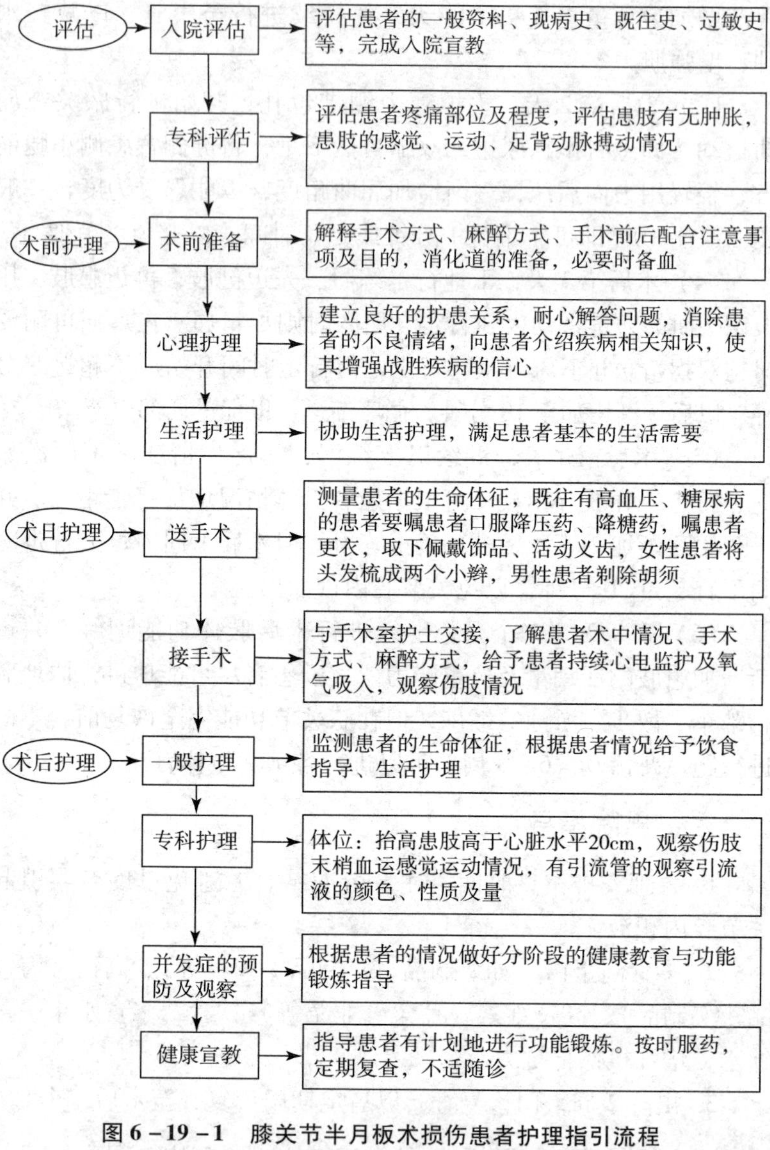

评估 → 入院评估 → 评估患者的一般资料、现病史、既往史、过敏史等，完成入院宣教

专科评估 → 评估患者疼痛部位及程度，评估患肢有无肿胀，患肢的感觉、运动、足背动脉搏动情况

术前护理 → 术前准备 → 解释手术方式、麻醉方式、手术前后配合注意事项及目的，消化道的准备，必要时备血

心理护理 → 建立良好的护患关系，耐心解答问题，消除患者的不良情绪，向患者介绍疾病相关知识，使其增强战胜疾病的信心

生活护理 → 协助生活护理，满足患者基本的生活需要

术日护理 → 送手术 → 测量患者的生命体征，既往有高血压、糖尿病的患者要嘱患者口服降压药、降糖药，嘱患者更衣，取下佩戴饰品、活动义齿，女性患者将头发梳成两个小辫，男性患者剃除胡须

接手术 → 与手术室护士交接，了解患者术中情况、手术方式、麻醉方式，给予患者持续心电监护及氧气吸入，观察伤肢情况

术后护理 → 一般护理 → 监测患者的生命体征，根据患者情况给予饮食指导、生活护理

专科护理 → 体位：抬高患肢高于心脏水平20cm，观察伤肢末梢血运感觉运动情况，有引流管的观察引流液的颜色、性质及量

并发症的预防及观察 → 根据患者的情况做好分阶段的健康教育与功能锻炼指导

健康宣教 → 指导患者有计划地进行功能锻炼。按时服药，定期复查，不适随诊

图6－19－1　膝关节半月板术损伤患者护理指引流程

第十九节　胫骨平台骨折护理指引及管理

一、定义

胫骨上端与股骨下端参与组成膝关节。胫骨与股骨下端接触的面为胫骨平台。胫骨平台骨折是指由内、外翻应力及垂直压力所致的胫骨内外髁劈裂或塌陷骨折，严重者合并半月板、韧带、腓总神经等损伤。故该部位骨折对膝关节的稳定、完整性和活动都有很大影响。

二、临床表现

1. *疼痛*　伤后膝关节肿胀、疼痛。
2. *皮肤肿胀*　皮肤紧绷发亮或出现水疱。
3. *功能障碍*　伤肢不能负重，可有异常活动和畸形。
4. *并发症*　骨筋膜室综合征。

三、治疗方法

1. *无移位或不全骨折*　首先抽出关节积血，加压包扎后长腿石膏管型外固定，4 周后解除石膏，不负重锻炼膝关节，待骨折愈合后才能负重行走。

2. *关节面塌陷 2mm 以内劈裂骨折移位*　可行手法复位后石膏外固定，6 周后解除石膏外固定，不负重锻炼膝关节。只有骨性愈合后才能负重行走。

3. *骨折移位、开放性骨折、合并骨筋膜室综合征、血管损伤*　应切开复位内固定，术中探查韧带和半月板的损伤情况。

四、护理措施

（一）术前护理措施

1. 适当抬高患肢，维持有效的牵引。

2. 严密观察肢端末梢感觉、运动、颜色、足背动脉搏动及皮肤温度情况。对严重的肢体肿胀，警惕骨筋膜室综合征的发生。

3. 皮肤的护理：避免足跟出现压迫性溃疡。

4. 疼痛的护理：局部冰敷，降低毛细血管通透性，减少渗出。遵医嘱使用镇痛药，注意观察药物的不良反应。

5. 术前准备：完善常规术前准备，麻醉前2小时可饮用清饮料，但总量要控制在5ml/kg（或总量300ml）以内。清饮料是指白开水、淡糖水、清茶，也包括没有渣的果汁。对于婴幼儿而言最后一次进食母乳是手术麻醉前4小时，牛奶、配方奶则是6小时。

（二）术后护理措施

1. 一般护理措施

（1）遵医嘱给予吸氧及行心电监护。腰硬联合麻醉术后2小时进食少量流质食物，全麻术后4小时进食少量流质食物，这样可以增加患者术后的舒适感，一定程度上减少恶心、呕吐。

（2）引流管的护理：如有引流装置，应保持引流管通畅，观察引流管有无受压、扭曲、折叠，以及引流液的量、颜色、性质。

（3）饮食护理：进食高蛋白、高热量、高维生素、粗纤维的食物，多饮水。

（4）心理护理：重视患者主诉，及时给予心理安慰。

2. 体位　保持膝关节屈曲5°或伸直。抬高患肢，高于心脏20cm。严禁肢体外旋，如为内侧平台骨折，尽量使膝关节轻度外翻；外侧平台骨折使膝关节轻度内翻。合并腘动脉损伤、血管吻合术后给予屈膝位，以防血管再破裂。

3. *病情观察*　观察患肢足背动脉搏动、感觉、运动、颜色以及肿胀情况，重视患者主诉。

4. *疼痛的护理*　肿胀明显可使用冰敷，降低神经纤维的敏感性，降低毛细血管通透性，减少渗出，减轻肿胀，减轻疼痛。如关节重度疼痛伴有足趾牵拉痛，应及时通知医师，必要时切开减压。

5. *伤口的护理*　观察伤口的渗血情况，如果渗血较多，应及时更换敷料，保持伤口干燥。

五、功能锻炼

1. 术后1~2天指导患者行股四头肌收缩、踝关节的屈伸锻炼。注意活动应适宜，不要因剧烈活动而引起骨折端血肿增加，导致骨折畸形愈合。

2. 术后1~4周进行膝关节的屈伸练习。

3. 骨折愈合后可逐渐负重行走。

4. 3后个月后，逐渐弃拐行走。

5. 早期CPM功能锻炼，缩短术后康复时间，提高治疗效果。①1~3天0°~30°；②4~8天0°~50°；③9~13天0°~80°；④2周后90°。

6. 正确使用拐杖。准备合适的双拐，使拐杖的高度及中部把手与患者的身高臂长相适宜，拐杖底端配橡胶装置（防滑），拐杖的顶端用软垫包裹。对术前能行走者训练其掌握使用方法，练习利用双拐和健腿的支撑站立，以及在患肢不负重状态下的行走。

六、出院指导

1. 6个月内进行拄拐下床不负重活动。随着骨折的愈合，肢体逐步增加负重，并加做小腿带重物的伸膝抬举操练，以增强股四头肌肌力，增加膝关节的稳定度。

2. 非手术治疗者若出现患肢血液循环障碍时，应及时就医。石膏固定期间注意石膏松紧度，维持有效固定，关节如有僵硬及疼痛应及时复诊。

3. 指导患者有计划地进行功能锻炼，循序渐进，以不疲劳为度，避免再次损伤。

4. 定期复查：复查时间为术后 1 个月、3 个月、6 个月，如有不适，及时随诊。

七、胫骨平台骨折患者护理指引流程

见图 6－20－1。

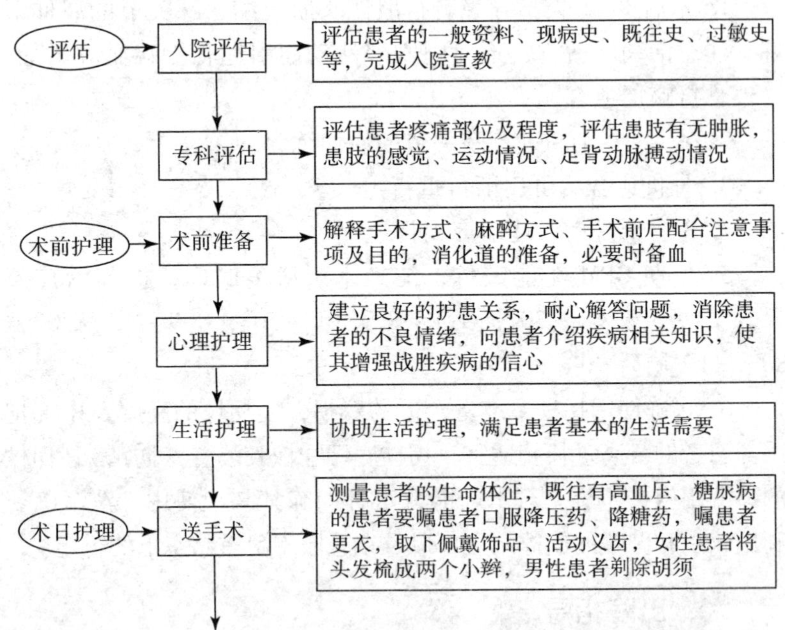

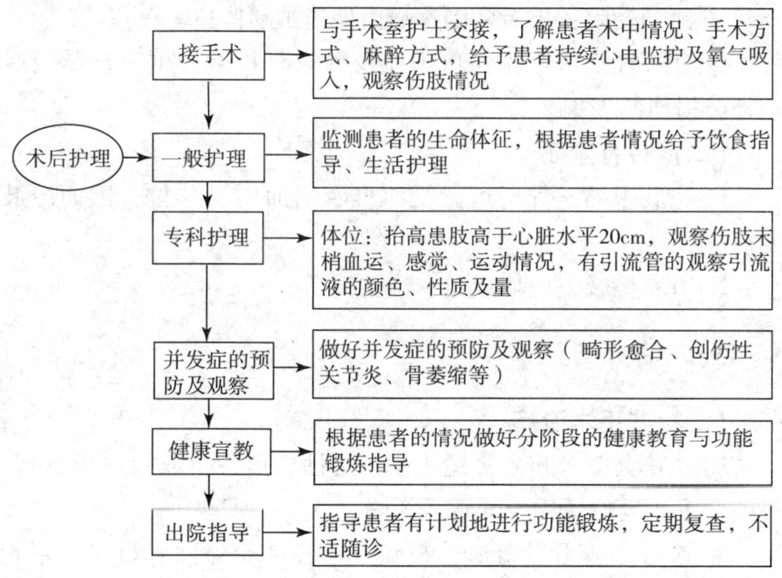

图6－20－1　胫骨平台骨折患者护理指引流程

第二十节　胫腓骨骨折护理指引及管理

一、定义

胫腓骨骨折是指胫骨平台以下至踝关节以上部分发生的骨折。约占全身各类骨折的13%～17%，是长骨骨折中最常见的一种，患者以青壮年和儿童居多。

二、临床表现

（一）一般表现

1. 疼痛：主要表现为小腿疼痛。

2. 患肢肿胀。

3. 活动受限：患者常因疼痛而处于被动体位。

4. 开放性伤口可见伤口出血及外露骨折端，可有动脉及腓总神经损伤的表现。

（二）特有体征

1. 患肢短缩：骨折远段受肌群牵引而向上移位，因而患肢变短。

2. 有骨擦音，肢体成角、旋转畸形。

三、治疗方法

（一）非手术治疗

1. 手法复位外固定　适用于稳定性横形骨折或短斜形骨折，行闭合手法复位后用长腿石膏托固定。

2. 牵引　适用于斜形、螺旋形或轻度粉碎性骨折；行跟骨牵引5周左右，待纤维愈合并除去牵引后，用长石膏托继续固定至骨愈合。

（二）手术复位

1. 手法复位失败时可采用切开复位内固定或外固定。

2. 严重粉碎性骨折或双段骨折污染不重的开放性骨折，可选择钢板螺钉或髓内针固定。

3. 软组织损伤严重或污染较重的骨折可行外固定支架固定术。

四、胫腓骨骨折导致骨筋膜室综合征

1. 定义　骨筋膜室是由骨、骨间膜、肌间隔及深筋膜形成。骨筋膜室内的肌肉和神经因急性缺血、缺氧而产生的一系列症状和体征为骨筋膜室综合征，又称急性筋膜间室综合征。

2. 症状　骨筋膜室综合征的症状可有“5P”：①苍白（Pallot）；②感觉异常（Paresthesias）；③无脉（Pulseless）；④瘫痪

（Paralysis）；⑤拉伸骨筋膜室时产生的疼痛（Pain）。

3. 护理措施

（1）严密观察疼痛性质，及早发现异常，及时汇报给医师。

（2）对单纯闭合性软组织损伤者，急救时尽量减少患肢活动，严禁按摩，以免增加组织损伤。同时还须严密观察患肢肿胀程度和末梢血运情况。

（3）一经确诊为骨筋膜室综合征，应立即松解所有外固定物，将肢体放平，患肢避免热敷、烘烤，尽可能使患肢温度降低，必要时可给予冷敷，并及时做好切开减压的手术前准备。

（4）术后：

①一般护理：平卧位，抬高患肢并制动。

②病情观察：术后密切观察生命体征的变化和血氧饱和度情况，遵医嘱记24小时尿量，及时采集血标本，监测肾功能。如出现肾功能衰竭，按急性肾功能衰竭护理。观察伤口敷料渗出情况，渗出多时及时换药，并监测体温。密切观察患肢皮肤颜色、温度、动脉搏动、感觉、活动。

③用药护理：遵医嘱使用消肿、促进血液循环的药物，观察用药后的效果及反应。

五、主要护理问题及护理措施

1. 肢体血液循环障碍　与骨折及肢体活动受限有关。护理措施如下：

（1）注意观察患肢末梢血运、感觉，如患肢肿胀、疼痛明显，立即报告医师对症处理。

（2）遵医嘱使用活血的药物，配合物理治疗（微波、中频或低频理疗）。

2. 疼痛　与手术创伤及周围组织损伤有关。护理措施如下：

（1）抬高患肢，以利于血液回流，消除肿胀，减轻因肿胀引起的胀痛。

（2）采取舒适体位，应尽量采取健侧卧位，避免压迫伤口。

（3）予以心理疏导及分散注意力。

（4）遵医嘱予以药物镇痛。

3. 发热　与外科手术破坏，组织的分解产物及局部渗液、渗血吸收有关。护理措施如下：

（1）监测体温每天3次。

（2）若发热可采取物理降温，如冰敷或温水擦浴等；乙醇擦浴时避开前胸、腹部、足心等；若物理降温效果不佳，根据情况遵医嘱使用解热药；若持续发热须查明原因。

（3）做好床上擦浴和洗头等，及时更换衣服及床单，保持衣服及床单位清洁干燥。

（4）给予清淡、易消化的饮食。

4. 自理能力缺陷　与疾病的治疗、骨折后患肢功能受限有关。护理措施如下。

（1）加强巡视，从生活上关心体贴患者，了解生活所需，尽量满足患者的要求。协助患者在床上大小便、进食等，满足日常生活所需。

（2）指导患者使用呼叫器，将常用物品放置在患者易取的地方，鼓励患者完成病情允许的自理活动或部分自理活动。

（3）安慰患者不要急于活动，所有动作应缓慢而稳定，循序渐进。

六、功能锻炼

1. 术后1~2天，行股四头肌收缩、踝关节和足趾关节自主屈伸活动，每天2~3次，每次10~15分钟。

2. 术后3~7天，主动或被动进行膝关节屈伸活动和直腿抬高锻炼，每天2~3次，每次10~15分钟。

3. 术后 2 ~3 周，髋、膝关节微屈 10° ~15°，进行伸膝抗阻训练，每日 2 ~3 次，每次 5 ~15 分钟。

4. 术后 4 ~8 周，在医师的指导下拄双拐不负重行走。

5. 术后 2 ~4 个月，拄双拐逐渐负重行走。

七、出院指导

1. 加强营养，禁烟酒，促进骨折愈合。

2. 维持外固定支架固定的有效性，指导患者外固定支架的护理方法，掌握观察患肢血运的方法，出现伤口发红、肿痛、有渗出液时及时就诊。

3. 指导患者选择合适的裤子。穿裤子时，先穿患侧，再穿健侧；脱裤子时，先脱健侧，再脱患侧。

4. 4 周以后，随着骨折的愈合，肢体可逐步增加负重，并加做小腿带重物的伸膝抬举操练，以增强股四头肌肌力，增加膝关节的稳定度。

5. 拄拐行走时注意地面要平整，不能有水渍和油渍，避免摔倒而再次受伤。

6. 定期复查，时间为术后 1 周、3 个月、6 个月。如有不适，及时就诊。

八、胫腓骨骨折护理指引

见图 6 - 21 - 1。

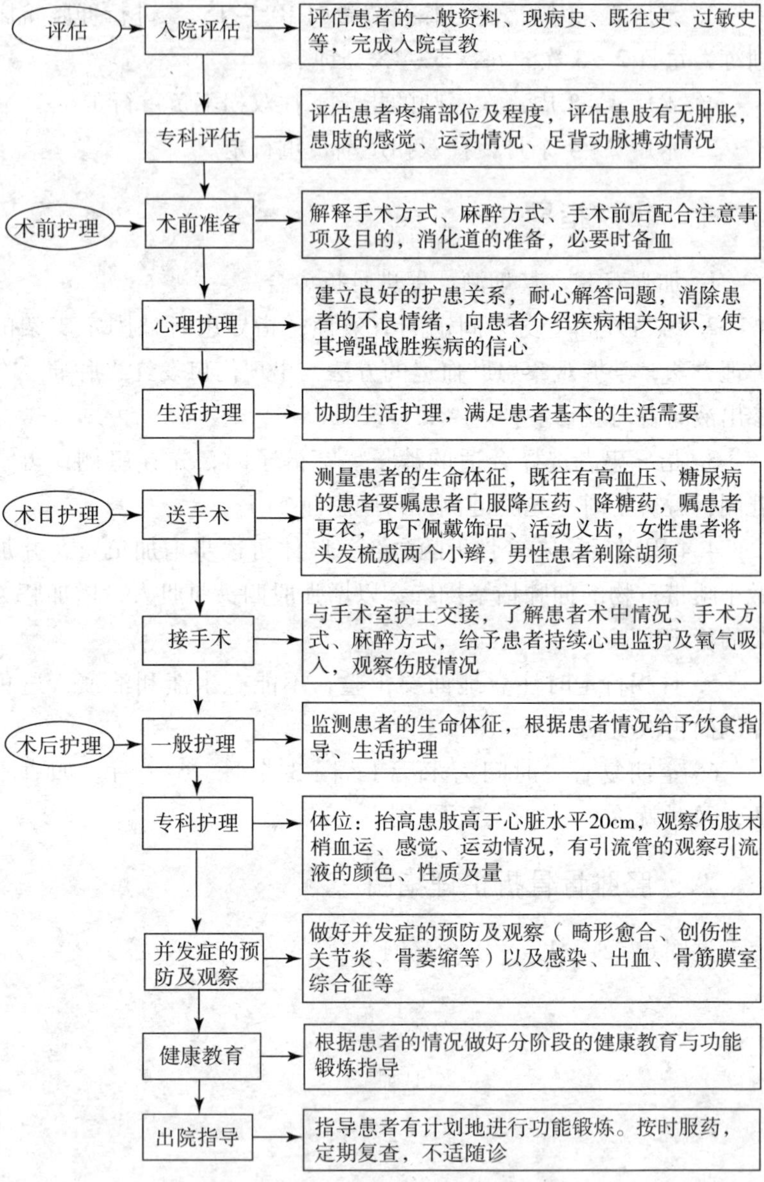

评估	入院评估	评估患者的一般资料、现病史、既往史、过敏史等，完成入院宣教
	专科评估	评估患者疼痛部位及程度，评估患肢有无肿胀，患肢的感觉、运动情况、足背动脉搏动情况
术前护理	术前准备	解释手术方式、麻醉方式、手术前后配合注意事项及目的，消化道的准备，必要时备血
	心理护理	建立良好的护患关系，耐心解答问题，消除患者的不良情绪，向患者介绍疾病相关知识，使其增强战胜疾病的信心
	生活护理	协助生活护理，满足患者基本的生活需要
术日护理	送手术	测量患者的生命体征，既往有高血压、糖尿病的患者要嘱患者口服降压药、降糖药，嘱患者更衣，取下佩戴饰品、活动义齿，女性患者将头发梳成两个小辫，男性患者剃除胡须
	接手术	与手术室护士交接，了解患者术中情况、手术方式、麻醉方式，给予患者持续心电监护及氧气吸入，观察伤肢情况
术后护理	一般护理	监测患者的生命体征，根据患者情况给予饮食指导、生活护理
	专科护理	体位：抬高患肢高于心脏水平20cm，观察伤肢末梢血运、感觉、运动情况，有引流管的观察引流液的颜色、性质及量
	并发症的预防及观察	做好并发症的预防及观察（畸形愈合、创伤性关节炎、骨萎缩等）以及感染、出血、骨筋膜室综合征等
	健康教育	根据患者的情况做好分阶段的健康教育与功能锻炼指导
	出院指导	指导患者有计划地进行功能锻炼。按时服药，定期复查，不适随诊

图 6－21－1　胫腓骨骨折护理指引

第二十一节　踝关节骨折护理指引及管理

一、定义

踝关节是由胫腓骨下端与距骨参与组成，其骨折、脱位是骨科常见的损伤，多于间接暴力引起踝部扭伤后发生。

二、临床表现

1. *疼痛*　踝部剧烈疼痛，局部压痛。

2. *皮肤肿胀*　出现皮肤肿胀和皮下瘀血等，患者不能行走，严重时出现张力性水疱。

3. *功能障碍*　患者不能活动，呈被动体位。

4. *特有体征*　关节畸形，即患肢出现足内翻或外翻。

三、治疗方法

1. *无移位的骨折的治疗*　用小腿石膏固定踝关节于背伸 90°中立位；待 1~2 周消肿，石膏松动后，再更换一次，可下床不负重走；一般石膏固定 6~8 周。

2. *有移位的骨折的治疗*　可行手法复位、石膏固定或骨牵引术，如复位不理想行切开复位内固定术（螺钉内固定术、钢板内固定术）；踝部骨折已有创伤性关节炎、影响行走者，应考虑关节融合术或关节置换术。

3. *开放性踝关节骨折的治疗*　先彻底清创、植皮或转移皮瓣修复创面；在彻底清创的基础上，对外固定不能达到解剖复位的骨折应予内固定。

4. *踝关节骨折的非手术治疗*　一般石膏固定 6~8 周，并开始以下康复计划：

（1）0～4周：主动活动足趾，进行股四头肌的收缩练习，每组20次，休息1分钟后开始第二组，持续2～4组，直到感到疲劳为止，每天2～3次。还可以行直腿抬高练习，向上直接抬高，使股四头肌收缩；向内、外的抬腿，使内收肌和外展肌得到锻炼；每组20次，休息1分钟后，开始第2组，持续2～4组，每天2～3次。

（2）4～6周：根据病情，4周练习活动时，可取下石膏，其他时间仍需石膏固定，使用温水泡脚。轻柔地练习踝关节内、外翻和旋转活动，每次10～15分钟，每天2～3次，根据患者疼痛和肿胀程度，逐渐加大踝关节活动度。

（3）6～8周：踝关节负重、抗阻力活动练习，如抗阻力背屈、跖屈、内外翻，每组动作30次，休息30秒后开始第2组，连续2～4周，每日2～3次。踝关节和下肢肌力练习包括半蹲练习、上下台阶练习，也可在保护下完全下蹲，充分恢复踝关节背伸活动度和跟腱柔韧度，每次3～5分钟，每日2～3次。

（4）行走练习，由慢到快，可逐渐参加各种活动。

四、跟骨牵引

跟骨牵引是指将踝关节置于中立位，自内髁尖端和足跟后下缘连线中点，由内向外穿入，注意勿损伤后动脉及胫神经（图6－21－1）。

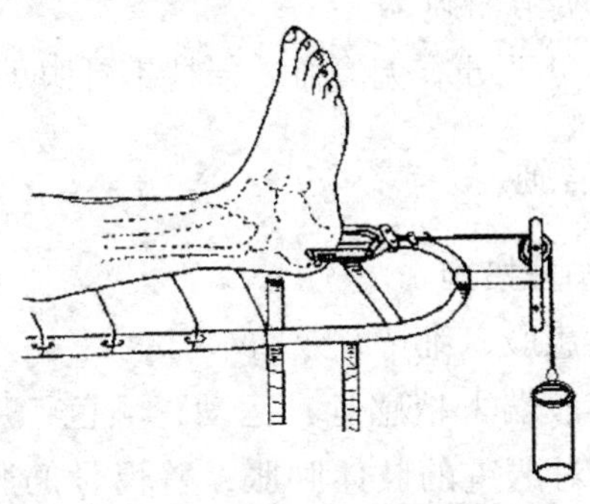

图 6 – 21 – 1　跟骨牵引

（一）牵引的目的

1. 使骨折复位，尤其是矫正骨折缩短移位，通过调整牵引角度，矫正成角和旋转移位。

2. 预防肌肉萎缩、痉挛、关节挛缩，减轻疼痛，矫正关节畸形。

3. 通过肢体制动减少局部刺激，减轻局部炎症扩散，解除肌肉痉挛，增加静脉血液回流，减轻肢体肿胀。

4. 复位关节，并可防治再脱位，使患肢相对固定，防止病理性骨折。

（二）注意事项

1. 牵引重量应根据患者的年龄、体重、肌肉情况，骨折部位，移位程度，结合 X 线检查决定，跟骨牵引重量是体重的 1/10 ~ 1/6。

2. 抬高床尾，充分利用患者体重做反牵引，加强牵引效果。

3. 每班检查牵引装置，保持牵引绳与肢体轴线方向一致，牵引锤不能掉在地上。注意牵引针是否松动；注意患肢血液循环是否正常；注意保护足后跟部位皮肤，预防压疮。

4. 牵引期间，应指导患者行股四头肌收缩、足趾关节活动，防止肌肉萎缩、关节僵硬。

5. 注意观察针孔处有无渗血，保持钢针眼处皮肤清洁干燥。

五、护理措施

（一）术前护理措施

1. 适当抬高患肢，维持有效的牵引。

2. 严密观察肢端末梢感觉、运动、颜色、足背动脉搏动及皮肤温度情况，对严重的肢体肿胀，警惕骨筋膜室综合征的发生。

3. 皮肤的护理：避免足跟出现压迫性溃疡。

4. 疼痛的护理：局部冰敷，降低毛细血管通透性，减少渗出；遵医嘱使用镇痛药，注意观察药物的不良反应。

5. 术前准备：完善常规术前准备，麻醉前 2 小时可饮用清饮料，但总量要控制在5ml/kg（或总量300ml）以内。清饮料是指白开水、淡糖水、清茶，也包括没有渣的果汁。对于婴幼儿而言最后一次进食母乳是手术麻醉前 4 小时，牛奶、配方奶则是 6 小时。

（二）术后护理措施

1. 一般护理措施

（1）遵医嘱给予吸氧及行心电监护。腰硬联合麻醉术后 2 小时进食少量流质食物，全麻术后 4 小时进食少量流质食物，这样可以增加患者术后的舒适感，一定程度上减少恶心、呕吐。

（2）引流管的护理：如有引流装置，应保持引流管通畅，观察引流管有无受压、扭曲、折叠以及引流液的量、颜色、性质。

（3）饮食护理：进食高蛋白、高热量、高维生素、粗纤维的食物，多饮水。

（4）心理护理：重视患者主诉，及时予以心理安慰。

2. 体位　取舒适体位，抬高患肢，高于心脏水平，以利于静脉回流，利于消肿。应尽量采取健侧卧位，避免压迫伤口。

3. 病情观察　观察患肢足背动脉搏动、感觉、运动、颜色以及肿胀情况，重视患者的主诉。

4. 疼痛的护理　肿胀明显可使用冰敷，降低神经纤维的敏感性，降低毛细血管通透性，减少渗出，减轻肿胀，减轻疼痛。如关节重度疼痛伴有足趾牵拉痛，应及时通知医师，必要时切开减压。

5. 伤口的护理　观察伤口的渗血情况，如果渗血较多，应及时更换敷料，保持伤口干燥。

6. 功能锻炼

（1）术后 1 ~ 2 天：指导患者行股四头肌收缩、足趾关节活动，注意活动应适宜，不要因剧烈活动而引起骨折端血肿增加，导致骨折畸形愈合，禁止足背伸。

（2）术后 3 ~ 7 天：指导患者膝关节屈伸活动和趾间活动，每天 2 ~ 3 次，每次 10 ~ 15 分钟，禁止踝关节内外翻和内外旋转活动。

（3）术后 1 ~ 5 周：进行踝关节跖屈、背伸运动，在床上主动或被动进行膝关节屈伸及直腿抬高锻炼，每天 2 ~ 3 次，每次 10 ~ 15 分钟。

（4）术后 6 ~ 8 周：6 周后开始平缓进行踝关节内外翻和内外旋转活动，幅度不可过大，以不加重关节疼痛为度。在医师指导下拄双拐不负重行走，7 周后逐渐负重行走。

（5）3 个月后，逐渐弃拐行走。

六、并发症的护理

1. 畸形愈合　主要由骨折对位不良或未行复位引起，应及早切开矫正对位。

2. 创伤性关节炎　常见于粉碎性骨折，轻者可行理疗，重者应考虑踝关节植骨术。

3. 骨萎缩　主要表现为局部持续性疼痛、肿胀压痛及皮肤发亮等症状，予对症处理后多可自愈，症状持续较久者行局部钻孔减压。

4. 距骨不稳　主要因外踝副韧带松弛所致，轻者予护踝保护，重者行韧带重建术。

5. 骨软骨损伤　主要表现为关节活动及负重时疼痛，但X线无阳性表现，一般行非手术治疗，有条件者行关节镜下软骨面修整术。

七、出院指导

1. 加强营养，禁烟酒，促进骨折愈合

2. 石膏固定期间注意石膏松紧度，维持有效固定。关节如有僵硬及疼痛，应在锻炼的基础上继续配合按摩，继续服用促进骨折愈合的药物。

3. 指导患者有计划地进行功能锻炼，循序渐进，以不疲劳为度，避免再次损伤。

4. 定期复查：复查时间为术后1、3、6个月，如有不适，及时随诊。

八、踝关节骨折患者护理指引流程

见图6－22－2。

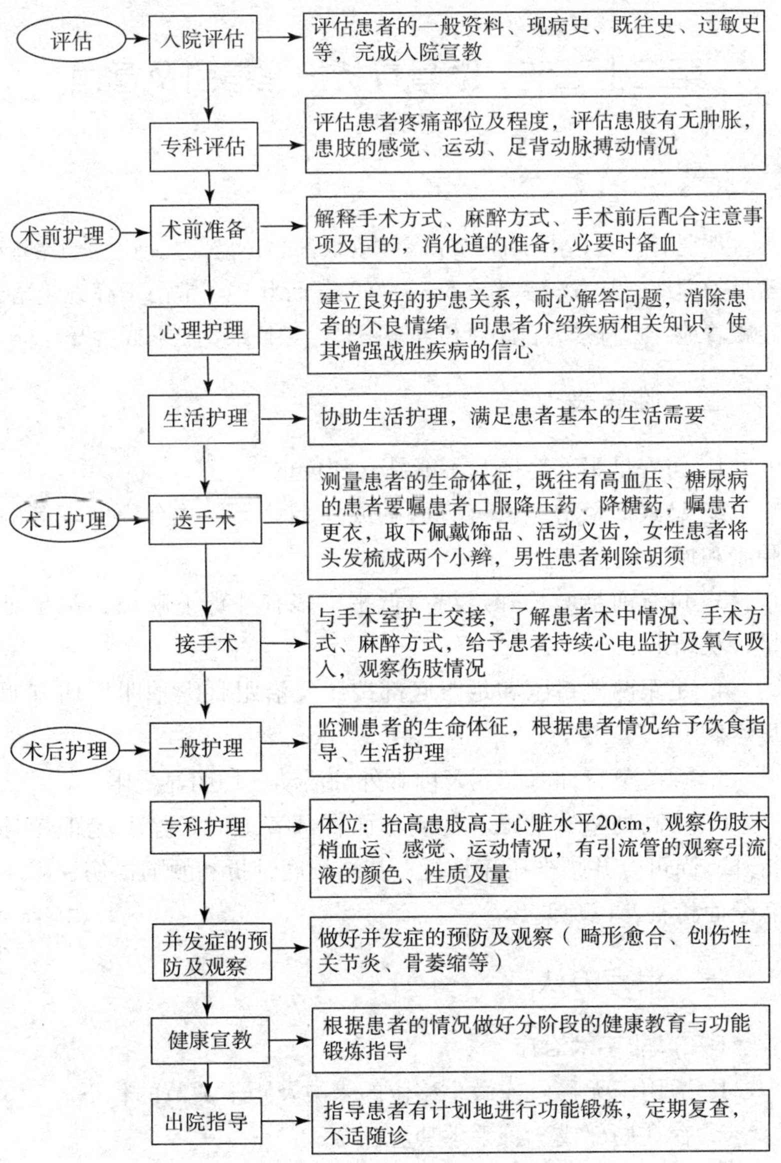

图 6-22-2　踝关节骨折患者护理指引流程

第二十二节　跟骨骨折护理指引及管理

一、定义

跟骨骨折是指由于各种原因导致跟骨的完整性受损，是足部较常见的损伤，其发病率为1.5%，好发于青壮年。常由于高处坠落，足跟着地，垂直暴力自距骨传导至跟骨，导致跟骨压缩或劈开。

二、临床表现

1. 伤后足跟部疼痛，不能站立和负重。

2. 足跟横径增宽，可有内翻或外翻畸形，并有程度不等的肿胀和瘀血斑。

3. 可有前足增长和足纵弓低平，多有外踝下膨出，甚至足呈舟状畸形。

4. 足跟两侧挤压和足跟底部按压及沿跟骨纵轴叩压均有明显疼痛。

5. 踝关节背伸、跖屈及内翻外翻活动，均明显受限。

6. 由高处坠下足跟着地或继而臀部着地时，除引起跟骨骨折外，尚可合并腰椎压缩骨折，甚至颅底骨折和颅脑损伤，应注意全面检查，以免漏诊。

三、治疗方法

（一）非手术治疗

1. 适用于无移位或微小移位的未波及距下关节的骨折。

2. 存在局部或全身手术禁忌证。

（二）手术治疗

1. 跟骨骨折的手术指征很宽，因为它属于关节内骨折，恢复关节面的对合关系十分必要。

2. 波及距下关节的严重粉碎性骨折。

四、石膏固定术

（一）目的

固定骨折，制动肢体。

（二）护理措施

1. 严密观察患肢的血液循环，如皮肤颜色苍白、发绀，患肢剧烈疼痛、麻木时应立即报告医师，及时将石膏剪开或拆除石膏。

2. 有伤口的患者，应观察伤口渗血和渗液的情况，如石膏内有腐臭味，应通知医师及时更换。

3. 加强皮肤的护理，石膏固定前将肢体清洗干净，固定前后观察石膏周围皮肤的情况。

4. 做好基础护理，指导和鼓励患者多做功能锻炼，预防并发症的发生。

5. 长期使用石膏固定的患者，在拆除或更换石膏时，应去除皮肤表面的死皮。可用热毛巾湿敷擦去，不可强行撕剥。每天按摩肌肉并加强功能锻炼。

五、护理措施

（一）术前护理措施

1. 适当抬高患肢，使关节处于功能位。

2. 严密观察肢端末梢感觉、运动、颜色、足背动脉搏动以及患肢肿胀情况，重视患者的主诉，有不适立即报告医师处理。

3. 疼痛的护理：抬高患肢促进下肢静脉血液回流，维持关节功能位及舒适体位，遵医嘱使用镇痛药物，也可通过看电视、聊天等分散注意力。

4. 术前准备：完善常规术前准备，麻醉前 2 小时可饮用清饮料，但总量要控制在5ml/kg（或总量300ml）以内。清饮料是指白开水、淡糖水、清茶，也包括没有渣的果汁。对于婴幼儿而言最后一次进食母乳是手术麻醉前4小时，牛奶、配方奶则是6小时。

（二）术后护理措施

1. 一般护理措施

（1）遵医嘱给予吸氧及行心电监护，腰硬联合麻醉术后2小时进食少量流质食物，全麻术后4小时进食少量流质食物，这样可以增加患者术后的舒适感，一定程度上减少恶心、呕吐。

（2）饮食护理：进食高蛋白、高热量、高维生素、粗纤维的食物，多饮水。

（3）心理护理：重视患者主诉，及时予以心理安慰。

2. 体位　取舒适体位，抬高患肢，使其高于心脏水平，以利于静脉回流，利于消肿。

3. 病情观察　观察患肢足背动脉搏动、感觉、运动、颜色以及肿胀情况，观察有无神经血管损伤，重视患者的主诉。患者术后会行石膏外固定术，其目的是制动加强内固定的稳定性，减轻患肢肿胀、防止皮肤张力过大影响伤口的愈合，石膏固定约4周。

4. 疼痛的护理　肿胀明显时可使用冰敷，降低神经纤维的敏感性，降低毛细血管通透性，减少渗出，减轻肿胀，减轻疼痛。疼痛明显的患者应根据疼痛评分及时通知医生，给予止痛治疗。

5. 伤口的护理　观察伤口的渗血、渗液情况，如有渗湿应及时更换。

6. 功能锻炼

（1）术后1天：可行被动的直腿抬高、股四头肌功能锻炼，足趾关节活动，每天3～4次，每次15～30分钟。

（2）术后1周：继续上述练习，行主动的直腿抬高练习，可拄双拐不负重行走。每天2～3次，每次30分钟。

（3）术后4～6周：行踝关节的跖屈背伸运动，禁止内外翻运动。

（4）术后8～12周：行踝关节的主动运动锻炼，拄双拐负重行走。

（5）术后12周：视骨折愈合情况弃双拐行走，进行步态练习，上楼时健侧先上，下楼时患侧先下。

六、并发症的护理

1. 感染　跟骨骨折术后感染比较常见，是早期并发症之一。感染一旦发生，切口难以愈合，严重者会导致跟骨骨髓炎。因此术中要严格无菌操作，术后充分引流，保持伤口清洁干燥。一旦发生感染应加强局部换药，选择敏感抗生素。

2. 足部疼痛及距下关节功能障碍　手术时损伤腓肠神经，粉碎性骨折累及距下关节面，未达到解剖复位或关节软骨的损伤引起创伤性关节炎，均会引起足部疼痛及距下关节功能障碍，所以手术时一定要解剖清晰，防止损伤。

七、出院指导

1. 加强营养，禁烟酒，促进骨折愈合。

2. 石膏固定2～3周，出院时调节石膏的松紧度，维持有效固定。患肢持续抬高，促进血液回流、消肿，避免过早下床活动，避免患肢负重。

3. 指导患者日常活动，选择宽松的裤子，穿裤时先穿患侧再穿健侧，脱裤时先脱健侧再脱患侧。

4. 定期复查，时间为术后1、3、6个月，如有不适，及时复诊。

八、跟骨骨折患者护理指引流程

见图6－23－1。

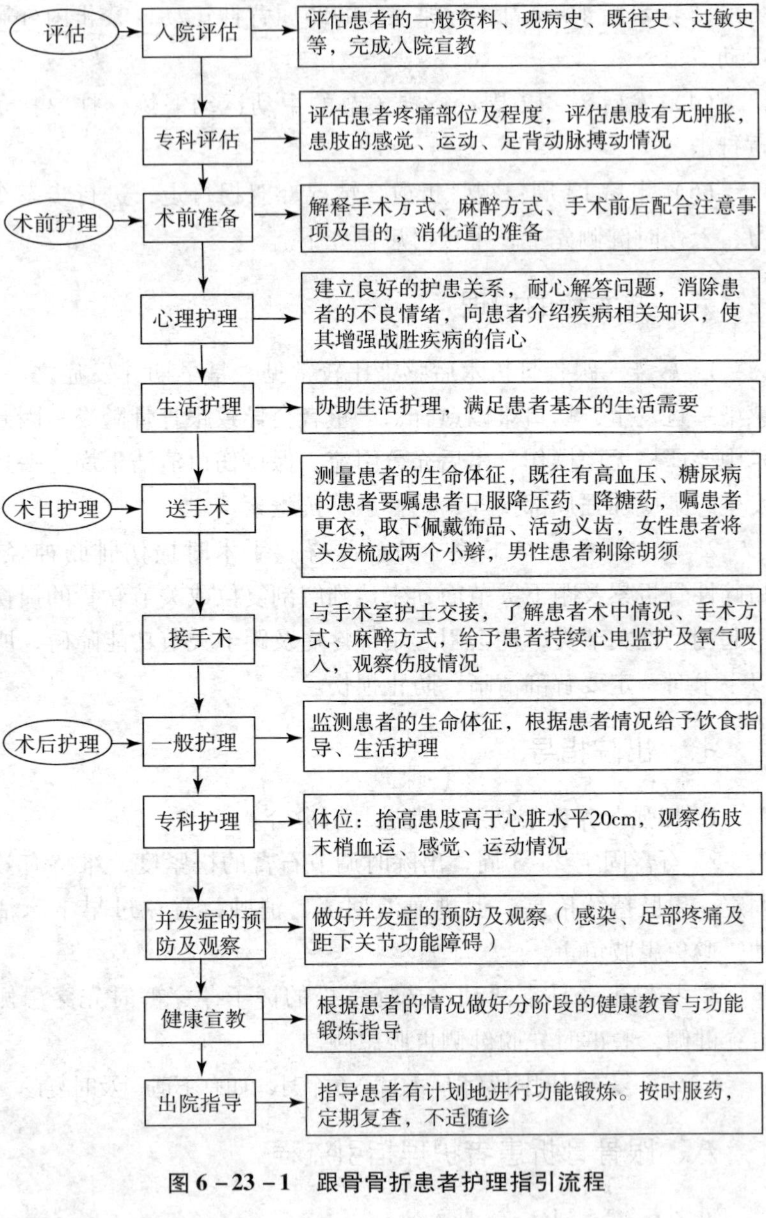

阶段	环节	内容
评估	入院评估	评估患者的一般资料、现病史、既往史、过敏史等，完成入院宣教
	专科评估	评估患者疼痛部位及程度，评估患肢有无肿胀，患肢的感觉、运动、足背动脉搏动情况
术前护理	术前准备	解释手术方式、麻醉方式、手术前后配合注意事项及目的，消化道的准备
	心理护理	建立良好的护患关系，耐心解答问题，消除患者的不良情绪，向患者介绍疾病相关知识，使其增强战胜疾病的信心
	生活护理	协助生活护理，满足患者基本的生活需要
术日护理	送手术	测量患者的生命体征，既往有高血压、糖尿病的患者要嘱患者口服降压药、降糖药，嘱患者更衣，取下佩戴饰品、活动义齿，女性患者将头发梳成两个小辫，男性患者剃除胡须
	接手术	与手术室护士交接，了解患者术中情况、手术方式、麻醉方式，给予患者持续心电监护及氧气吸入，观察伤肢情况
术后护理	一般护理	监测患者的生命体征，根据患者情况给予饮食指导、生活护理
	专科护理	体位：抬高患肢高于心脏水平20cm，观察伤肢末梢血运、感觉、运动情况
	并发症的预防及观察	做好并发症的预防及观察（感染、足部疼痛及距下关节功能障碍）
	健康宣教	根据患者的情况做好分阶段的健康教育与功能锻炼指导
	出院指导	指导患者有计划地进行功能锻炼。按时服药，定期复查，不适随诊

图 6－23－1　跟骨骨折患者护理指引流程

第二十三节　跟腱断裂护理指引及管理

一、定义

跟腱断裂是指跟腱组织断裂。跟腱是人体最粗、最强大的肌腱，跟腱长约15cm，由小腿三头肌（比目鱼肌、腓肠肌内、外头）肌腱在跟骨上方15cm处融合而成。

二、临床表现

1. 疼痛：跟腱部疼痛，有棒击感。
2. 局部肿胀或出现皮下瘀斑。
3. 肢体功能障碍：足跖屈无力、跛行。
4. 特有体征：跟腱连续性中断，局部凹陷，跖屈力量明显减弱。

三、治疗方法

1. 非手术治疗　无条件进行手术或局部皮肤有感染不宜手术的情况下，可用长腿石膏将踝固定于跖屈位4周，使跟腱断端接触，自行愈合。在此期间，需要严格拄拐行走，患肢绝对不能负重，也不能做右小腿肌肉收缩的动作，以后再用支具固定4周，以确保充分愈合。

2. 手术治疗　跟腱急性撕裂伤后3周内进行直接缝合均是可以的；而对于伤后3周以上的患者，可能由于跟腱组织变性和回缩而不能直接缝合，需要通过翻转肌腱来进行间接缝合或采用其他手术方式来处理。陈旧性跟腱断裂的手术方式有以下2种：

①利用跟腱断端组织：将小腿肌肉（跟腱断裂近端）翻转弥补断端，或劈开下拉肌肉，使断端能吻合（V－Y型修复）；

②肌腱移植：采用周围或其他位置的正常肌腱组织来替代跟

腱两端之间的缺损，可以尽可能降低手术难度、缩短手术时间和减少并发症。

四、护理措施

（一）术前护理措施

1. 卧位　取舒适卧位，患肢跖屈位石膏固定制动，使跟腱尽量吻合，并抬高患肢，翻身或改变体位时勿对关节处加压，应平托，垫软枕。

2. 专科评估　严密观察肢端末梢感觉、运动、颜色、足背动脉搏动及皮肤温度情况以及患肢肿胀程度，重视患者的主诉，如有不适立即通知医生处理。

3. 心理护理　加强沟通，做好疾病和手术相关知识的介绍，增强患者的信心。

4. 术前准备　完善常规术前准备，麻醉前2小时可饮用清饮料，但总量要控制在5ml/kg（或总量300ml）以内。清饮料是指白开水、淡糖水、清茶，也包括没有渣的果汁。对于婴幼儿而言最后一次进食母乳是手术麻醉前4小时，牛奶、配方奶则是6小时。因为足部皮肤粗糙，常有细菌隐藏，尤其注意足趾缝内。如无伤口，术前用肥皂水清洗干净，并泡脚。

（二）术后护理措施

1. 一般护理措施

（1）遵医嘱给予吸氧及行心电监护。腰硬联合麻醉术后2小时进食少量流质食物，全麻术后4小时进食少量流质食物，这样可以增加患者术后的舒适感，一定程度上减少恶心、呕吐。

（2）引流管的护理：如有引流装置，应保持引流管通畅，观察引流管有无受压、扭曲、折叠以及引流液的量、颜色、性质。

（3）进高蛋白、热量、维生素和粗纤维食物，多饮水。

（4）心理护理：重视患者主诉，及时予以心理安慰。

2. 体位　取舒适体位，抬高患肢，膝关节下垫软枕，长腿石膏将患肢固定于屈膝 60°～70°，踝关节处于中度跖屈位。不要将踝关节过度跖屈，否则会导致手术切口缝合处皮肤纹理之间的挤压力增加，不利于皮肤局部的血液循环和切口的愈合；也不要让踝关节处于太小的跖屈角度，这样会过多牵拉被缝合的跟腱。

3. 病情观察　观察患肢足背动脉搏动、感觉、运动、颜色以及肿胀情况。如出现皮肤发白或青紫、皮温温度下降、感觉麻木等异常，及时报告医师处理，遵医嘱使用药物，配合理疗（微波、中频）。

4. 疼痛的护理　保持环境安静，予以心理疏导，采用放松疗法转移患者的注意力，如听音乐、看报纸、家属陪伴聊天。根据患者的疼痛评分遵医嘱正确给予药物。

5. 生活护理　加强巡视，从生活上关心体贴患者，了解患者生活所需，尽量满足患者的需求。协助患者床上大小便，满足日常生活所需。鼓励患者完成病情允许的自理活动。指导患者不要急于活动，所有动作应慢而稳，循序渐进。

6. 功能锻炼

（1）术后 1～3 天：指导患者进行足趾活动及股四头肌收缩练习，但不可引起踝关节活动，每天 2～3 次，每次 10～15 分钟。

（2）术后 4 天～2 周：进行直腿抬高运动，侧抬腿练习，每天 2～3 次，每次 10～15 分钟。可拄拐下床，但下床时间不要过长。只能健肢负重，患肢不要着地。

（3）术后 3 周：长腿石膏改为短腿石膏，行膝关节屈伸练习。

（4）术后 4 周：每日去掉石膏托，然后进行跟腱按摩，并适当增加踝关节背伸和跖屈的活动度。

（5）术后 5 周：进行滚筒练习。练习时，应坐在高度合适的床或椅子上。筒的长度最好为 30～40cm，每天 1～2 次，每次活动 20～30 分钟。

(6) 术后 6~8 周：去除短腿石膏，拄拐下床垫高后跟行走，可部分负重，可进行提踵练习

(7) 术后 9 周~3 个月：全脚掌着地行走，并练习踝关节功能，使踝关节的活动度逐步正常。

五、并发症的护理

1. 皮肤坏死及伤口感染　与跟腱的原发创伤、手术中的操作不规范、患者对跟腱吻合线异常反应或陈旧性跟腱断裂后的局部瘢痕组织抗感染能力差有关。

2. 跟腱再断裂　跟腱断裂术后再断裂时有发生，术后踝关节处石膏固定应牢靠。术后早期跟腱缝合处水肿、张力大，应避免患者足背伸引发跟腱再断裂。拄拐时，防止意外损伤。功能锻炼应循序渐进，在医务人员的指导下进行。

3. 踝关节僵硬　长时间非功能位固定、局部粘连、跟腱挛缩。跟腱重建过程中跟腱张力过高及皮肤坏死后的局部瘢痕，均可影响踝关节活动。

六、出院指导

1. 向患者及家属说明注意预防感染和跟腱再次断裂等并发症的发生，加强营养，增强机体抵抗力，向患者强调正确使用拐杖以及不能过早脱拐行走。患肢避免剧烈运动，逐渐负重行走。

2. 告知患者石膏固定的目的及重要性、相关注意事项以及患肢血运观察方法。

3. 定期复查，时间为 1、3、6 个月，如有疼痛、肿胀等不适及时就诊。

七、跟腱断裂患者护理指引流程

见图 6－24－1。

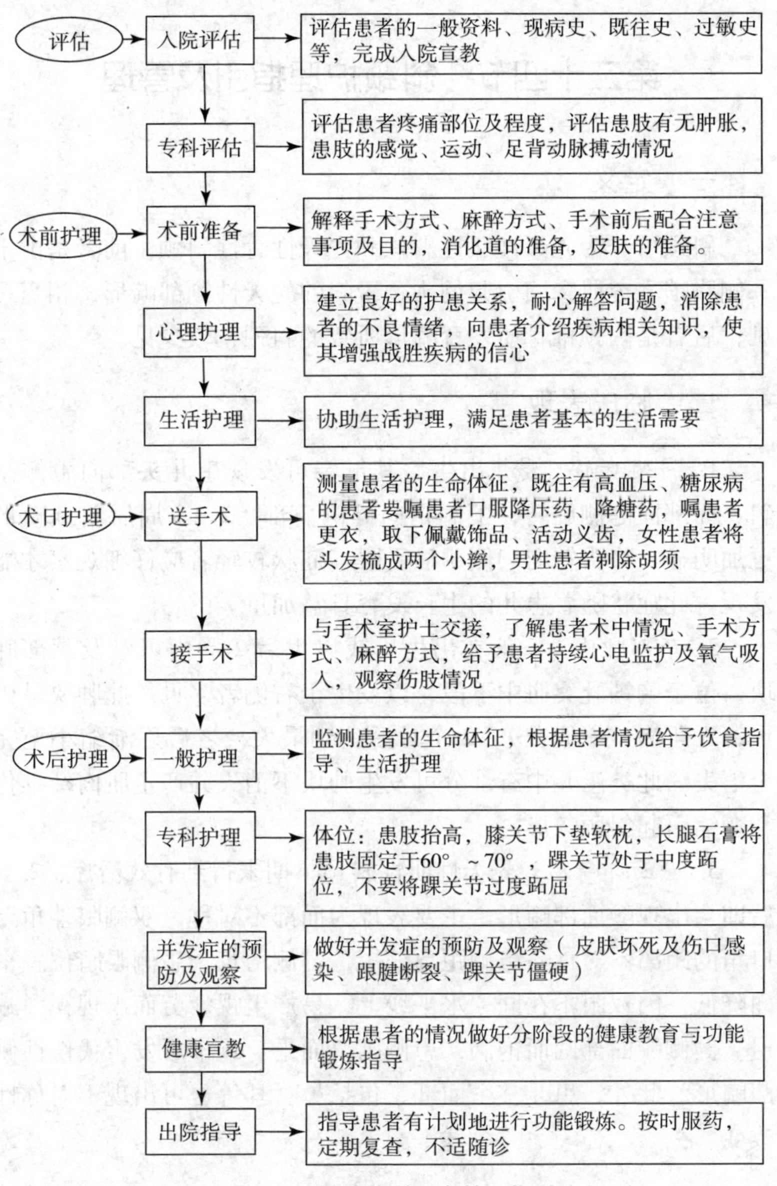

图 6－24－1　跟腱断裂患者护理指引流程

第二十四节　斜颈护理指引及管理

一、定义

斜颈可分为先天性肌性斜颈和先天性骨性斜颈。前者是由于一侧胸锁乳突肌挛缩引起的头颈歪斜的先天性颈部畸形，相当多见；后者是因颈椎骨质发育畸形所致的斜颈，较少见。

二、临床表现

1. *斜颈畸形*　婴儿出生后其母亲可发现患儿头部向患侧倾斜，面部向健侧旋转，下颌指向健侧肩部。2～3 周后斜颈畸形更加明显。将头转向健侧明显受限，症状较轻者应仔细观察才能发现。此症状随着患儿的生长发育日益加重。

2. *颈部肿块*　一般在出生后或出生后 2 周内可触及颈部肿块，位于胸锁乳突肌中下段，以发生于右侧者多见。此肿块呈梭形，无压痛，一般在 1～2 个月后达到最大，之后逐渐缩小至完全消失。此类患儿中有部分可发生肿块不消失并产生肌肉纤维化和挛缩引起斜颈畸形。

3. *颜面部畸形*　先天性肌性斜颈早期未得到有效治疗，2 岁后即会出现颜面部畸形。主要表现为面部不对称，双侧眼外角至口角的距离不对称，患侧距离缩短，健侧增长。患侧眼睛位置平面降低。因双眼不在同一水平线上，易产生视疲劳而出现视力减退。健侧颜面部圆而饱满，患侧则窄而平。颈椎可发生代偿性侧凸畸形。此外，患儿整个面部，包括鼻、耳等也可出现不对称性改变。

三、治疗方法

(一) 非手术治疗

对于半岁以内的患儿，采取非手术治疗均可获得满意疗效。因此，一旦诊断，应尽早治疗。非手术治疗方法包括局部热敷、按摩、卧床固定和手法牵引。

(二) 手术治疗

1. 手术适应证及禁忌证

(1) 适用于半周岁以上保守治疗无效者；

(2) 12 岁以下斜颈畸形明显者；

(3) 12 岁以上如面部畸形不严重也可考虑手术治疗；

(4) 对于成年人，因畸形已存在多年，术后不仅面部畸形将更加明显，且视力也因不适应术后的新体位而发生改变，故多不宜施行手术。

2. 手术方法

(1) 胸锁乳突肌切断术：为较常用的手术方法之一。在锁骨上做横切口，显露胸锁乳突肌胸骨头和锁骨头，附着点上方分别予以切断，并松解周围筋膜组织。术中应注意避免损伤颈动、静脉和神经。

(2) 胸锁乳突肌部分切除术：适用于颈部肿块明显者，可对胸锁乳突肌之肿块段予以切除。

(3) 胸锁乳突肌全切除术：适用于青少年患者，若整个胸锁乳突肌瘢痕化，可将之整段切除。

(4) 胸锁乳突肌延长术：即将胸锁乳突肌锁骨头切断、胸骨头行“Z”形延长。此手术优点：矫正头颈歪斜，恢复颈部正常活动功能；不破坏正常颈三角体表形态，避免了其他手术方法使颈部遗留凹陷畸形或不正常的平坦畸形，使颈部美观对称。

(5) 胸锁乳突肌上、下端联合松解加成形术：有学者认为年龄较大患儿或其他手术失败者可采用此手术。方法为将胸锁乳突肌乳突侧及锁骨头侧完全切断，胸骨头侧行“Z”形延长。

(6) 术后处理：斜颈畸形严重者及不合作的患儿术后需以头-颈-胸石膏矫正以维持患儿体位。

四、护理措施

（一）术前护理措施

1. *心理护理* 为了矫正畸形，患儿均乐于接受手术治疗，但由于对手术情况不了解、担心效果不佳和害怕手术而产生忧虑、恐惧。我们从患儿入院时即对其进行评估，有针对性地进行心理护理，认真做好入院宣教，帮助其熟悉环境。并向患儿及家长介绍有关疾病知识，手术目的、方法、安全性，康复过程，术后功能锻炼的重要性，使其消除思想顾虑，增强治愈信心，积极配合治疗及护理。

2. *了解手术适应证及禁忌证* 患儿入院后即行常规术前检查和眼科情况检测。有严重肝、肾、肺功能不全及颈动脉扩张者，禁忌做手术；有斜视者，先行眼科处理，根据斜视矫正后斜颈有否转归决定手术。

3. *功能训练* 术前做好相应的训练，让患儿及家长了解和适应康复训练方法，为术后的功能训练做好准备方法：

(1) 保持患儿坐位或平卧位，固定患儿双肩；

(2) 术者将患儿头向健侧侧屈，使健侧耳垂接近肩部；

(3) 缓缓转动头部使下颌接近患侧肩部，训练时注意手法轻柔，切忌暴力，牵拉动作应持续而稳定，开始时应在专科医生指导下进行，每次牵动15~20次，每天4~6次。

4. *术前准备* 术前常规备皮，剃患侧乳突肌处毛发和清洁颈上胸部皮肤，做好颈丛神经阻滞麻醉常规准备工作。麻醉前2小时可饮用清饮料，但总量要控制在5ml/kg（或总量300ml）以内。清饮料是指白开水、淡糖水、清茶，也包括没有渣的果汁。对于婴幼儿而言最后一次进食母乳是手术麻醉前4小时，牛奶、配方奶则是6小时。

5. 术前评估　正确评估患者及家属的文化程度、心理状况及对疾病的认知程度，制订详细的健康教育计划，消除患者及家属的顾虑，使之积极配合治疗和护理。

（二）术后护理措施

1. 一般护理措施

（1）全麻后患儿处于不完全清醒的状态，密切观察患儿的呼吸动作、呼吸频率和节律。

（2）防止呕吐和舌根后坠：头偏向健侧，下颌靠患侧，颈部下垫1个薄枕，利于呼吸通畅。

（3）呼吸道有分泌物者，头后仰，用双手托起下颌关节，及时清除呼吸道分泌物、呕吐物，防止发生误吸。

2. 心理护理　关心体贴患者，讲解术后注意事项。密切观察患者的心理活动，了解患者的心理状况与想法。有针对性地进行个体心理护理，消除影响疾病治疗的不良因素，鼓励患者保持乐观稳定的情绪，有利于病情的康复。

3. 伤口情况

（1）局部观察：患儿术后仰卧，用沙袋将头固定于头偏向健侧，下颌转向患侧的位置。

（2）2~4小时内严密观察局部切口渗血情况、呼吸情况、有无气胸的表现。

（3）防止患儿烦躁抓伤、扯伤伤口，有异常及时报告医生处理。

（4）观察伤口敷料有无渗血、渗液，颈部有无瘀斑、肿胀；观察神志、面色、呼吸频率，有无气胸表现；防止患儿烦躁抓扯伤口；有伤口出血应及时通知医生，酌情更换敷料或加压包扎，遵医嘱使用止血药。

4. 疼痛的护理

(1) 术后 1 ~ 2 天内减少搬动，置患儿于舒适的体位。

(2) 对不同年龄的患儿采取提供玩具、陪玩耍、讲故事、听音乐等措施分散其对伤口疼痛的注意力。

(3) 对哭闹不止的患儿酌情给止痛药。

5. 病情观察

(1) 防止伤口感染：注意患儿体温的变化，观察伤口恢复情况，局部有无红、肿、热、痛。

(2) 指导进食时勿使食物污染敷料，不慎污染敷料及时更换。

(3) 夏季穿着适宜，勿使过多的汗液浸湿敷料，遵医嘱使用抗生素。

(4) 术后 2 天开始使用激光照射伤口，每次 20 分钟，每天 2 次。

6. 枕颌牵引的护理

(1) 对肌肉挛缩较重者于术后 7 天开始行枕颌牵引，牵引之前向家长及患儿说明牵引目的及重要性，以取得充分的配合。

(2) 具体方法：体位取头高足低位，头后仰并略向健侧倾斜（肩背部垫 1 个软枕）卧位，身体纵轴和牵引绳呈一直线，颌下垫软毛巾以防皮肤破损，预防压疮。

(3) 患儿睡眠时要防止枕颌带卡压颈部造成缺氧或窒息。观察有无牵引并发症，头晕、恶心、呕吐及呼吸改变等，有不适者，停止牵引，待症状好转后继续牵引，2 ~ 3 周能适应。进餐时可放松牵引，牵引重量为体重的 1/10，保持重锤悬空，牵引时间每天 10 ~ 20 小时，持续 7 ~ 8 周。

7. 颈托护理

(1) 颈托可根据不同年龄、胖瘦量身定做，临床得到越来越广泛的应用。

（2）对年龄小，不太配合牵引的、伤口恢复良好者，术后7天开始白天佩戴、晚上睡觉时摘下。

（3）使用颈托期间注意皮肤护理，防止皮肤压伤，行走时防止跌倒。

8. 康复训练

（1）患儿保持坐位，训练者站于患儿身后，两手抛球样扶住患儿头部，重复将头转向健侧，要求伸展充分，力度适中，重复8～10次。在头转向健侧的同时嘱患儿尽力偏转头去看自己患侧的耳朵，从而最大限度地延长患侧胸锁乳突肌之间的距离，减少或防止术后胸锁乳突肌断端的再粘连。患儿术后次日在医生的指导下进行此项训练，每次15～20分钟，每天6～8次，持续时间不少于半年。

（2）对4岁以上的患儿，首先重复前后伸屈颈部10次，再左右偏颈10次，然后重复左右偏转颈10次。重复以上的动作，每次20分钟，每天6～8次，持续时间不少于半年。

9. 术后注意事项

（1）保持患儿颈部于中立位，不得在屈曲或过伸位进行牵拉。

（2）在整个治疗阶段注意有无不适或疼痛的征象。

（3）不要引起对切口的刺激。

五、并发症的护理

1. 术中颈部大血管损伤　术中仔细操作，避免损伤颈部大血管。如不慎损伤颈内、颈外动静脉，可用可吸收线修补。术后避免颈部剧烈活动，以防颈部大血管再次破裂出血。

2. 颈部神经损伤　如喉返神经损伤，表现为声音嘶哑、吞咽困难等症状。术中仔细操作，避免损伤，如为牵拉或夹伤，一般术后可逐渐恢复。如为离断损伤，术后予以神经营养治疗，神经功能一般可以由对侧代偿。

3. *术后颈部血肿*　血肿较小时予局部加压止血。如局部加压无效，或由于颈部血肿压迫气管导致窒息，可紧急行血肿清除及止血术。

六、出院指导

1. 告知患儿家长有关本病的知识。

2. 教会患儿家长按摩、热敷及手法扳正的方法，术后继续予以手法牵拉矫正治疗 3 ~6 个月。

3. 定期复查，时间为术后 1、3、6 个月。如有不适，出现以下情况时要及时就诊：颈部伤口裂开、出血、感染。

七、斜颈患者护理指引流程

见图 6 –25 –1。

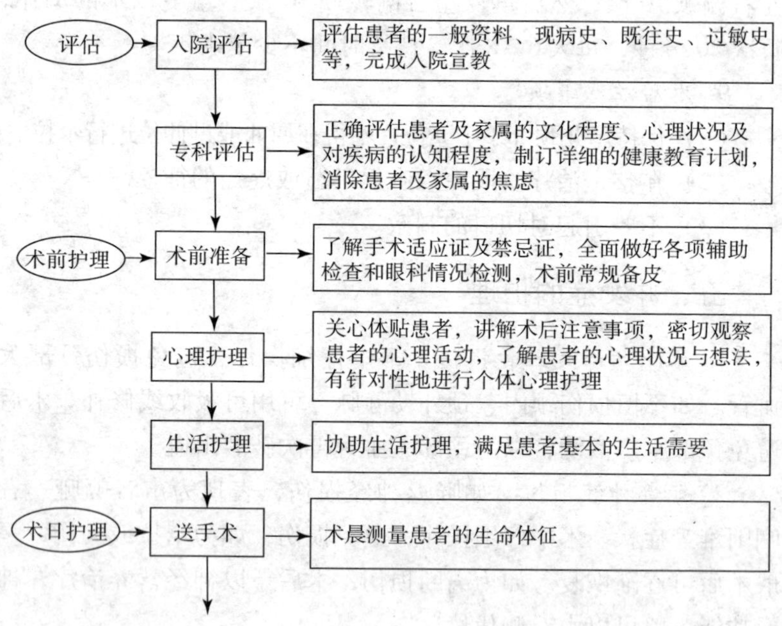

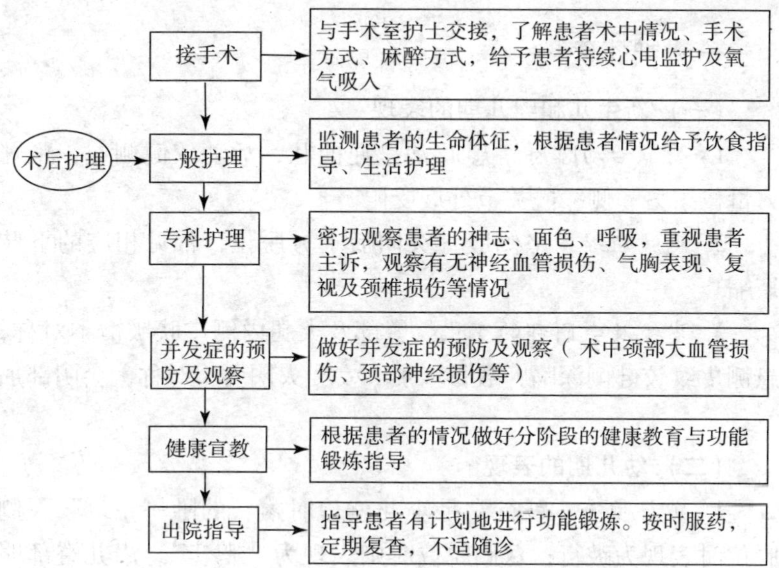

图 6－25－1　斜颈患者护理指引流程

第二十五节　先天性髋关节脱位护理指引及管理

一、定义

本病简称 CDH，又称发育性髋关节脱位或发育性髋关节发育不良（DDH）及髋发育不全，是较常见的先天畸形。股骨头在关节囊内丧失其与髋臼的正常关系，以致在出生前和出生后不能正常发育。

二、临床表现

（一）新生儿和婴儿期的表现

1. 关节活动障碍　患肢常呈屈曲状，活动较健侧差，蹬踩力量位于另一侧。髋关节外展受限。

2. 患肢短缩　患侧股骨头向后上方脱位，常见相应的下肢短缩。

3. 皮纹及会阴部的变化　臀部及大腿内侧皮肤皱褶不对称，患侧皮纹较健侧深陷，数目增加。女婴大阴唇不对称，会阴部加宽。

（二）幼儿期的表现

1. 跛行步态　跛行常是小儿就诊时家长的唯一主诉。一侧脱位时表现为跛行；双侧脱位时则表现为“鸭步”，患儿臀部明显后突，腰前凸增大。

2. 患肢短缩畸形　除短缩外，同时有内收畸形。

三、治疗方法

（一）非手术治疗

1. 出生至6个月龄是非手术治疗的最佳时期。治疗方法包括应用简单的柔软支具保持双髋关节屈曲，外展位置。治疗时间为6~8周，采用外固定器具固定，闭合手法复位。

2. 半岁至3岁的患儿采用石膏固定，外固定支架固定。

（二）手术治疗

主要用于治疗大于3岁的患儿，可行髋关节内侧入路切开复位术、髋关节前方入路切开复位术、髂骨截骨术、髋关节囊周围髂骨截骨术、骨盆三骨联合截骨术。

四、护理措施

（一）术前护理措施

1. 心理护理　加强沟通，与家属做好疾病和手术相关知识的介绍。

2. 术前准备　完善常规术前准备，麻醉前 2 小时可饮用清饮料，但总量要控制在5ml/kg（或总量300ml）以内。清饮料是指白开水、淡糖水、清茶，也包括没有渣的果汁。对于婴幼儿而言最后一次进食母乳是手术麻醉前 4 小时，牛奶、配方奶则是 6 小时。

（二）术后护理措施

1. 一般护理措施

（1）遵医嘱给予吸氧及行心电监护，腰硬联合麻醉术后 2 小时进食少量流质食物，全麻术后 4 小时进食少量流质食物，这样可以增加患者术后的舒适感，一定程度上减少恶心、呕吐。

（2）饮食护理：鼓励患儿多进食，尽量母乳喂养，少量多餐。

（3）严密监测患儿的生命体征，出现异常要及时通知医生。

（4）心理护理：由于先天性髋关节脱位治疗周期长，效果不十分理想，家属顾虑、患儿恐惧，护理人员应关心、体贴他们。与其密切交谈、讲故事、做游戏，消除其对治疗与陌生环境的恐惧心理，获得信任，使其配合。

2. 体位　更换外固定装置时，应特别注意保护髋关节的稳定，防止变换体位时过度移动而使髋关节再脱位。

3. 石膏固定的护理　经常检查石膏固定是否对局部皮肤压迫过紧。冬天要注意肢体末端保暖，防止冻伤。防止大小便、食物残渣污染石膏，并注意患儿啼哭及主诉，以便及时发现患儿的不适。此外要及时更换纸尿裤，保持会阴部皮肤清洁干燥。

4. *疼痛的护理*　保持环境安静，予以心理疏导，采用放松疗法转移患者的注意力。根据患儿的疼痛评分遵医嘱正确给予药物。

5. *皮肤的护理*　患儿皮肤较嫩，石膏固定期间，应加强观察，防止皮肤损伤。

6. *患肢血运观察*　应密切观察被固定肢体末梢血运、皮肤颜色和温度及踝关节的活动情况，若出现固定过紧、肢端发冷等情况，应及时与医生联系。

五、并发症的护理

1. *股骨头缺血坏死（AVN）*　AVN是先天性髋关节脱位治疗后远期结果差的主要原因。它是与治疗直接相关的一个问题，多数情况下可以预防。随着技术改进，严重AVN的发生率应在5%以下。AVN最常见的原因是制动体位不当，如极度外展或内旋。内旋不仅可以增加股骨头的压力，还会减少关节囊的供血。另外，跨过髋关节的肌肉明显挛缩紧张，使复位后头臼压力过大，也导致AVN。预防措施是避免异常体位，如果复位后压力大则应行股骨缩短。

2. *复位不充分和再脱位*　治疗先天性髋关节脱位时最常见的并发症是复位和维持复位失败。闭合复位后CT有助于判断复位情况。如果再脱位应试行再次复位；如果不稳定，应改行切开复位进行治疗。

3. *残留髋臼发育不良*　复位后，由于股骨头所施加的应力刺激，髋臼开始塑性，表现为髋臼逐渐加深和臼底倾斜度逐渐减少。髋臼外缘出现上翘和眉毛样改变是可靠的塑性证据。

4. *迟发的髋臼发育不良*　有些患者到青少年期才出现髋关节脱位症状。有些有髋关节脱位的治疗史，而大多数不知道有髋关节问题。患者主诉腹股沟区疼痛（有时放射至外侧或沿大腿至膝部），每次用力和长时间行走或站立后出现，疲劳或不适的时候出现跛行。一旦症状出现，通常不会不断加重。

六、出院指导

1. 指导家属继续加强营养，多晒太阳。石膏拆除早期，避免过度负重感，防止髋关节再发生脱位。

2. 向家属交代石膏固定的注意事项，并教会家属观察患肢末梢血运，发现异常，及时就诊。

3. 鼓励患儿进行固定范围以外的肌肉收缩与关节的主动活动。

4. 术后3个月复诊。若发现石膏内皮肤局限性疼痛、末梢血运障碍或石膏折断等情况，应及时复诊。

七、先天性髋关节患者护理指引流程

见图6－26－1。

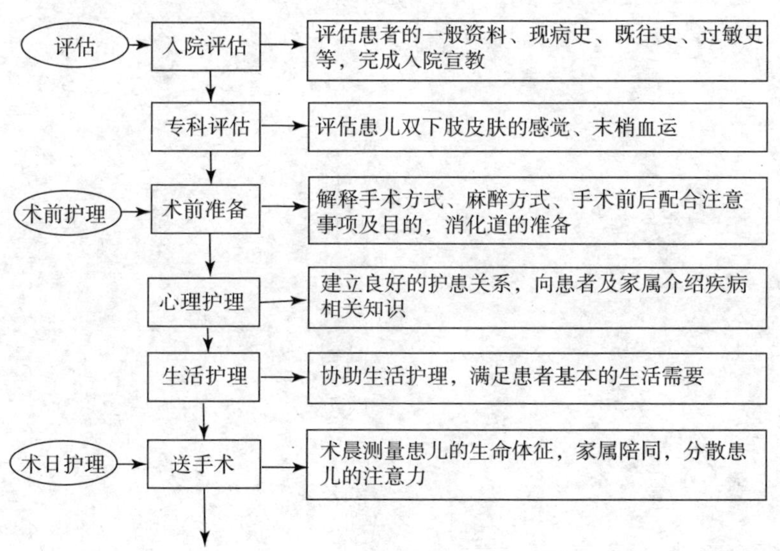

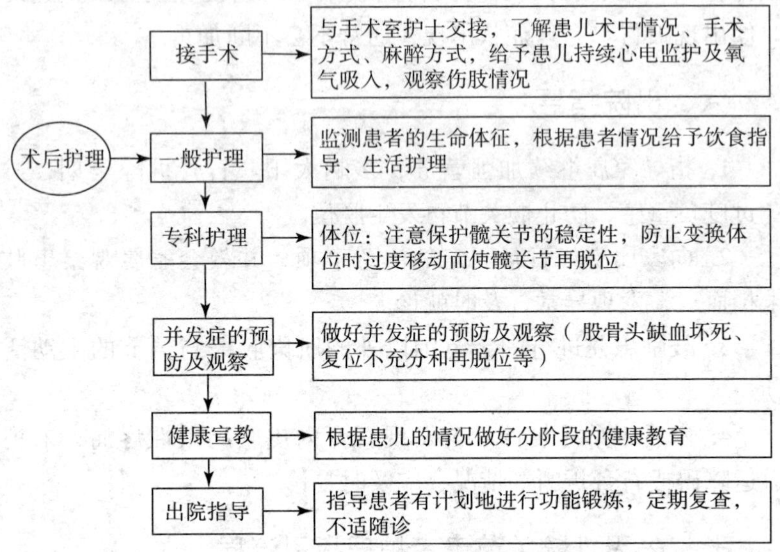

图 6－26－1　先天性髋关节患者护理指引流程

≪第七章

脊柱

第一节 颈椎骨折合并脊髓损伤护理指引及管理

一、定义

颈椎骨折是直接或间接暴力作用于颈椎骨、关节及相关韧带引起的损伤，常伴有脊髓神经结构的损伤。颈椎骨折占全身骨折的5%～6%。脊柱骨折可以并发脊髓或马尾神经的损伤，特别是颈椎骨折脱位合并有脊髓损伤可导致截瘫或四肢瘫。通常是由于暴力致脊柱损伤而使脊髓受强烈震荡或脊髓受压迫、挫裂甚至横断引起的。往往能严重致残甚至致命，其病死率约为15%。

二、临床表现

1. 颈上段骨折（颈1至颈3处） 多见于外伤病例，脊髓完全受损者，多死于现场，临床所见病例多为不全性脊髓损伤，临床表现如下：

（1）运动障碍：四肢轻重不一的瘫痪，肌张力增高，反射亢进及出现病理性反射。

（2）感觉障碍：其根性痛以枕及颈后处为明显，面部亦可有感觉障碍。

（3）呼吸障碍：视膈神经受损程度不同而表现为呃逆、呕吐、呼吸困难或呼吸麻痹。

2. 颈中段骨折（颈4至颈6处）　此段为颈椎外伤及颈椎病好发部位，主要临床表现如下：

（1）运动障碍：此段脊神经所支配的肌肉（肱二头肌、提肩胛下肌、冈上肌及冈下肌等）呈下运动神经元瘫痪。

（2）感觉障碍：根性痛多见于肩部及肩胛部，并常波及前臂桡侧，有时可达拇指。

（3）反射障碍：肱二头肌反射多消失，肱三头肌以下则亢进。

3. 颈下段骨折（颈7至胸1处）

（1）运动障碍：手指活动障碍及手部小肌肉萎缩，前臂肌群亦可累及。

（2）感觉障碍：根性痛多位于前臂及手指，以中、小指多见，上肢及胸12平面以上可有感觉减退或消失。

（3）反射障碍：肱三头肌反射、桡反射及指屈反射可减弱或消失。

4. 截瘫的表现及程度　截瘫是一种由不同致病因素引起的脊髓结构和功能的损害，造成损害水平以下正常运动和感觉的减退或丧失、大小便功能障碍。通常把涉及双下肢和部分（或全部）躯干的损害称为截瘫。其中，上述功能完全丧失者，称完全性截瘫；还有部分功能存在的，称不完全性截瘫。可以通过截瘫指数加以判断，即以0、1、2表示肢体的运动、感觉、内脏括约肌功能障碍程度（“0”表示功能正常，“1”表示功能部分障碍，“2”表示功能完全障碍），总分0为正常，6为完全性瘫痪，1～5表示不完全性瘫痪。在治疗和康复过程中，指数升高，说明病情加重；指数降低，说明病情好转。

三、治疗方法

颈椎损伤患者治疗的目的是恢复脊柱稳定性，维持解剖复位，保护和改善神经功能，防止畸形。其治疗方案包括以下几个方面。

1. 颈椎制动　妥善固定颈椎防止因损伤部位的移位而产生脊髓的再损伤，采用轴线式翻身法翻身，一般选用颅骨牵引或颅骨牵引。

2. 药物治疗　包括：①肾上腺皮质激素，常用地塞米松，合理应用甲泼尼龙冲击疗法也有较好的效果；②脱水剂，如甘露醇；③神经营养药，如甲钴胺、神经节苷脂等。

3. 全身治疗　包括：①吸氧，保持呼吸道通畅；②维持血液循环，保证收缩压在90mmHg以上；③维持水电解质平衡，保证营养；④防治并发症。

4. 手术治疗　手术只能解除对脊髓的压迫和恢复脊柱的稳定性，无法使损伤的脊髓恢复功能。手术的途径和方式视骨折的类型和致压物的部位而定。

（1）手术指征包括：①脊柱骨折，脱位有关节突交锁者；②脊柱骨折复位不满意或仍有脊柱不稳定因素存在者；③影像学检查显示有碎骨片凸出至椎管内压迫脊髓者；④截瘫平面不停上升，提示椎管内有活动性出血者。

（2）手术方式：

①上颈椎（C1～C4）损伤：可采用颈枕融合内固定术、寰枢椎后路融合术。

②下颈椎（C5～C8）损伤：可采用后路开放复位、减压和（或）融合术及前路开放复位、减压和（或）融合术。

5. 康复治疗　包括：①高压氧治疗以改善脊髓缺氧；②肢体功能锻炼，主要是改善全身各个关节活动度和残存肌力增强的训练，以及平衡协调动作和体位交换及转移动作（例如卧位到坐位、翻身、从床到轮椅、从轮椅到厕所马桶等移动动作）。

四、护理措施

（一）术前护理措施

实行主管护士责任制，找出护理问题，制订护理计划，根据患者的病情、体质，精神状况、手术耐受程度以及经济状况等方面有计划地采取可行的护理措施。

1. 心理护理　患者由于突然颈椎骨折合并脊髓损伤导致全瘫或不全瘫，部分或全部丧失生活能力，往往感到焦虑、烦躁、悲观、失望和不知所措，心理失去平衡。因此，护理人员要耐心细致并有针对性地做好心理疏导，要处处关心体贴患者，耐心倾听患者的诉说，恰当解释病情及详细讲解治疗及护理方案；介绍以往同类疾病成功康复的例子，以增强患者治疗信心，使患者能主动配合治疗和护理；同时，还要重视家属对患者心理的影响，患者的心理与家属的心理是相互影响的。因此，要做好家属的思想工作，向他们讲解外伤性颈椎骨折合并脊髓损伤患者治疗护理的重要性，以取得家属的支持与配合。

2. 严密观察病情，定时测量生命体征　应密切注意评估患者的神志及呼吸形态，保持呼吸道通畅，注意有无低血压、慢心率，监测尿量、尿比重，注意有无低钠血症发生；评估四肢肌力及皮肤感觉平面，做好各项手术前的准备。

3. 体位护理　抬高床头 15°～20°，屈曲型骨折者保持颈部过伸位，伸展型骨折者保持颈部中立位，头部及枕部垫枕垫，两侧置沙袋固定，保持有效颅骨牵引，防止脱落；翻身时保持头、颈、躯干在一轴线，避免扭曲、旋转颈部。

4. 体温异常的护理　颈髓损伤患者，交感神经麻痹，除头部以外血管舒缩功能障碍，汗腺麻痹，不泌汗，热量不能散发，反而促进细胞新陈代谢，散热小于产热，产生高热；又因失去交感神经支配，全身皮下血管扩张，大量辐射散热，出现体温不升。高热者，采取物理降温，冰袋置于大血管走行浅表处、温水或酒精擦浴、调节室内温度在20～30℃，减少盖被，必要时采用药物降温，多饮水，每日饮水量在2000～3000ml。低温者，采用人工调温，调节室温在25～27℃，使用电热毯、盖被保持体温，同时注意心血管系统变化，充分给氧。

5. 口腔护理　颈椎骨折合并脊髓损伤患者体温不稳定，同时由于消化、吸收功能障碍，使机体的水分及营养物质得不到应有的补充，导致抵抗力降低引起口腔疾患。因此应加强口腔护理，根据口腔pH值采用不同的溶液漱口。

6. 安全护理　颈椎骨折合并脊髓损伤患者，肢体和躯干的感觉、运动部分或全部丧失，做好安全防护工作，床边加床栏防止坠床；慎用热水或热水袋，预防烫伤；床边备齐吸痰用物，及时清除呼吸道分泌物，预防窒息。

7. 气管、食管推移训练　颈前路手术的入路是经内脏 鞘（包在甲状腺、气管与食管三者之外）与血管神经鞘间隙抵达椎体前方，术中需将内脏鞘牵向对侧，方可显露椎体前面或侧前方。故患者术前需要进行气管、食管的推移训练。此种动作易刺激气管引起反射性干咳等症状，因此必须向患者反复交代其重要性。并明确指出如牵拉达不到要求，不仅术中损伤大，出血多，且可因无法牵开气管而被迫中止手术；如勉强进行，则有可能引起气管或食管损伤，甚至破裂。方法：在手术侧用大拇指从皮外插入切口侧内脏鞘与血管神经鞘间隙，持续向对侧推移；在非手术侧用2～4指在皮外插入向对侧牵拉，必须将气管推过中线。开始时，每次持续10～20分钟，逐渐增加至30～60分钟，每天2～3次，持续3～5天。训练时指甲要剪短，以防损伤皮肤，肩部垫一软枕，使颈部略向后仰。

8. 呼吸、咳嗽运动训练　指导患者训练呼吸和咳嗽运动以增加肺通气量，有利痰液排出，避免发生坠积性肺炎。①深呼吸运动方法：仰卧位，双手放在腹两侧，用鼻深吸气后，收缩腹肌，而后微微张嘴将气体呼出。②咳嗽运动方法：仰卧位，双手手指交叉置于腹部，先深吸气，然后在微微张嘴呼气的同时连咳两声继而如常呼吸2次，再深吸气咳嗽。如此反复数次。

（二）术后护理措施

1. 病情观察　术后注意观察手术切口渗血情况，保持伤口引流管通畅，观察引流液的量及颜色，根据麻醉方式及病情需要密切观察生命体征的变化。术后6小时定时评估患者四肢活动、张力强度、触痛觉，以了解截瘫平面有无下降。

2. 保持呼吸道通畅　术后保持呼吸道通畅的措施主要有以下几步：

（1）有效给氧：颈脊髓损伤的患者易出现呼吸衰竭，应予以控制性氧疗（低浓度氧疗），根据血气分析结果调整给氧浓度、流量和持续时间，缓解机体的缺氧状态。吸氧浓度为25%~33%，一般不超过40%。Ⅰ型呼衰患者吸氧浓度可适当提高，尽快使血氧＞60mmHg；Ⅱ型呼衰患者，宜从低氧浓度开始，逐渐加大吸氧浓度，一般不超过33%，其最终目标是血氧＞60mmHg。及时处理肠胀气、便秘，不要用沉棉被压盖胸腹，以免影响患者呼吸。

（2）呼吸道观察：常规备吸痰装置及气管切开包于床旁，必要时吸痰，注意观察患者面色和唇、指（趾）端的颜色、血氧饱和度，重视患者的主诉。术后早期呼吸困难主要是颈深部血肿压迫、喉头痉挛和痰液阻塞所致，严重者会发生窒息死亡。如出现声音嘶哑、憋气、呼吸表浅提示喉头水肿的可能，须立即通知医生，切不可盲目吸痰。如出现呼吸肌无力，或气道痉挛，或血氧饱和度持续下降等症状可配合医生行气管切开。

（3）鼓励有效咳嗽：术后定时翻身拍背，并指导咳嗽，常规行超声雾化吸入，每日 3 次，预防呼吸道感染。

3. 气管切开患者的护理

（1）保持适宜的病房环境，尽量安排在单间病房观察治疗，限制家属探视。病房内温度保持在 22℃ 左右，湿度保持在 60% ~70%。每天进行紫外线消毒 2 次，每次 30 分钟。

（2）机械通气时的护理，如采用机械辅助通气者，一般采用同步间歇指令通气和（或）压力支持通气模式，直至脱机。患者如有肺部感染，应根据肺功能的损害情况选择模式。使用时，应观察患者有无出血、皮下气肿等并发症。每天更换气管切开处纱布。注意观察切口处有无肿胀、感染，有无分泌物，且分泌物多时应留取标本送检。切口处如显示有感染可能，应用抗生素液浸泡的敷料湿敷。严密观察套管有无脱出，套管带子的松紧以能容纳一指为佳。为了防治口腔内细菌生长繁殖，每天进行口腔护理 2 次，护理时注意口咽深部分泌物的清洁。

（3）保持气道通畅，持续气道湿化，鼓励患者咳嗽，每 2 小时翻身拍背，按需吸痰。气管切开增加了肺部感染的概率，易造成气管黏膜干燥，分泌物黏稠形成痰栓。应在气管切开处覆盖湿的无菌纱布，定时进行气道湿化，以减轻呼吸道水肿、稀释痰液，顺利吸出痰液。此外，还应根据医嘱给予超声雾化吸入，一般 6 ~ 8 次/天。

（4）预防吸入性肺炎和呼吸机相关性肺炎。呼吸机相关性肺炎是最常见和最危险的医院内感染之一，有步骤并且规范化地进行口腔护理可降低呼吸机相关性肺炎的发生率，用牙膏或 0. 12% 葡萄糖酸洗必泰清洗牙齿是简单有效的口腔护理，可降低呼吸机相关性肺炎的发生率。加强口腔的清洗，保持口腔清洁，可用生理盐水漱口，每天至少 3 次清洗口腔。充分清除气管内、口及鼻腔内的分泌物。采用 15° ~ 30°半卧位可降低呼吸机相关性的肺炎发生率，雾化吸入药物可预防感染。

4. 呼吸功能锻炼　呼吸功能障碍是颈段脊髓损伤患者常见的并发症，多数存在呼吸肌麻痹，呼吸道分泌物增多、滞留等症状，且医院获得性肺炎感染的风险较大。所以，指导患者进行呼吸功能训练，增加呼吸肌力，改善呼吸功能，可降低肺部感染的概率。腹式呼吸可使膈肌活动增加，增加肺有效通气量，增强咳痰和咳嗽能力。患者两膝关节半屈，使腹部放松，双手放于前胸和上腹部，用鼻缓慢深吸气，缓慢吐气，呼气时双手略加压。呼吸尽量用鼻不用口，呼吸要慢而长。对于卧床患者还可进行膈肌锻炼。在其上腹部放置沙袋，坐位患者可系弹力腰围来增加腹部压力，有助于锻炼膈肌，也可以在呼气时增加残余气体的排出。膈肌下移后使肺底部有较好扩张，从而增加气体交换面积，有利通气。呼吸功能训练应在餐前或餐后 2 小时进行，以免引起胃肠道不适。

5. 饮食护理　术后 1 ~ 2 天给予半流质饮食，以后逐渐摄取固体食物。给予高蛋白、高维生素以及富含纤维素的食物。

五、预防并发症

1. 预防压疮的发生　做好压疮风险评估，做到预见性护理。保持床铺平整、清洁、干燥。每日温水擦浴 1 次，保持皮肤清洁。大小便后擦拭干净，尤其是大便失禁患者，每次便后用温水清洗肛门周围皮肤再涂抹九华膏。每 2 小时翻身 1 次，注意动作轻柔，避免拖、拉、推。骨突部垫海绵，并每日用伤科油按摩 2 次。坚持做到勤翻身、勤按摩、勤擦洗、勤整理、勤更换，并注意加强营养。

2. 预防呼吸系统并发症　颈椎骨折合并脊髓损伤患者肋间肌麻痹，以致呼吸运动幅度减小，呼吸道分泌物无力咳出，抵抗力下降，易造成痰液堵塞和肺部感染。同时因事故引起过激的心理反应，导致交感神经兴奋及血液儿茶酚胺含量升高，使全身血管收缩，大量血液转移到肺循环。肺血容量急剧增加，使肺的顺应性下降，呼吸困难加重，痰液不易咳出。要指导患者深呼吸及进行有效咳嗽，每2小时叩背1次。痰液黏稠时可行雾化吸入或吸痰，必要时行气管切开。

3. 预防泌尿系感染　对留置尿管的患者，持续引流1周后，定时夹闭尿管。输液者每2小时放尿1次，不输液者4小时放尿1次，形成反射性膀胱后拔除尿管，采用间歇导尿。这种改进的护理方法明显降低了泌尿系的感染率，且顺应了神经性膀胱形成的发展规律，是颈髓损伤膀胱管理行之有效的护理方法。

4. 便秘的预防　颈椎骨折合并脊髓损伤患者长期卧床，易引起腹胀、便秘等。鼓励患者多食易消化食物，多吃水果蔬菜及粗纤维食物。每日按摩腹部2～3次，每次20分钟。双手重叠，以脐为中心顺时针环绕按摩，以促进肠蠕动。

5. 预防深静脉血栓

（1）抬高下肢，使其与床面形成20°～30°角、避免将软枕单独垫在患者腘窝下或小腿处，防止深静脉回流障碍。

（2）补足液体，并建议患者多饮水，使血液得到稀释，避免脱水而增加血液黏稠度。

（3）观察下肢的血液回流情况，如皮肤颜色、温度、肿胀程度。

（4）鼓励患者早期行肢体活动及功能锻炼。截瘫患者以被动运动及按摩为主，以促进下肢静脉血液回流。

6. 预防肌肉萎缩及关节僵硬畸形　每天做肌肉按摩和关节活动4次，预防肌肉萎缩和关节畸形发生。足部用软枕支垫或穿“丁”字鞋使踝关节保持90°位置，预防足下垂畸形。双上肢进行抓握、上举等功能锻炼，双上肢进行主动或被动的关节伸屈活动及肌肉按摩，逐步进行翻身、坐床、平衡、转移、坐轮椅等功能锻炼。

7. 功能锻炼　指导患者循序渐进地进行功能锻炼，以促进和维持机体的正常功能，是加速康复的主要环节。功能锻炼还能避免骨质脱钙和泌尿道结石的形成。功能锻炼应被动活动和主动活动相结合。

（1）早期以被动活动为主，四肢肌肉做向心性按摩，被动活动四肢关节。

（2）中期在继续被动活动和按摩的同时，加强主动锻炼，并以主动活动为主。在患者能忍受的范围内进行，逐渐增加运动量和幅度。

（3）后期视情况而定，可在床上做多种运动，如双手拉弹簧、举哑铃等。在伤后6~8周骨折已基本愈合时可利用床架卧位引体向上，逐渐练习起坐，自行翻身。如此不断加强练习，为患者日后离床活动打下良好基础。

六、出院指导

1. 出院后戴颈围3个月，控制颈部活动。

2. 口服神经营养药物及钙剂，补充蛋白质，循序渐进地进行四肢功能锻炼。若出现颈部不适，应暂停锻炼。

3. 术后3个月、半年、1年各来院复查1次，了解脊髓功能恢复情况及植骨融合情况。

七、颈椎骨折合并脊髓损伤护理指引流程

见图7-1-1。

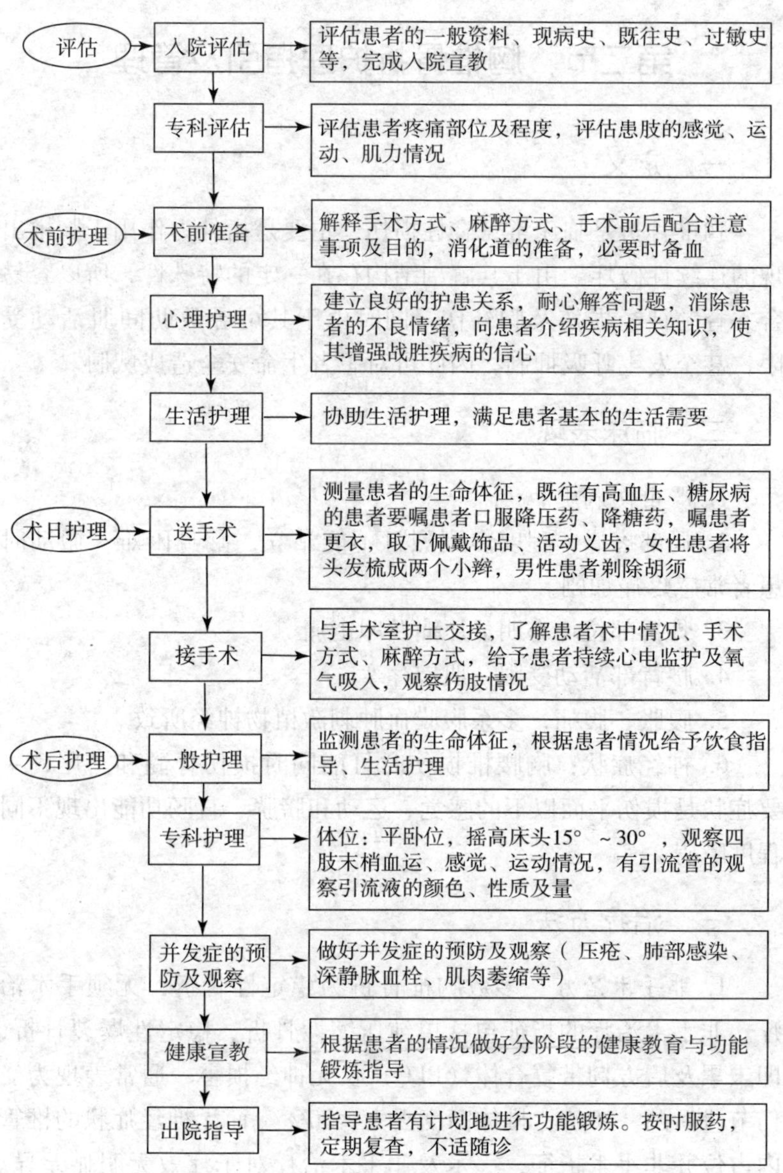

图 7－1－1 颈椎骨折合并脊髓损伤护理指引流程

第二节 胸椎骨折护理指引及管理

一、定义

胸椎骨折是临床常见脊柱损伤，主要是指外力作用于胸椎出现的连续性破坏。由于其解剖结构存在一定的特殊性，所以容易合并脊髓神经损伤及胸外伤；同时由于其可导致肋间肌活动受限，甚至发生呼吸抑制，因此可对患者生命安全造成威胁。

二、临床表现

1. 严重伤病史。

2. 局部疼痛，程度多剧烈且不能站立，翻身困难，搬动时患者常感疼痛加剧。

3. 骨折部位均有明显压痛及叩击痛。

4. 腰背部活动受限，肌肉痉挛。

5. 腹胀、腹痛，多系腹膜血肿刺激植物神经所致。

6. 神经症状：胸腰椎损伤时可能同时损伤脊髓和马尾，主要症状是损伤平面以下的感觉、运动和膀胱、直肠功能出现不同程度障碍。

三、治疗方法

1. *非手术治疗* 多数胸椎骨折为稳定性骨折，无须手术治疗。非手术治疗的指征包括单纯压缩性骨折、稳定性爆裂骨折，即未累及后方韧带复合体（PLC）及无神经损害，通常表现为受伤节段后凸 <30%，椎体高度丢失 <50%。而无神经症状的椎管内占位并非手术指征，手术及非手术治疗对于疗效无明显差异。对于屈曲牵张型或 Chance 骨折，当骨折线位于骨性结构时，支

具治疗是有效的。非手术治疗一般包括制动和充分的止痛处理。支具治疗一般需时10～12周。对于稳定的胸椎爆裂骨折，外固定支具治疗或手术干预都可取得良好的疗效。非手术治疗和手术治疗的目标是稳定脊柱、矫正畸形、神经功能康复、止痛、早期康复治疗。

2. 手术治疗　部分胸椎骨折患者需要手术治疗，早期减压内固定为常见的术式。其优点：改善神经功能、恢复生理曲度、预防继发性损伤、改善呼吸功能、缓解疼痛、缩短住院时间、降低病死率。但是早期手术治疗也并非没有缺点。手术创伤本身由于出血、低血压等可能加重原本就存在的伴发病。如果手术操作不当，还可能加重脊髓损伤。另外，早期手术可能造成伴发病或者多发伤的漏诊误诊。

四、护理措施

（一）非手术治疗护理

1. 卧位护理

（1）胸腰椎单纯性压缩性骨折患者住院后应卧硬板床，头部不用枕，以保持脊柱平直，防止发生畸形或进一步损伤。

（2）在患者受伤椎体下垫适当高度的软垫，以维持腰部正常生理曲度。最佳垫枕高度为10～15cm。

（3）始终保持骨折椎体局部呈过伸位，以整复和矫正椎体压缩性骨折畸形。

（4）垫枕表面保持柔软、平整、干燥，以防压伤皮肤。

（5）患者坚持日夜垫枕，疗程不少于6周。鼓励患者以坚强毅力战胜疾病。

（6）在治疗过程中护理人员要严密观察患者双下肢感觉、运动情况，如有变化及时汇报处理。

（7）患者不能坚持需翻身时，给予正确指导并协助。嘱患者挺胸直腰绷紧背部肌肉形成自然内固定，一人扶托患者肩部、髋部，另一人扶托髋部及双下肢，保持躯干上下一致，同时向对侧翻，侧卧时躯体前后要用被褥或枕垫等物夹持。

（8）仰卧排便时适当加高垫枕同时妥善放置便器，避免加重病情。

2. 心理护理　大部分患者平时身体比较健康，对突然遭遇的损伤及局部的痛苦（疼痛、肿胀、功能障碍）往往难以接受，再加上长时间强迫体位，表现出不同程度的焦虑 、恐惧等不良心理情绪。故作为护理人员，要了解病情，耐心倾听患者的诉说，认识到其不同的心理情绪；并在积极治疗的基础上，针对患者的不良不良情绪给予心理疏导及安慰，鼓励其树立战胜疾病的信心及勇气，消除恐惧、焦虑等不良情绪，以良好的心态积极配合治疗。

3. 疼痛护理

（1）用腹带或腰围固定肋骨，起到减轻疼痛的作用。

（2）指导并协助排痰，按压胸部，减小胸部张力，有效减轻随呼吸、咳嗽等运动所导致的局部疼痛。

（3）鼓励并安慰患者，转移其注意力，进一步减轻疼痛，必要时应用止痛药物。

4. 饮食护理

（1）多食清淡、高营养、易消化、富含纤维素的食物，多饮水。

（2）腰椎骨折患者易发生顽固性腹胀，嘱患者忌食辛辣、油腻及易产气的食物，如牛奶、甜食等。

5. 呼吸训练

（1）注意观察呼吸情况，呼吸深浅度，左右胸廓是否对称等，床旁备好胸腔闭式引流装置。

（2）指导患者进行深呼吸训练，特别对胸腰椎骨折行前路手术者尤为重要。

（3）指导患者吹气球或吹水泡，反复练习，增强患者的呼吸功能和肺活量。

（4）向患者讲明吸烟的危害，严禁吸烟，为手术做好充分准备。

（二）手术治疗护理

1. 术前一般护理

（1）备血，备皮，清洁术野区皮肤，备好胸带或腹带。

（2）做好术前检查，除三大常规外还包括：心、肺、肾功能检查及胸部 X 线或 CT 检查。

（3）术前 1 日清洁灌肠，术晨禁食水。

2. 术后护理

（1）按硬膜外麻醉或腰麻后护理。

（2）严密观察病情变化，按医嘱要求监测生命体征。对开胸的手术者，行心电监护 2 ~ 3 日。重点监护患者的呼吸情况和血氧饱和度情况，给患者持续低流量吸氧。确保患者的血氧饱和度≥95% 稳定 2 ~ 3 日，可停止吸氧，仍需要观察呼吸的频率和深度的变化。

（3）体位：去枕平卧 6 小时，手术当日尽量减少翻动患者，以利于压迫止血。有条件者将患者放置于智能按摩床上，或臀部垫气垫、水垫。翻身时要轴向翻动，保持肩、髋在同一平面。胸腰椎骨折开胸手术者将床头抬高 15° ~ 20°，采取 45° 小角度翻身，保持脊柱的稳定性。

（4）引流管护理：患者术毕返回病房，应妥善安置、固定好各条引流管，特别是胸腔引流管。注意保持引流管通畅，不定时挤压引流管，防止引流管堵塞。特别注意患者翻身时引流管的位置，保证其不打折，不受压。注意观察引流液颜色、性质、量，当短时间内有大量血性液或大量无色液引出时，提示可能有活动性出血或脑脊液漏，应立即报告医生，采取有效措施。

（5）胸腔闭式引流护理：术后要妥善固定引流管，保持引流管通畅，避免引流管发生扭曲、变形 、阻塞，定时挤压保证胸腔有效负压，以利于肺复张。详细观察并记录引流液的颜色及量。胸腔引流瓶更换 1 次/天，更换前必须要夹闭引流管，避免空气进入胸膜腔。

（6）神经功能的观察：患者麻醉恢复后，检查其双下肢的感觉和运动功能，并牵拉导尿管检查膀胱功能，每班检查 2 次，连续检查 2 天。如发现双下肢感觉、运动有异常，应报告医生。

（7）功能锻炼

①对于胸腰椎骨折垫枕治疗患者，提倡早期进行腰背肌功能锻炼；一般伤后 1 ~2 周即开始，防软组织粘连及脊柱各关节活动减弱，防肌肉萎缩，并减轻局部肿胀疼痛。

②腰背肌功能锻炼要坚持不懈，先易后难，循序渐进，锻炼时间由短到长，活动范围由小到大，动作由轻到重，切忌粗暴剧烈，以防加重损伤，影响骨折愈合。腰背肌功能锻炼法如下：复位期，垫枕 1 ~2 周，鼓励督促患者练习主动挺腹，每次 5 ~10 分钟；伤后 1 周左右即开始行“五点支撑法”锻炼；伤后 2 ~3 周开始“三点支撑法”锻炼；伤后 3 ~4 周开始全身腾空呈拱桥状进行“四点支撑法”锻炼；伤后 5 ~6 周开始俯卧背伸行“飞燕点水”锻炼。开始时因伤的疼痛和不适应，每次练数个或数十个，以后逐渐增加至 200 ~400 个，每日 3 ~5 次。每次锻炼后需重新放置垫枕。

五、并发症的护理

1. 内出血

（1）术后平稳抬放患者，忌手术入路侧卧位，严密观察患者面色及体温、脉搏、呼吸、血压和尿量变化。如负压引流液量多且呈鲜红色，应考虑应用止血药物，同时加快输液速度并监测心肺功能，必要时输血或血浆，防休克。

（2）如患者血压长时间不升，以上方法处理不佳时应考虑手术探查止血。

2. 肺不张、肺炎

（1）术后需严密观察呼吸情况；患者一旦出现呼吸困难且肺部叩诊为浊音或鼓音时提示气血胸，即行胸腔闭式引流，并做好胸腔闭式引流术后护理。

（2）术后鼓励患者深呼吸及咳嗽，以助痰液排出，避免因怕痛而不变换体位，不敢咳嗽。必要时工作人员双手扶托患者胸廓助患者咳嗽，病情稳定后都可适当抬高床头。

（3）呼吸困难者可间断低流量氧气吸入，同时保持呼吸道通畅。

（4）术后常规雾化吸入，以消炎化痰，利于痰液排出。

3. 肠麻痹

（1）术后严密观察腹部情况，用触、听、叩、问等方法检查患者是否有腹胀、肠鸣音减弱、叩诊鼓音、压痛、叩击痛明显及术后是否排气等情况，防腹部并发症。如腹胀同时伴恶心、呕吐及长时间不排气等情况时，应行胃肠减压或肛管排气，同时注意静脉补液、补钾，防电解质紊乱。

（2）术后未排气前暂禁食水；排气后以流质或半流质饮食为主，同时多食清淡、富含维生素之品，避免产气食物摄入，并加强腹部按摩防便秘。

4. 脑脊液漏

(1) 认真观察负压引流液色、量并记录；负压引流管拔出后注意观察伤口渗液情况；如渗液色淡黄，且持续时间长，经化验确定为脑脊液时，应抬高床尾20～30cm，并停用脱水剂。

(2) 换药时严格无菌操作，防逆行感染；加大抗生素用量，选用易透过血脑屏障的抗生素，并注意观察神志、瞳孔、生命体征及是否有颈项强直。

(3) 渗出持续不缓解时，嘱患者取俯卧位，刀口处压沙袋，必要时考虑行硬脊膜修补术。

六、出院指导

1. 手术后患者卧床时间依内固定器具的特性及术后脊柱稳定性而定。一般4周后可佩带腰部支具下地活动，练习站立和行走，行走时挺胸，时间不宜过长，以休息为主。忌做大幅度、高强度活动，防止内固定松动和折断。骨质疏松者应适当延缓下床活动时间。3个月后可练习弯腰前屈。

2. 胸腰椎骨折保守治疗者，一般2～3个月后方可下床活动。若伤情复杂或受伤处疼痛明显，应延缓下地时间或遵医嘱。

3. 定期复查：1、3、6个月到医院复查，在医生的指导下生活和工作。

4. 嘱患者终生行腰背肌锻炼。

七、胸椎骨折护理指引流程

见图7-2-1。

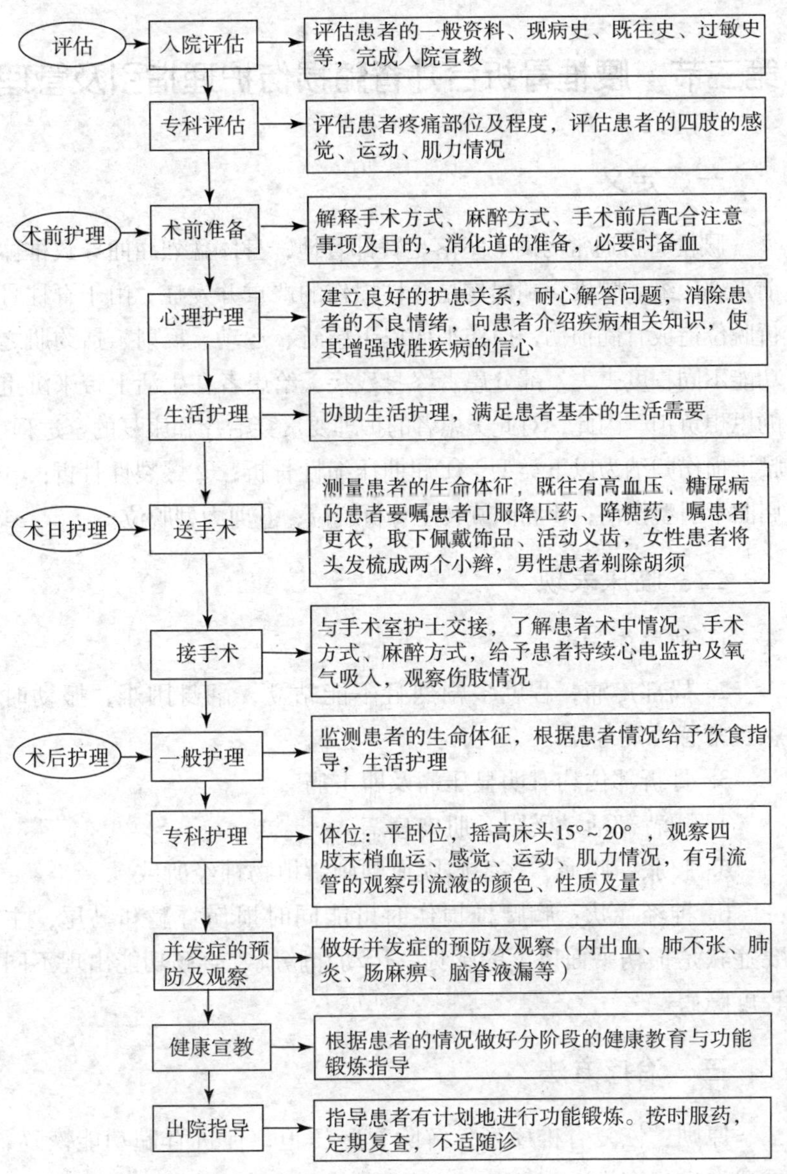

图 7－2－1　胸椎骨折护理指引流程

第三节　腰椎骨折合并脊髓损伤护理指引及管理

一、定义

腰椎骨折通常为高空坠落足臀部着地，身体猛烈屈曲导致椎体前半部压缩。腰椎脊髓损伤是脊柱损伤的严重并发症。由于脊柱骨折脱位造成脊髓损伤，损伤平面以下感觉、运动、反射、括约肌之功能不同程度丧失，部分患者终身残疾，给患者在生活上带来沉重的思想负担。因此，对此类患者的护理要贯穿治疗和康复的全过程。腰椎损伤归纳为以下类型：①屈曲压缩性骨折；②爆裂性骨折；③屈曲牵引型损伤；④屈曲旋转型骨折脱位；⑤剪力型脱位。

二、临床表现

1. 严重伤病史。

2. 局部疼痛，程度多剧烈且不能站立，翻身困难，搬动时患者常感疼痛加剧。

3. 骨折部位均有明显压痛及叩击痛。

4. 腰背部活动受限，肌肉痉挛。

5. 腹胀、腹痛，多系腹膜血肿刺激植物神经所致。

6. 神经症状：胸腰椎损伤时可能同时损伤脊髓和马尾，主要症状是损伤平面以下的感觉、运动和膀胱、直肠功能出现不同程度障碍。

三、治疗方法

原则：恢复脊椎序列，解除脊髓压迫，促进脊髓功能恢复，重建脊椎稳定性。

1. *单纯楔状压缩骨折的治疗*　稳定的压缩骨折，可以采用保守治疗方法。“垫枕背伸肌锻炼法”，是一种可行方法。具体做法为患者仰卧硬板床上，腰部用塔形枕垫起，垫枕正对骨折部位，保持脊柱过伸位。先静卧 2 ~ 3 天，待骨折处出血停止，疼痛减轻及腹胀反应消退后即开始如图示方法，逐渐加强锻炼。患者卧床 3 个月，天天坚持锻炼，大部分患者可获得良好的结果。此法的缺点是需较长时间的卧床，且对一些比较严重的压缩骨折，有时复位不够令人满意。亦可用两桌法和悬吊法。对于椎体前方压缩 50% 以上者，特别是青年患者，最好进行手术复位固定。可以使骨折解剖复位，而且术后可早期下地活动。

（1）脊柱骨折闭合复位：①两桌法（图 7－3－1）；②悬吊法（图 7－3－2）。

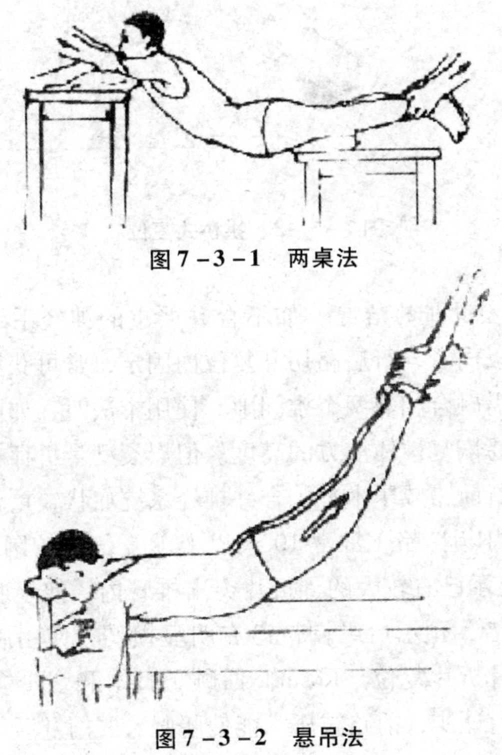

图 7－3－1　两桌法

图 7－3－2　悬吊法

（2）脊柱骨折功能疗法：①拱桥式复位（图 7－3－3）；②燕式复位（图 7－3－4）。

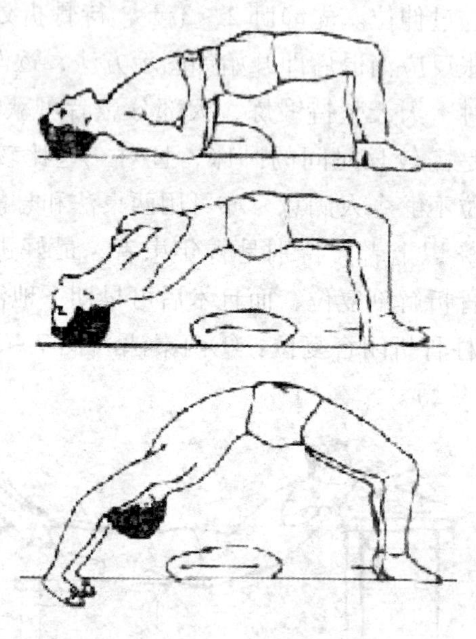

图 7－3－3　拱桥式复位

2. *爆裂型骨折的治疗*　如不合并严重的神经系统症状，损伤又在 2 周以内者，行后路切开复位内固定，常可获得满意的结果。复位后需融合相邻两个椎间隙。使用本法时，如前纵韧带完整，则很容易恢复椎体前方的高度。但爆裂型骨折存在下述三种情况时，需行前路减压术：①合并神经系统症状较重者；②就诊较晚，已 2 周以上者（常常 10 天以上就复位比较困难）；③脊柱 CT 扫描显示已有较大的骨折片突出椎管内，使髓腔管变窄超过 30% 以上者，预示后纵韧带已有明显损伤，使用后路手术方法已无法使骨折片复位。Kostuik 回顾了日本和多伦多治疗脊柱骨折的结果后证实，前路减压术能使膀胱、肛门及肢体功能得到

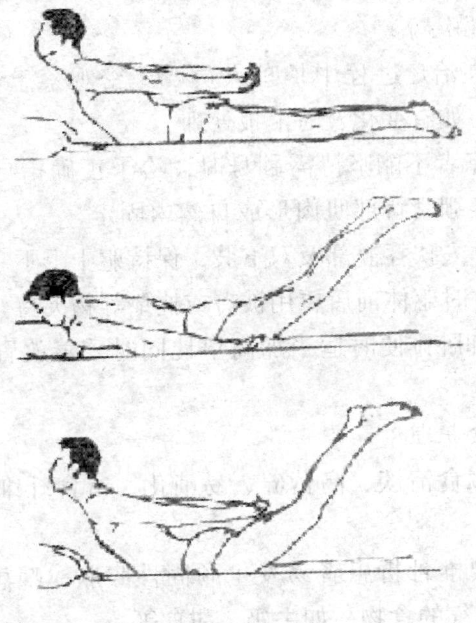

图 7-3-4　燕式复位

更好的恢复。

3. Chance 骨折脱位的治疗　均需行切开复位内固定治疗。

四、非手术治疗的护理

1. 卧位护理

（1）腰椎单纯性压缩性骨折患者住院后应卧硬板床，头部不用枕，以保持脊柱平直，防止发生畸形或进一步损伤。

（2）在患者受伤椎体下垫适当高度的软垫，以维持腰部正常生理曲度。最佳垫枕高度为 10～15cm。

（3）始终保持骨折椎体局部呈过伸位，以整复和矫正椎体压缩性骨折畸形。

（4）垫枕表面保持柔软、平整、干燥，以防压伤皮肤。

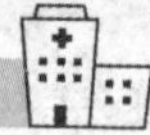

(5) 患者坚持日夜垫枕，疗程不少于6周。鼓励患者以坚强毅力战胜疾病。

(6) 在治疗过程中护理人员要严密观察患者双下肢感觉、运动情况，如有变化及时汇报处理。

(7) 患者不能坚持需翻身时，给予正确指导并协助。嘱患者挺胸直腰绷紧背部肌肉形成自然内固定，一人扶托患者肩部、髋部，另一人扶托髋部及双下肢，保持躯干上下一致，同时向对侧翻。侧卧时躯体前后要用被褥或枕垫等物夹持。

(8) 仰卧排便时适当加高垫枕同时妥善放置便器，避免加重病情。

2. 饮食护理

(1) 多食清淡、高营养、易消化、富含纤维素的食物，多饮水。

(2) 腰椎骨折患者易发生顽固性腹胀，嘱患者忌食辛辣、油腻及易产气的食物，如牛奶、甜食等。

3. 呼吸训练

(1) 指导患者进行深呼吸训练，特别对胸腰椎骨折行前路手术者尤为重要。

(2) 指导患者吹气球或吹水泡，反复练习，增强患者的呼吸功能和肺活量。

(3) 向患者讲明吸烟的危害，严禁吸烟，为手术做好充分准备。

4. 预防尿潴留　在脊髓休克期，膀胱的感觉和运动功能全部丧失，处于无张力状态，尿液无法排出，应留置导尿，并持续开放引流。脊髓休克期后，膀胱出现自律性，导尿管应定时开放，开始1~2小时开放1次，使膀胱充盈，有助于训练膀胱舒缩功能。鼓励患者多饮水，每日保持尿量2500~4000ml，以增加尿量减少沉渣。

5. 皮肤护理　脊髓损伤后长期卧床、活动受限，皮肤营养状况下降，骨骼突出部位易发生压疮。应保持床单位的平整、干燥，定时翻身，避免局部长期受压。翻身时由2名护士操作，使患者胸、腰、臀一起翻转，防止扭曲。肩胛、骶尾、足跟垫棉垫，每日更换。定时擦洗，并按摩受压部位，以促进局部的血液循环。

五、围手术期护理

（一）术前护理措施

1. 应激心理反应（痛苦、焦虑、悲观、失望等）

（1）腰椎骨折患者多系青壮年，在家庭中担任重要角色，意外事故使其劳动及生活自理能力突然下降。患者大多担心预后、顾虑重重。医护人员及家属要耐心细致协助满足其各种生活所需，同时加强自护知识指导，鼓励其树立战胜疾病的信心，使其尽快恢复一定自理能力。

（2）以尊重的态度、亲切的语言、恰当的方式做好有关疾病的解释工作。同时医护人员以娴熟的技术、热情周到的服务得到患者的信赖，使患者尽快康复。

2. 局部疼痛

（1）腰椎骨折后1~3天疼痛明显，夜间尤甚。可让患者听轻松愉快的音乐，或看一些有兴趣的书刊，分散注意力。

（2）饮食忌辛辣、油腻，以免加重疼痛。

（3）必要时应用镇痛药物，了解其副作用，严格掌握用药时间和剂量。

3. 有腹胀、便秘的可能

（1）轻者可用棉签沾松节油（也可用风油精或清凉油）点控神阙穴，同时配合腹部热敷。

（2）腹胀腹痛较剧伴小便不利者，采用按摩导引法。方法：

患者仰卧、全身放松，术者站一侧，用掌面缓缓由内向外做环形按摩导引数分钟，以患者感觉肠蠕动，并出现打嗝、排气现象为度。症状可逐渐缓解，大小便可在诱导下顺利排出。

（3）多食清淡，含丰富纤维素，易消化的食物。如水果、蔬菜、红枣或核桃米粥、蜂蜜等；忌辛辣、油腻及易产气食品。多喝开水，每日晨起饮用淡盐水1杯，防便秘。

（4）遵医嘱服用理气活血、通便之中草药或服三七片或果导片。

4. 有压疮发生的可能

（1）患者长期卧于硬板床上，生活不能自理，护士应正确指导和帮助患者定时翻身按摩各受压部位，每1～2小时翻按1次，最长不能超过4小时。

（2）由于患者每天进行强度较大的腰背肌锻炼，同时体虚多汗不能洗澡，故必须做到勤擦洗、勤翻身、勤按摩、勤整理、勤更换，以随时保持床铺清洁干燥无渣屑，平整无皱褶。

（3）注意加强全身营养，可适当补充锌剂及维生素C，以增强全身及皮肤抵抗力。

（二）术后护理措施

1. 按硬膜外麻醉或腰麻后护理。

2. 严密观察病情变化，按医嘱要求监测生命体征，行心电监护2～3日。重点监护患者的呼吸情况和血氧饱和度情况，给患者持续低流量吸氧，确保患者的血氧饱和度≥95%稳定2～3日，可停止吸氧，仍需要观察呼吸的频率和深度的变化。

3. 体位：去枕平卧6小时，手术当日尽量减少翻动患者，以利于压迫止血。有条件者将患者放置于智能按摩床上，或臀部垫气垫、水垫。翻身时要轴向翻动，保持肩、髋在同一平面。胸腰椎骨折开胸手术者将床头抬高15°～20°，采取45°小角度翻身，保持脊柱的稳定性。

4. 引流管护理：患者术毕返回病房，应妥善安置、固定好各条引流管。注意保持引流管通畅，不定时挤压引流管，防止引流管堵塞。特别注意患者翻身时引流管的位置，保证其不打折、不受压。注意观察引流液颜色、性质、量，当短时间内有大量血性液或大量无色液引出时，提示可能有活动性出血或脑脊液漏，应立即报告医生，采取有效措施。

5. 神经功能的观察：患者麻醉恢复后，检查其双下肢的感觉和运动功能，并牵拉导尿管检查膀胱功能，每班检查2次，连续检查2天。如发现双下肢感觉、运动有异常时，应报告医生。

6. 功能锻炼

（1）腰椎骨折垫枕治疗患者，腰背肌功能锻炼提倡早期进行；一般伤后1~2周即开始，防软组织粘连及脊柱各关节活动减弱，防肌肉萎缩，并减轻局部肿胀疼痛。

（2）术后第2天可开始进行肩关节外展、内收、屈曲，肘关节屈伸及手腕的握力训练。继之可用哑铃在床上锻炼上肢各肌及背阔肌、腰方肌等。

（3）腰背肌功能锻炼要坚持不懈，先易后难，循序渐进，锻炼时间由短到长，活动范围由小到大，动作由轻到重，切忌粗暴剧烈，防加重损伤，影响骨折愈合。腰背肌功能锻炼法如下：复位期，垫枕1~2周，鼓励督促患者练习主动挺腹，每次5~10分钟；伤后1周左右即开始行“五点支撑法”锻炼；伤后2~3周开始“三点支撑法”锻炼；伤后3~4周开始全身腾空呈拱桥状进行“四点支撑法”锻炼；伤后5~6周开始俯卧背伸行“飞燕点水”锻炼。开始时因伤的疼痛和不适应，每次练数个或数十个，以后逐渐增加至200~400个，每日3~5次。每次锻炼后需重新放置垫枕。

（4）术后6~8周骨折已基本愈合时进行下列锻炼：利用床架，卧位引体上升，锻炼上肢和腰肌的力量；逐渐练习坐起，自行翻身和在双下肢支架的保护下进行床旁站立等。

六、并发症的护理

1. 术后有内出血可能

(1) 术后平稳抬放患者，忌手术入路侧卧位，严密观察患者面色及体温、脉搏、呼吸、血压和尿量变化。如负压引流液量多且呈鲜红色，应考虑应用止血药物，同时加快输液速度并监测心肺功能，必要时输血或血浆，防休克。

(2) 如患者血压长时间不升，以上方法处理效果不佳时应考虑手术探查止血。

2. 术后有肺不张、肺炎的可能

(1) 术后需严密观察呼吸情况；患者一旦出现呼吸困难且肺部叩诊为浊音或鼓音时提示气血胸，即行胸腔闭式引流，并做好胸腔闭式引流术后护理。

(2) 术后鼓励患者深呼吸及咳嗽，以助痰液排出，避免因怕痛而不变换体位，不敢咳嗽，必要时工作人员双手扶托患者胸廓助患者咳嗽，病情稳定后可适当抬高床头。

(3) 呼吸困难者可间断低流量氧气吸入，同时保持呼吸道通畅。

(4) 术后常规雾化吸入，以消炎化痰，利痰液排出。

3. 有肠麻痹的可能

(1) 术后严密观察腹部情况，用触、听、叩、问等方法检查患者是否有腹胀、肠鸣音减弱、叩诊鼓音、压痛、叩击痛明显及术后是否排气等情况，防腹部并发症。如腹胀同时伴恶心、呕吐及长时间不排气等情况时，应行胃肠减压或肛管排气，同时注意静脉补液、补钾、防电解质紊乱。

(2) 术后未排气前暂禁食水；排气后以流质或半流质饮食为主，同时多食清淡、富含维生素之品，避免产气食物摄入，并加强腹部按摩防便秘。

4. 有脑脊液漏的可能

（1）认真观察负压引流液色、量并记录；负压引流管拔出后注意观察伤口渗液情况；如渗液色淡黄，且持续时间长，经化验确定为脑脊液时，应抬高床尾 20～30cm，并停用脱水剂。

（2）换药时严格无菌操作，防逆行感染；加大抗生素用量，选用易透过血脑屏障抗生素，并注意观察神志、瞳孔、生命体征及是否有颈项强直。

（3）渗出持续不缓解时，嘱患者取俯卧位，刀口处压沙袋，必要时考虑行硬脊膜修补术。

七、出院指导

1. 手术后患者卧床时间依内固定器具的特性及术后脊柱稳定性而定，一般 4 周后可佩戴腰部支具下地活动，练习站立和行走。行走时挺胸，时间不宜过长，以休息为主。忌做大幅度、高强度活动，防止内固定松动和折断。骨质疏松者应适当推迟下床活动时间。3 个月后可练习弯腰前屈。

2. 胸腰椎骨折保守治疗者，一般 2～3 个月后方可下床活动。若伤情复杂或受伤处疼痛明显，应推迟下地时间或遵医嘱。

3. 定期复查：1、3、6 个月到医院复查，在医生的指导下生活和工作。

4. 嘱患者终生行腰背肌锻炼。

八、腰椎骨折合并脊髓损伤护理指引流程

见图 7－3－5。

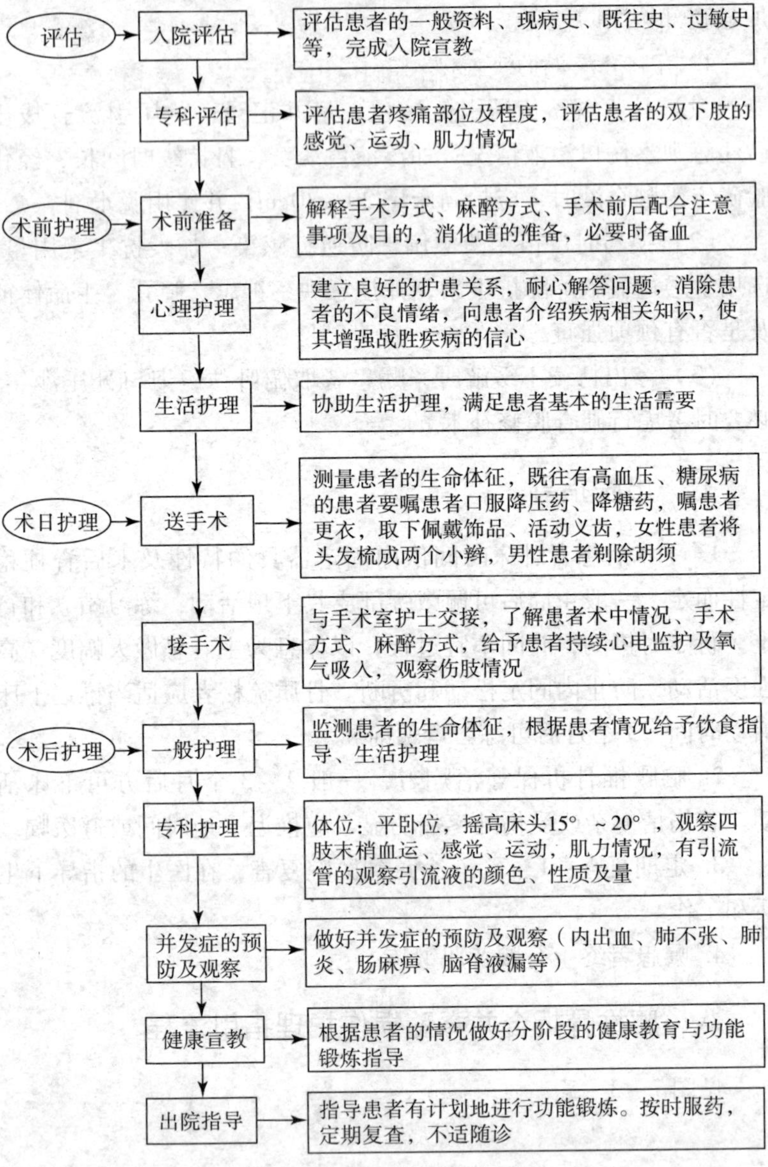

- **评估**
  - 入院评估 → 评估患者的一般资料、现病史、既往史、过敏史等，完成入院宣教
  - 专科评估 → 评估患者疼痛部位及程度，评估患者的双下肢的感觉、运动、肌力情况
- **术前护理**
  - 术前准备 → 解释手术方式、麻醉方式、手术前后配合注意事项及目的，消化道的准备，必要时备血
  - 心理护理 → 建立良好的护患关系，耐心解答问题，消除患者的不良情绪，向患者介绍疾病相关知识，使其增强战胜疾病的信心
  - 生活护理 → 协助生活护理，满足患者基本的生活需要
- **术日护理**
  - 送手术 → 测量患者的生命体征，既往有高血压、糖尿病的患者要嘱患者口服降压药、降糖药，嘱患者更衣，取下佩戴饰品、活动义齿，女性患者将头发梳成两个小辫，男性患者剃除胡须
  - 接手术 → 与手术室护士交接，了解患者术中情况、手术方式、麻醉方式，给予患者持续心电监护及氧气吸入，观察伤肢情况
- **术后护理**
  - 一般护理 → 监测患者的生命体征，根据患者情况给予饮食指导、生活护理
  - 专科护理 → 体位：平卧位，摇高床头15°～20°，观察四肢末梢血运、感觉、运动，肌力情况，有引流管的观察引流液的颜色、性质及量
  - 并发症的预防及观察 → 做好并发症的预防及观察（内出血、肺不张、肺炎、肠麻痹、脑脊液漏等）
  - 健康宣教 → 根据患者的情况做好分阶段的健康教育与功能锻炼指导
  - 出院指导 → 指导患者有计划地进行功能锻炼。按时服药，定期复查，不适随诊

图7－3－5　腰椎骨折合并脊髓损伤护理指引流程

第四节　颈椎病护理指引及管理

一、定义

颈椎病是一种以退行性病理改变为基础的疾患。表现为颈椎间盘退变本身及其继发的一系列病理改变，如椎节失稳、松动，髓核突出或脱出，骨刺形成，韧带肥厚和继发的椎管狭窄等，刺激或压迫了邻近的神经根、脊髓、椎动脉及颈部交感神经等组织，并引起各种症状和体征的综合征。

二、临床表现

颈椎病分为颈型颈椎病、神经根型颈椎病、脊髓型颈椎病、椎动脉型颈椎病、交感型颈椎病五种，每种颈椎病的临床表现都不一样，下面来详细介绍一下。

1. 颈型颈椎病引起枕颈部痛，颈活动受限，颈肌僵硬。

2. 神经根型颈椎病是颈神经刺激或者受压迫引起的。主要会产生颈部僵硬疼痛，病情长期发展会造成局部感觉退化、肌肉萎缩。

3. 脊髓型颈椎病可分为单纯脊髓型和脊髓神经根混合型。这两种类型颈椎病的症状主要会出现上肢麻木、活动障碍、头痛头晕等神经症状。

4. 椎动脉型颈椎病会造成椎动脉供血不足，引起多种颈椎病的临床表现，如眩晕、恶心、耳鸣等。

5. 交感型颈椎病会引起交感神经兴奋，产生心跳过快、心律紊乱、视力模糊、瞳孔散大等症状。

三、治疗方法

（一）中医外治方法

1. 手法配合葛根素治疗椎动脉型颈椎病

（1）颈部放松法：患者取坐位，医者站在患者身后用拇指揉法、四指揉法放松颈部的斜方肌、胸锁乳突肌。用滚法及推法放松颈肩部及上背部的肌肉。

（2）穴位点按法：对百会、神庭、风池、风府、太阳、肩井、天宗等穴点按，每穴约1分钟。

（3）颈部拔伸法：医者立于患者后侧，双手分别托于两侧下颌部及枕部，向上拔伸，并在此状态下，使颈部适当左右旋转和前屈、后伸。

（4）头部推拿法：患者仰卧位，按揉印堂、睛明、攒竹，分推印堂至太阳，推印堂经前发际至百会，颞部用扫散法，顶部用五指拿法及梳法，枕部用擦法，时间5～10分钟。抖双上肢，拍打肩背部和上肢完成手法。

（5）药物治疗：葛根素注射液200ml静脉点滴，每日1次，10次为1个疗程。

2. 火针正骨疗法加甘露醇静点治疗神经根型颈椎病

（1）针刺治疗：

①取穴：主穴取颈椎夹脊穴；配穴取患侧肩髃、曲池、外关、合谷。

②操作：以毫针，于酒精灯上烧红针尖部约0.5寸，迅速刺入穴位。进针深度控制在1～1.5寸，不做提插捻转。留针30分钟，隔日1次，10次为1个疗程。2个疗程观察疗效。

（2）正骨疗法：采用新医正骨疗法。患者坐于靠背椅上，医者站于患者身后。以右侧为例，术者用左手拇指置于偏向棘突的右侧，起支点固定作用，右手置于患者脑后，右前臂夹持患者额部，嘱患者低头，右前臂向上牵引，然后向右后旋转，听到弹响后停止，之后反方向平衡，手法结束。

（3）甘露醇静点：用甘露醇250ml 静脉点滴，每日 1 次，连用3 次。

3. 中药热敷治疗颈椎病

（1）药物组成：红花 20g，千年健 15g，海桐皮 15g，桃仁 20g，透骨草 20g，伸筋草 15g，乳香 20g，没药 20g，木瓜 15g，苏木 50g，葛根 15g，桑枝 15g，路路通 15g。

（2）治疗方法：用白棉布缝制一个长 25cm、宽 20cm 的布袋，将中药装入布袋后，将袋口缝住。将药放入 3000ml 水中浸泡15 分钟，慢火煮沸 20 分钟。将折叠好的毛巾放入药液中煮 3 ~5 分钟，将药毛巾拧半干，外包一条冷毛巾，敷于患处。用一次性中单覆盖在药毛巾表面，以减少散热。待药温降至 40℃时，撤去外层毛巾，将药毛巾直接敷于患处。药毛巾凉后，再更换 1 次，以同样的方法热敷。1 ~2 次/天，30 分钟/次，15 天为 1 个疗程。

4. 醒脑开窍针刺法治疗椎动脉型颈椎病

（1）大醒脑针刺法：患者取仰卧位，常规消毒后，先刺双侧内关，直刺 0. 5 ~1 寸，施捻转提插复式泻法，施术 1 分钟；继刺人中，向鼻中隔下斜刺 0. 3 寸，施雀啄泻法，以眼球湿润或流泪为度；风池、完骨、天柱直刺 1 寸，小幅度高频率捻转补法各 1 ~3 分钟；颈椎夹脊穴直刺 0. 5 ~1 寸，施捻转补法各 1 ~3 分钟。

（2）小醒脑针刺法：患者取仰卧位常规消毒后，上星透百会进针 3 寸，施小幅度高频率捻转补法 1 分钟；印堂横刺 0. 3 寸，施雀啄手法 1 分钟；四神聪直刺 0. 3 ~0. 5 寸，施捻转补法 30 秒；风池、完骨、天柱直刺 1 寸，小幅度高频率捻转补法各 1 分钟；颈椎夹脊穴直刺 0. 5 ~1 寸，施捻转补法各 1 ~3 分钟。

（3）椎动脉型颈椎病急性发作时先采用大醒脑针刺法，症状减轻后采用小醒脑针刺法，每日 1 次。12 日为 1 个疗程，治疗3个疗程。

5. 抓痧治疗神经根型颈椎病

(1) 治疗部位：以脊柱两侧足太阳膀胱经循行部位及后背正中的督脉为主。操作时可先选足太阳膀胱经的两条侧线，然后再选督脉。

(2) 手法治疗：医者拇指自然伸直，余指指间关节屈曲，腕关节略背伸，使整个手呈鹰爪状。以食、中、无名、小指的指端同掌根部协同用力，将颈项部位的皮肤以及皮下组织，或者连同肌组织一起抓起，指端用力内扣，至患者感觉有轻度疼痛时，掌指部松劲撤力，放开所施部位的皮肤和连带组织。然后再重复以上动作，反复进行操作，直至皮表出现痧痕为度。颈项部位宜单手施以此法。在颈部两侧反复进行操作，直至皮表出现痧痕为度，约10分钟左右。然后在肩背部做同样的操作，时间比颈部长些。

(二) 中西医结合治疗方法

1. 合疗法治疗颈椎病

(1) 穴位敷贴：①敷贴方选药桃仁、红花、牛膝、川芎、透骨草、伸筋草、卷柏、冰片、血竭等共研末，姜汁调和。②取穴：取大椎，双侧风池穴、风府穴、肩井、天宗及阿是穴，颈3~7旁开1.5寸。每日1次，每次敷贴时间为1小时左右，自感局部烧烫感为主。

(2) 颈部保健操：①预备姿势；②头向四方，向左右后方看；③抬头看天，低头看地，用头写“米”字；④拍肩、耸肩、弯腰静止看天；⑤旋转头部，左右手交叉拍肩。

2. 针药并用治疗急性神经根型颈椎病

取颈夹脊穴、落枕穴和阿是穴。穴位常规消毒，进针得气后行提插捻转之强刺激，不留针，行针过程中嘱患者最大限度地活动颈椎；刺五加注射液60ml加入5%葡萄糖液250ml中静脉滴注。针药并用每日1次，连用7天。嘱患者睡圆枕休息。

（三）手术治疗方法

1. 颈椎前路手术治疗颈椎病　颈椎前路手术是治疗颈椎病的有效、安全、可靠的手术方法之一。随着颈前路钢板在临床应用的日渐增多和生物力学的发展，需要进一步研究颈椎前路钢板对植骨块造成的应力遮挡效应及其后果；明确钢板对植骨块的加压能否提高融合率，抑或增加椎体塌陷的发生率；探究颈椎前路多节段椎间盘切除融和（或）椎体次全切除融合后应用钢板内固定的稳定作用和融合效果。

（1）治疗原则：颈椎前路手术的治疗原则是解除前方椎间盘、韧带及骨赘对脊髓、神经、椎动脉的压迫。

（2）手术指征：颈前路手术的指征是累及1个或2个椎间盘水平的病变及有后突畸形、椎体间不稳定。

2. 手术治疗脊髓型颈椎病　脊髓型颈椎病为一种常见的疾病，如果任其发展，可能导致严重的残疾。根据病史、查体和影像学检查，可以排除其他一些可能引起类似症状的疾病，基本明确诊断并确定分型和脊髓损伤的部位，包括有无合并其他类型颈椎病。一旦明确存在脊髓损伤，应尽早进行手术治疗，解除脊髓的压迫，最大程度地保留脊髓的功能。术中按照手术的操作要求操作，应小心轻柔，避免对脊髓的误损伤，造成截瘫等严重并发症。在植骨时应当保持植骨块与骨洞壁有适当的压力，使二者间紧密接触，可以降低骨块移位和骨不连的概率。术后要固定足够长的时间，以利于骨块的愈合。

3. 神经根管封闭治疗神经根型颈椎病　在受累神经根用2%利多卡因2ml＋曲安奈德40mg ＋生理盐水进行封闭治疗。

（四）物理治疗方法

1. 脑病生理治疗机治疗椎动脉型颈椎病。

2. 牵引加按摩治疗颈椎病。牵引：使用牵引床，患者仰卧位，调整好牵引架的高度，用牵引带固定好患者头部，开始调节牵引重量。一般常用重量：8～12kg，以患者适应为准。一般不超过13kg。再用微波治疗，定时12分钟。

3. 高压氧治疗眩晕型颈椎病。

4. 颈椎牵引和低周波联合治疗颈椎病：采用电脑牵引装置，患者取坐位牵引，颈椎稍前屈致颈椎轴线与躯干轴线相交5°～25°左右，患者颈肩部及躯干充分放松，间歇性牵引，重量为患者自身体重的10%～30%，每次牵引20分钟，每天1次，10次为1疗程。并采用温热式低周波治疗器进行治疗，正极导子放在第7颈椎；两个负极导子放在双侧、单侧斜方肌或疼痛部位。

四、护理措施

（一）非手术治疗护理措施

1. 一般护理　创造安静、舒适，阳光充足，有良好的通风环境。

2. 病情观察　①对急性期的患者应加强观察疾病的症状和体征，了解病变的部位、受压组织及压迫的轻重等。②在应用颈托时，须观察症状缓解情况。症状缓解消失一段时间后，应减少使用时间。

3. 心理护理　应针对患者不同的心理，做好安慰解释工作，使患者树立战胜疾病的信心。

4. 体位与安全　①保持良好的睡卧姿势，枕头不宜过软、过硬，或是过高。②头颈部不做剧烈运动，不做突然后转等动作，以免引起不适。

5. 饮食护理　给予营养丰富的普通饮食。

6. 给药护理　①中药汤剂适宜温服。若服用血管扩张剂时应注意血压的变化。②根据病症选用的手法、穴位各有不同。进行推拿、按摩时，手法宜轻柔和缓，注意观察患者的反应和局部变化情况，要防止手法粗重引起的意外。

7. 颈椎病的临证（症）施护

（1）颈型颈椎病：颈椎病中最常见的一种，以颈部症状为主，表现为颈部疼痛、僵硬酸楚，甚至活动受限，姿势不良及感受风寒后加剧或复发。中医认为是感受风寒闭阻经络，气血失和所致。治疗宜疏风通络、和营解肌。

护理：注意局部保暖；给予中药洗剂外敷，每日 1～2 次；中药汤剂宜温服或偏温服；饮食忌寒凉辛辣刺激之品。

（2）神经根型颈椎病：主要表现为颈项肩臂疼痛，伴有针刺样或过电样麻痛，颈活动受限，患侧上肢沉重无力，握力下降或持物落地。主要由膨隆或突出的椎间盘、增生的小关节刺激或压迫颈丛或臂丛神经根而产生继发炎症所致。中医辨证分三型：气血瘀阻型，治疗宜祛瘀通络、蠲痹止痛；气虚血瘀型，治疗宜补益气血、活血通络；脾肾亏虚型，治疗宜补养脾肾，益气和营。

护理：注意颈部保护，避免颈部过度后伸、前屈；对上肢疼痛者可予以热疗，如红外线照射等，或遵医嘱给与解痉止痛药口服；肌肉有萎缩者，帮助进行被动的肢体按摩，以及指导患者进行主动的肌肉收缩和关节运动。

（3）脊髓型颈椎病：主要是由于颈段脊髓受压迫或刺激后出现感觉、运动及反射障碍。临床表现为早期下肢发紫，行走不稳，如履沙滩；晚期两侧下肢或四肢瘫痪，二便失禁或尿潴留。中医辨证分三型：肝肾两亏型，治疗宜调肝补肾、养血柔肝；脾肾阳虚型，治疗宜补益肾精、化痰清浊；脾胃虚弱型，治疗宜补养脾胃、益气和营。

护理：早期行走不稳者，应注意做好防护措施，上厕所、外出均须有人陪同，病室内地面不可湿滑，物品放置有序，以免引起意外；二便失禁者做好会阴护理，保持会阴部皮肤的清洁、干燥，不发生压疮及湿疹；瘫痪卧床者，每日做好皮肤护理，有条件者应给与气垫床，协助患者翻身拍背，以减少并发症的发生；四肢瘫痪的患者，协助进行被动的肌肉、关节运动，以防肌肉萎缩、关节僵硬。

（4）椎动脉型颈椎病：表现以眩晕为主，常伴有耳鸣耳聋或恶心呕吐，视物不清，有发生体位性猝倒的危险。中医辨证分为四型：痰湿中阻型，治疗宜健脾燥湿，熄风化痰；痰瘀互结型，治疗宜活血理气，逐瘀化痰；湿热内绕型，治疗宜清胆化痰，理气和胃；气血亏虚型，治疗宜益气养血，提升清阳。

护理：疾病发作、症状明显时，绝对卧床休息；注意颈部不可过分屈伸或旋转活动，防止眩晕而猝倒；饮食给予健脾开胃之品。

（5）交感神经型颈椎病：主要表现为交感神经兴奋症状，如眼睑无力、视力模糊、瞳孔扩大、眼窝胀痛、流泪、头痛、偏头痛、头晕、枕颈痛、心动过速或过缓、心前区痛、血压增高、四肢凉或手指发红发热、一侧肢体多汗或少汗等。中医辨证分为四型：肝阳偏亢型，治疗宜养阴通络、平肝潜阳；血虚精亏型，治疗宜温阳益气，养血填精；痰湿内阻型，治疗宜健脾畅中，祛湿化痰；心阳闭阻型，治疗宜温阳散结，行气祛痰；气滞血瘀型，治疗宜疏肝行气，活血通络。

护理：注意有无头痛及瞳孔、心率、心律、血压、肢温等的变化，加强巡视，以防发生意外；饮食忌肥甘厚味之品。

（二）手术治疗护理措施

1. 术前护理

（1）术前心理护理：颈椎手术难度较大，术后并发症较易出现，患者对康复信心不足，易产生情绪反应。护理人员应关心鼓励患者，向患者及家属介绍疾病的相关知识、治疗方案，列举以往一些手术效果显著的案例，以消除患者的顾虑，使其充满信心地接受手术。

（2）术前体位训练：对于采取颈前路术的患者，手术前应当练习仰卧的手术体位，即将肩部用软枕垫高，保持头和颈部充分向后仰，训练3次/天，持续0.5～1小时。颈后路手术患者，术中患者需俯卧在手术台的支架上，俯卧位时间长，患者术中难以耐受，因此术前体位训练尤为重要。方法为将被褥与枕头垫起放置于床的中间，患者俯卧其上，头颈前倾，双上肢自然后仰，同时在小腿下方垫软枕，保持膝关节屈曲。开始10～30分钟/次，2～3次/天，逐步增加训练时间。

（3）呼吸功能训练：指导患者练习有效深呼吸，同时通过吹气球等肺功能训练来增加肺活量。指导患者练习有效的咳嗽及排痰方法，帮助患者术后及时排除痰液。

（4）气管推移训练：颈椎前路手术必须将气管长时间拉向非手术侧，对气管刺激大，易造成患者呼吸困难、咳嗽，影响手术进行，正确的气管推移训练可减少手术风险。指导患者取仰卧位，枕头垫于肩下，头后伸。嘱患者用自己的第2～4指在皮外插入切口侧的内脏鞘与血管神经鞘间隙处，持续地向非手术侧推移，尽量将气管推移过中线。术前3～5天开始，第1天，3次/天，15～20分钟/次，间隔2～3小时/次，以后每天逐渐加量，增加至4次/天，20～30分钟/次。

（5）安全护理：做好患者坠床跌倒风险评估与防范，保持地面干燥，避免头部过快转动。不自行倒开水，以防持物不稳导致烫伤。

（6）术前准备：做好术前肢体运动、感觉情况的评估，为术后提供对比。为患者选择合适的颈托，配合做好各项辅助检查，术区备皮，术前晚保证患者良好睡眠。患者入手术室后，更换床单位，床旁备好氧气、负压吸引器、心电监护仪、气管切开包、拆线包等。

2. 术后护理

（1）病情观察：严密观察患者意识、体温、脉搏、呼吸、血压、血氧饱和度的变化；观察呼吸道是否畅通，呼吸频率是否平稳；随时观察四肢感觉、运动及肌力恢复程度，并与手术前比较，发现异常立即处理。

（2）体位护理：术后患者取去枕平卧位，沙袋固定于颈部两侧制动。术后6小时进行轴线式翻身。向主管医生详细了解手术方式及术中颈椎内固定情况，根据手术方式及术中颈椎内固定情况指导患者佩戴颈托半坐卧位，适应后逐步坐、站立、行走。

（3）切口引流管护理：密切观察切口局部渗血、渗液情况，保持切口处敷料清洁干燥。术后常规放置引流管，床头悬挂引流警示标识，定时挤压引流管，防止引流管扭曲、松动、受压、漏气及脱出，确保通畅。观察引流液量、色、性状等变化并记录，认真做好交接班。

（4）饮食护理：术后6小时以流质饮食为主，嘱患者可适当食冷饮，以减少咽喉部水肿与渗血。24小时后逐步过渡到半流质饮食，普通饮食。食物温度不宜过热，吞咽速度不宜过快，少量多餐，避免辛辣刺激性食物。

（5）功能锻炼：①主动功能锻炼，术后第1天指导患者进行握拳练习，50～100次/分；嘱患者进行腕、肘关节屈伸，髋、膝关节屈伸及踝关节背伸练习，3次/天，30分钟/次，循序渐进。②被动功能锻炼，肌力3级以下及肢体不能活动的患者，协助患者做好各关节的被动活动，以防肌肉萎缩和关节僵硬。③术后3～5天，在病情允许情况下鼓励患者戴颈围下床活动，给予助行器扶行。④术后8～12周，进行颈部肌肉的等长收缩训练，逐步加强颈部的肌力。

五、并发症的观察与护理

1. 预防窒息　颈前路手术术中长时间牵拉食管、气管及麻醉插管造成气管、喉头水肿，呼吸道分泌物增加，痰液堆积，且患者术后切口疼痛抑制咳嗽；术后颈部切口出血压迫；植骨块的移动、脱落压迫气管等均可引起呼吸困难、窒息，甚至死亡。因此，床旁常规备气管切开包、拆线包、负压吸引器等应急措施。当患者出现呼吸困难、答应迟缓、紫绀等症状时，应立即通知医生，必须马上行气管切开或切口开放引流。

2. 喉上、喉返神经损伤 喉上神经损伤表现为患者饮水或进食流质饮食时发生呛咳。发现患者饮水或进食流质饮食呛咳时，应立即告知患者暂禁水及流质饮食，并报告医生给予增加输液量，根据情况给予固体饮食，嘱患者细嚼慢咽。喉返神经损伤表现为患者声音嘶哑、憋气，发现患者术后声音嘶哑、憋气，应分析原因，确定为喉返神经损伤者，护士要向患者和家属做好解释安慰工作，告知一般为暂时性；同时指导发音训练，促进发音恢复。

六、出院指导

1. 出院后颈围固定 3～6 个月，坚持四肢及颈部的功能锻炼。

2. 遵医嘱服药，加强营养，多食高蛋白质、富含钙质食物。

3. 勿长时间弯腰、屈背、低头；定期复查。避免颈部受凉，注意体位，避免长时间伏案工作。

4. 注意颈部保暖，避免外感风寒。

5. 睡眠时，枕头高低要适中，不可过软，不宜使用高枕。

6. 指导患者做颈椎操时，速度不宜过快。在急性期不宜进行功能训练。

七、颈椎病护理指引流程

见图 7－4－1。

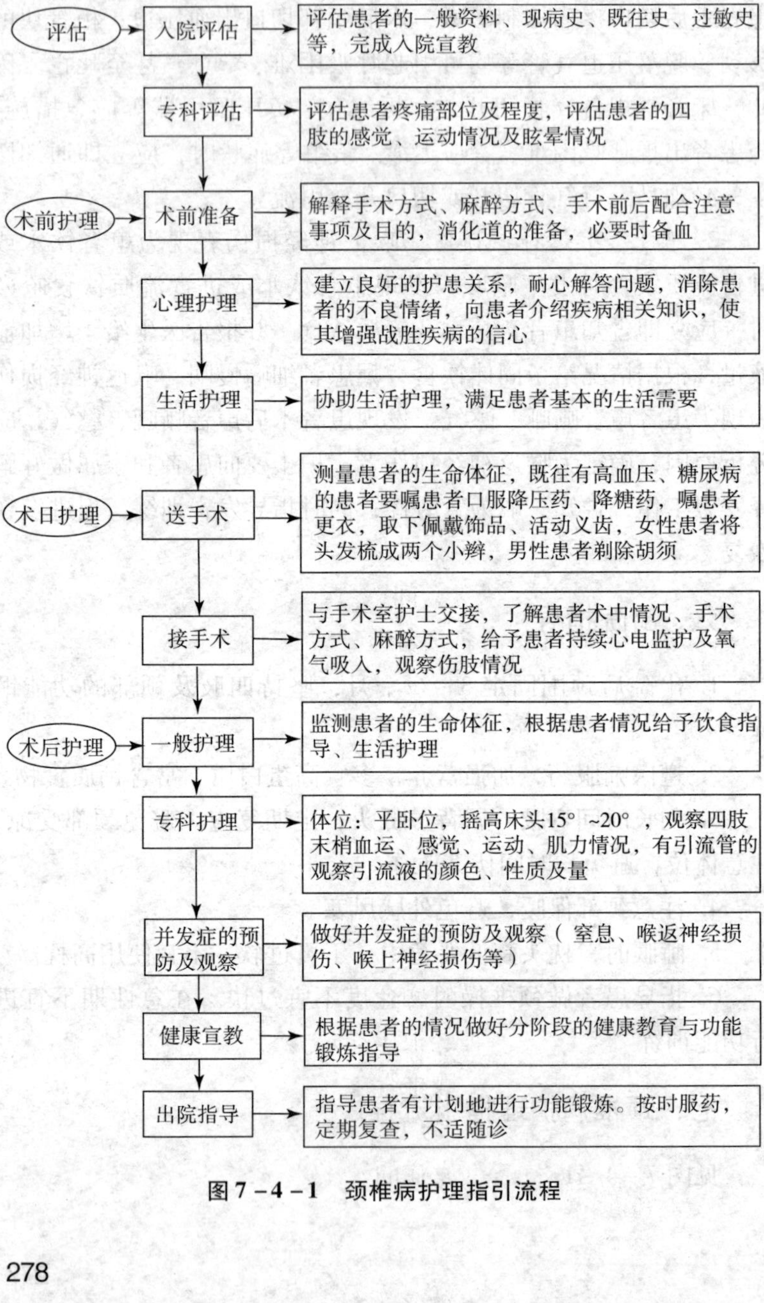

评估	入院评估	评估患者的一般资料、现病史、既往史、过敏史等，完成入院宣教
	专科评估	评估患者疼痛部位及程度，评估患者的四肢的感觉、运动情况及眩晕情况
术前护理	术前准备	解释手术方式、麻醉方式、手术前后配合注意事项及目的，消化道的准备，必要时备血
	心理护理	建立良好的护患关系，耐心解答问题，消除患者的不良情绪，向患者介绍疾病相关知识，使其增强战胜疾病的信心
	生活护理	协助生活护理，满足患者基本的生活需要
术日护理	送手术	测量患者的生命体征，既往有高血压、糖尿病的患者要嘱患者口服降压药、降糖药，嘱患者更衣，取下佩戴饰品、活动义齿，女性患者将头发梳成两个小辫，男性患者剃除胡须
	接手术	与手术室护士交接，了解患者术中情况、手术方式、麻醉方式，给予患者持续心电监护及氧气吸入，观察伤肢情况
术后护理	一般护理	监测患者的生命体征，根据患者情况给予饮食指导、生活护理
	专科护理	体位：平卧位，摇高床头15°~20°，观察四肢末梢血运、感觉、运动、肌力情况，有引流管的观察引流液的颜色、性质及量
	并发症的预防及观察	做好并发症的预防及观察（窒息、喉返神经损伤、喉上神经损伤等）
	健康宣教	根据患者的情况做好分阶段的健康教育与功能锻炼指导
	出院指导	指导患者有计划地进行功能锻炼。按时服药，定期复查，不适随诊

图7－4－1　颈椎病护理指引流程

第五节　腰椎间盘突出症护理指引及管理

一、定义

腰椎间盘突出症（简称 LIDH），又叫腰椎间盘纤维环破裂或髓核脱出症，是因椎间盘变性，纤维环破裂髓核突出刺激或压迫神经根、马尾神经所表现的一种综合征，是临床上较为常见的脊柱疾病之一。

二、临床表现

1. 疼痛：腰腿痛，下肢放射性疼痛。
2. 直腿抬高试验和加强试验阳性。
3. 下肢麻木及感觉异常，间歇性跛行。
4. 腰椎活动受限，脊柱姿势改变，肌肉瘫痪。

三、治疗方法

（一）非手术治疗

卧床休息，药物治疗，牵引疗法，物理治疗，推拿治疗，针灸治疗，封闭疗法。

（二）手术治疗

1. 常规开放手术　常规开放手术包括全椎板切除、半椎板切除、经腹椎间盘手术、椎体融合术等。手术的目的是直接切除病变腰椎间盘髓核，解除神经根压迫。由于腰椎的特殊生理位置的限制，手术会破坏正常的腰椎骨生理结构，造成手术损伤大。

2. 椎间盘镜微创手术　为了解决常规开放性手术损伤大的问题，减少手术的风险和并发症的发生，在显微外科和关节内窥镜辅助进行腰椎间盘手术。

3. *经皮穿刺切吸术*　腰椎间盘突出症的患者，多数是因椎间盘内压力增高而导致突出。经皮穿刺切吸可以显著降低椎间盘内压，减少突出的椎间盘内容，从而减轻或消除突出物对神经的压迫症状。

（三）介入疗法

1. *胶原酶化学溶解法*　胶原酶，全称为胶原蛋白溶解酶，可以溶解髓核蛋白多糖。但人体对蛋白质和酶有过敏倾向，这种过敏有危及生命的危险，因此在我国的正规医院已经禁用了这种方法。

2. *超氧刀注射疗法*　超氧刀注射疗法是治疗腰椎间盘突出的第四代微创手术，超氧刀是数字控制的机电一体化精密医疗设备。目前这种方法得到广泛好评。

四、护理措施

（一）术前护理措施

1. *心理护理*　由于要通过气管插管全身麻醉来进行腰椎的手术，患者及其家属对手术、麻醉可能导致的创伤、意外以及手术后的恢复情况均感到恐惧，一般会产生焦虑、紧张的情绪。护士首先应耐心倾听患者的诉说，不否定患者对焦虑、紧张的应对方式，比如失眠、对医护人员态度不好、一遍遍的询问等。护士要对患者的心情表示理解和同情，态度和蔼，多安慰与鼓励。向患者耐心讲解疾病的相关知识、手术成功的病例，邀请已经处于康复好转期的患者现身说教等，以消除其紧张、焦虑的情绪，积极配合治疗。

2. *术前准备*

（1）呼吸功能锻炼。腰椎手术后一般需卧床较长时间，故需提前进行在床上深呼吸的锻炼。吸烟者应让其尽早戒烟。

（2）床上排便排尿功能训练。患者可能对术后较长时间卧床排便排尿不大适应，应在术前就对其进行床上排便排尿的训练。

（3）仔细检查患者的心、肺、肝、肾功能及全身情况，以及红细胞沉降率等常规化验项目。腰椎间盘突出手术一般出血不多，应根据患者病情及所选术式决定是否备血。

（4）术前备皮，做好手术区域的清洁工作。

（二）术后护理措施

1. 病情观察　密切观察患者生命体征及双下肢皮肤的颜色、温度、感觉及运动恢复情况。密切观察手术切口敷料有无渗液，渗出液的量、颜色、性质。敷料渗湿及时通知医师更换，以防感染。关于神经功能，重点观察术前阳性体征及症状的改善，同时检查双下肢的肌力及活动情况、皮肤感觉、神经功能等，如踝背屈、拇趾背伸等。

2. 疼痛护理　患者麻醉作用完全消失后，会逐渐感觉到切口疼痛，影响睡眠和饮食，甚至产生焦虑、紧张等情绪，术后可给予适当的镇静、止痛药。

3. 饮食护理　手术采用局部麻醉的，手术后无须禁食。指导患者合理饮食，卧床期间多食高蛋白、易消化、富含粗纤维食物，如清淡的骨头汤，新鲜水果、蔬菜等。特别注意保持二便通畅，少吃豆类、牛奶、面食等产气的食物，以免引起腹胀不适。若出现便秘，可酌情给予缓泻剂。忌食辛辣、刺激性食物。

4. 功能锻炼　功能锻炼的前提是患者不感觉疼痛，只有这样患者才会配合及主动锻炼。

（1）术后第1~3天：指导患者行直腿抬高运动，3次/天，5~10分钟/次。逐渐加大抬腿幅度，同时指导下肢股四头肌收缩锻炼，2次/天，30分钟/次。

（2）第3~5天：加强以上锻炼，增加下床活动时间，巩固锻炼的效果，增强康复信心。

(3) 术后 7 天行腰背肌锻炼，用五点支撑法或飞燕点水法，锻炼应遵循时间由短到长、动作由轻到重、活动范围由小到大的原则。根据患者情况帮其下床活动，正确指导患者起床，预防卧床时间长引起的体位性低血压。方法为：协助患者戴好腰围，抬高床头，由平卧位改为侧卧位，将腿放于床边，用胳膊撑起身体，坐位休息 5～10 分钟，再由护士或家属辅助其由坐位改为站立位。

五、并发症的观察护理

1. 椎间隙感染　椎间隙感染是脊柱手术后严重并发症。手术部位红肿或椎体旁肿胀、持续疼痛、活动后加重、全身低热、伤口分泌物增多、红细胞沉降率加快等，提示椎间隙感染。此时要告知患者绝对卧床休息，腰部制动，并及时通知医生行相应处理。疼痛剧烈时，注意安慰患者，保持环境安静，采用放松疗法如深呼吸、听轻音乐等。必要时遵医嘱给予镇痛药物减轻患者的疼痛。

2. 神经根痛觉过敏　手术后的神经根性痛觉过敏和灼样神经根痛是最常见的并发症。经营养神经、消炎、镇痛后，患者症状可明显好转。

六、出院指导

1. 改善工作姿势，注意劳逸结合　建议工作、学习 60 分钟后，应活动 10 分钟，缓解疲劳的肌肉。

2. 加强腰背肌肉锻炼　强健的腰背肌肉对腰椎有维持和保护作用。游泳等活动是锻炼腰背肌肉的好方式。

3. 调整驾驶座椅　应把座位适当地移向方向盘，使方向盘在不影响转向的情况下尽量靠近胸前。同时靠背后倾角度以 100° 为宜，不要使后倾角度太大，并调整座位与方向盘之间的高度。

4. 学会合理用力　在生活中，弯腰搬重物、弯腰抱小孩或突然扭腰，都有可能损伤腰部肌肉以及腰椎间盘。因此，搬抬重物时，应蹲下来，将身体向前靠，使重力负担在腿部肌肉上。尤其是那些较少进行体力劳动者或年纪较大的人更应该注意这一点。此外，还要注意对腰部的保暖。

5. 养成良好的生活习惯　起居饮食要规律，减少通宵熬夜，尤其是在电脑前通宵工作或玩游戏都是不好的。饮食搭配得当，多摄取高蛋白及高维生素的食物，多吃水果及蔬菜等。

七、腰椎间盘突出症护理指引流程

见图 7－5－1。

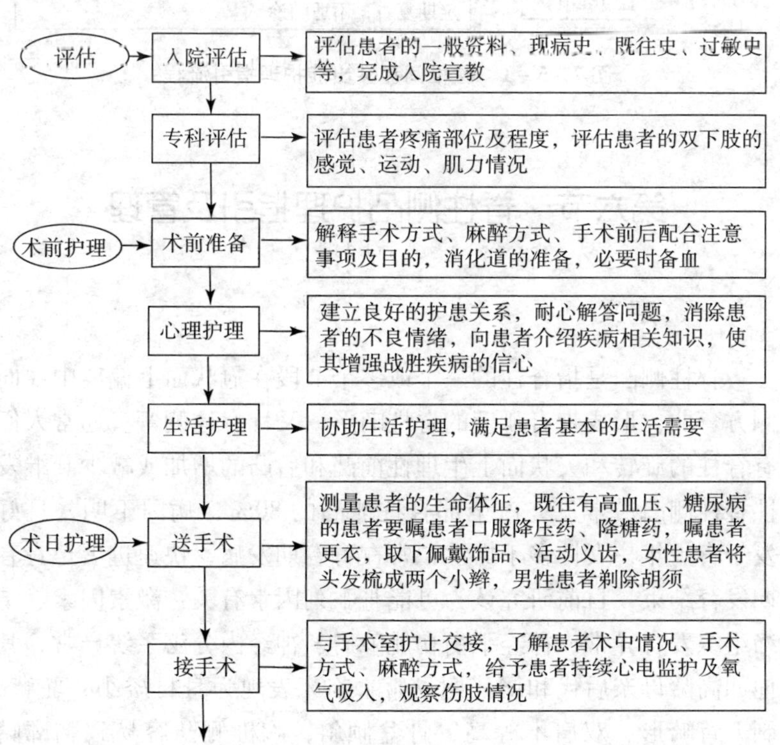

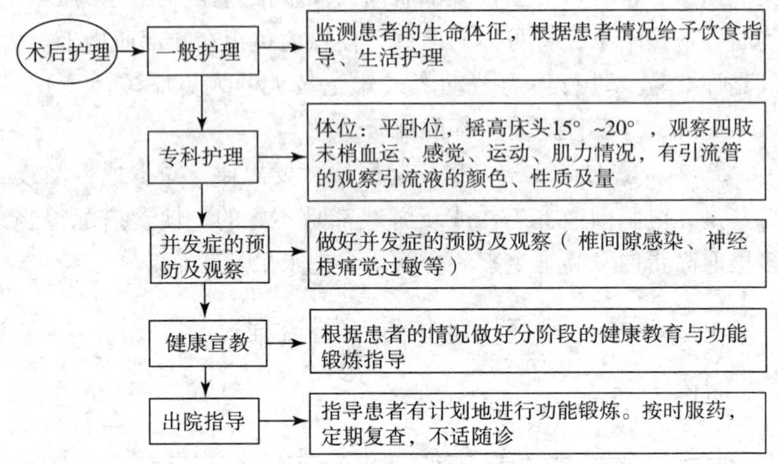

图 7－5－1　腰椎间盘突出症护理指引流程

第六节　脊柱侧凸护理指引及管理

一、定义

脊柱侧凸是指脊柱的一个或多个节段在冠状面上偏离中线向侧方弯曲，形成带有弧度的脊柱畸形，又称脊柱侧弯。通常人们有脊柱的旋转和矢状面上生理性前凸和后凸的增加或减少。继发性脊柱侧凸最常见，占全部脊柱侧凸的 80%，病因不明，且好发于青少年，女性多于男性，常在青春期发病，快速进展至青春期发育结束。目前研究认为可能与下列因素有关：激素因素、结缔组织发育异常、神经平衡功能障碍、神经内分泌系统异常，其他如高龄母亲后代和铜代谢异常。临床表现为身材矮小、驼背、剃刀背畸形、双肩不等高、骨盆倾斜，胸椎侧凸容易致胸廓畸形，引起心肺功能不全，出现心悸、活动后气促、易疲劳等。

二、临床表现

1. 身材矮小，双肩不等高。

2. 驼背，一侧后背隆起，腰部一侧有皱褶。

3. 腰背不平整——剃刀背。

4. 骨盆不等高。

5. 下肢不等长。

6. 胸椎侧凸容易致胸廓畸形，引起心肺功能不全，出现心悸、活动后气促、易疲劳等。

三、治疗方法

总的治疗原则为观察、支具和手术。强调早期诊断和治疗的重要性，越早越好。不同类型、不同年龄阶段的治疗原则完全不同，是目前最具有挑战性的疾病。

1. *支具治疗*　支具治疗的目的是阻止畸形的继续发展，对已存在的侧弯不能起到矫形作用。支具治疗的效果非常有限，仅适用于少部分特发性脊柱侧凸儿童，对其他类型侧凸基本不起作用。

2. *手术治疗*　手术目的：阻止侧凸进展，矫正脊柱畸形、恢复脊柱功能，依靠内固定器械强力矫形。这是脊柱外科难度最大的手术，可能出现脊髓神经的损伤，严重者可致瘫痪、死亡。手术不能治愈脊柱侧凸，而是最大限度地矫正脊柱畸形，矫正率为50%～80%。

四、护理措施

（一）术前护理措施

1. *心理护理*　患者入院后，原有的生活习惯、社会角色有所改变，对医院环境不适应，对战胜自己的疾病缺乏信心，而产生一些紧张、焦虑、担心等心理情绪反应。责任护士要主动为患者介绍医院病房环境，科室有关规章制度等。建立良好的医护患关系，消除患者的紧张情绪。

2. 术前准备　保持良好环境，详细采集患者相关资料，并做好相应检查：抽血，X 线，CT，MRI 等。待检查结果返回，情况允许手术，术前 1 天，做好皮肤准备。患者注意保暖，防止感冒，女性经期禁止手术。

3. 床上生活训练　术后卧床时间较长，应经常练习床上的各种生活，如漱口、进食、洗头等，并训练床上大小便。

4. 饮食护理　进食高热量，高蛋白，易消化饮食，以满足术后机体消耗状态。术前晚 8 点后禁食，晚 12 点以后禁饮，术晨禁食水。

（二）术后护理措施

1. 体位　术后返回病房，取去枕平卧位，压迫伤口止血。每 2 小时翻身一次，并按摩受压部位皮肤。翻身时应保持脊柱在同一直线上。

2. 管道的护理　术后切口处会放置一根引流管，以引流瘀血，因此，必须防止扭曲及管道滑脱，以免影响引流效果。留置导尿的应教会家属如何处置，争取早日拔除尿管。

3. 病情观察　密切观察病情变化，指导有效咳嗽的方法，予以氧气雾化吸入，备吸痰器于床旁。

4. 饮食方面　根据情况，术后 6 小时开始进食半流食，以后逐渐加量。尽量进食营养丰富的食物，多吃蔬菜，以满足机体高消耗的需要。

5. 疼痛的护理　采取舒适体位，以利于减轻疼痛。分散注意力、按摩、听音乐药物止痛，给予镇静、止痛药物。

6. 康复训练　术后第 2 天开始，每天指导患者进行直腿抬高锻炼，活动双上肢，并慢慢增加活动量，以防发生其他并发症，促使早日康复。同时，还将为患者定做支架背心，以此协助患者早日下床活动。

五、并发症的护理

1. 心肺功能障碍　青少年特发性脊柱侧凸导致的胸廓畸形在不同程度上对肺活量及肺容积有限制作用，对心肺功能可带来严重影响，导致术后风险和手术难度都增加。为保证手术的顺利进行并减少术后并发症，术前需做特殊训练——呼吸功能训练。在手术之前，需要对患者进行心肺功能测试，分析血氧饱和度，并做呼吸功能训练以增加肺活量，改善肺功能。训练内容主要有吹气球训练、自我伸长运动、左侧弯运动、右侧弯运动、深呼吸及有效咳嗽等运行形式。所有运动均为每天 2 次，每次 20 分钟。术后对患者的呼吸、血压、脉搏等密切进行观察。

2. 肺部感染　由于患者肺容量与气体流量与健康人群相比均较低，且手术会给机体带来刺激性作用，导致肺部病理进一步改变，所以手术过程中要将患者呼吸道分泌物及时清除。术后给予雾化吸入治疗，并对患者咳痰进行指导，防止着凉，注意保暖，合理使用抗生素药物。严格实施血气分析与心电监护，避免患者出现肺炎症状。

3. 脊髓损伤　因为术中要给予椎弓根钉的使用，极有可能对脊髓造成损伤，严重的可能导致患者下肢瘫痪，这也是该病治疗中最大的安全隐患。因此，在术前必须要对患者进行唤醒实验训练：让患者在指令下动脚趾，对手术是否存在脊髓损伤能够方便对比观察，避免神经并发症的发生。术后，在患者清醒后，仍要进一步观察患者神经功能情况，这一阶段是脊髓损伤发生率最高的时期。对患者双侧下肢活动情况要密切进行观察，一旦发现患者下肢活动有异常情况，要马上给予探查手术，实施一级护理，每小时对患者观察一次。术后正常给予糖皮质激素及脱水剂。如果发现患者存在神经损害症状，要马上告诉医生进行对症治疗。

4. 肠系膜上动脉综合征　开放性手术后，患者术后多数都伴有胃肠功能紊乱的情况。出现肠系膜上动脉综合征，患者可能出现呕吐的症状。在呕吐时，嘱患者将头向一侧偏斜，并尽可能通过深呼吸缓解自身的紧张情绪，并给予患者相 应的止吐治疗。术后2天内禁食，给予静脉营养支持；术后3天，患者如果无呕吐、恶心等症状，可给予流质或半流质饮食，并且食量不宜过大。顺时针给予腹部按摩，促进胃肠道蠕动。患者胃肠道功能恢复以后，可给予高维生素、高蛋白饮食。

5. 单侧皮温异常　肢体皮肤温度降低的主要原因是皮肤血液循环障碍，因此与健侧皮肤温度相比，病侧皮肤温度相对较低，尤其表现在肢体远端。因此术后要给予患者保暖护理，使其患侧温度尽快得到恢复。

6. 压疮　合理的体位有利于增加患者的舒适度，预防压疮。术后去枕平卧8小时后，可协助翻身。翻身时保持脊柱在同一水平线上，避免脊柱扭曲，角度不能超过45°。1周后可根据医嘱摇高床头30°~45°。翻身时在患者骨突处垫软枕局部减压，保持皮肤及床单位清洁、干燥。

7. 术后引流管脱落、堵塞　由于手术创面大、出血多，应严密观察切口有无渗血、渗液情况。如敷料潮湿应及时通知医生更换。妥善固定引流管，保持通畅，术后第1天引流液为暗红色，量为300~400ml。若大于500ml应报告医生。如引流量大或颜色清淡应考虑脑脊液漏。

8. 脑脊液漏　严密观察患者有无颅内低压症状，如头痛、头晕、恶心、呕吐等。观察切口敷料及引流液的颜色，出现异常，及时汇报处理。

六、出院指导

1. 术后 1 个月之内，卧床为主，可以起床就餐如厕，室内短时间散步；活动时必须佩戴支具。

2. 术后 1 ~3 月，适当室内外活动，以散步为主；活动时必须佩戴支具。

3. 术后 3 ~6 月，可以增加室外活动，散步为主；室内活动不需要支具，可以弯腰；室外活动要佩戴支具。

4. 术后 6 ~12 月，不需要支具，慢跑、游泳、跳绳、拎不超过 5kg 的重物都可以。

5. 术后 1 年，除了举重和剧烈的对抗性活动（足球、篮球、摔跤等）之外，都可以进行。

6. 术后 3、6、12、24 个月到医院拍片复查。

七、脊柱侧凸护理指引流程

见图 7 –6 –1。

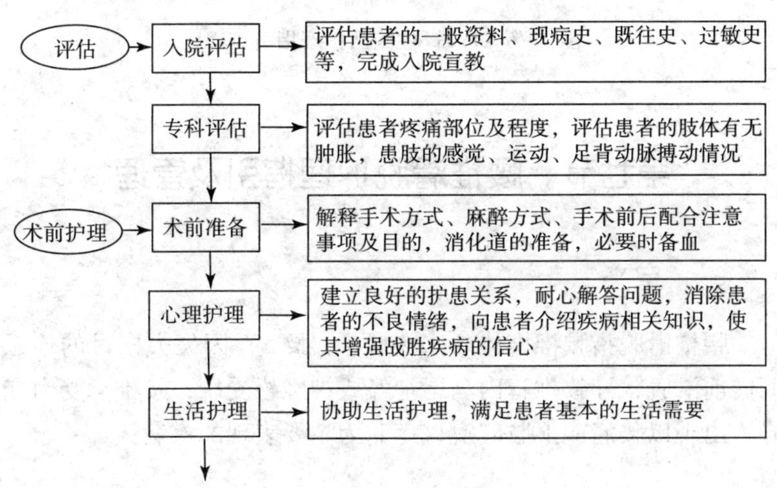

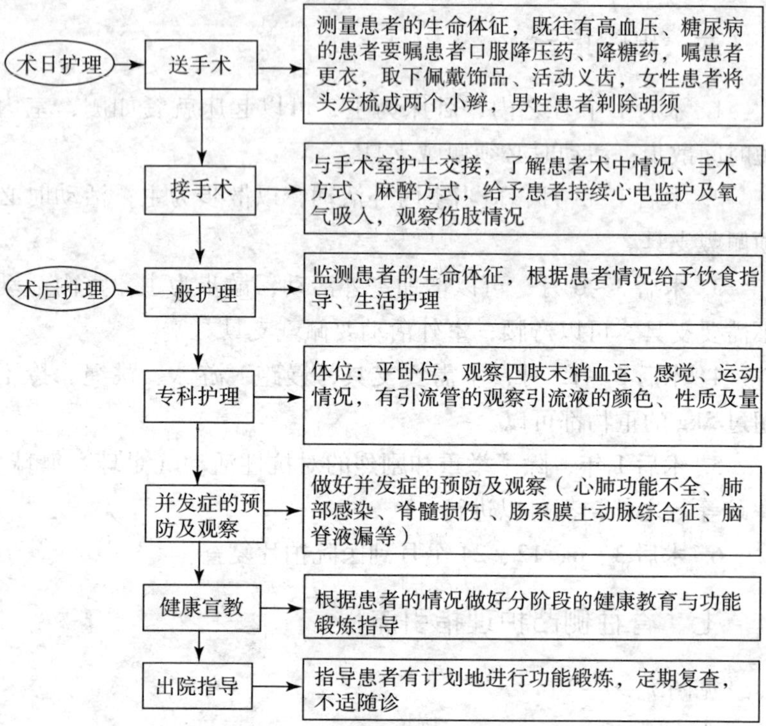

术日护理 → 送手术 → 测量患者的生命体征，既往有高血压、糖尿病的患者要嘱患者口服降压药、降糖药，嘱患者更衣，取下佩戴饰品、活动义齿，女性患者将头发梳成两个小辫，男性患者剃除胡须

接手术 → 与手术室护士交接，了解患者术中情况、手术方式、麻醉方式，给予患者持续心电监护及氧气吸入，观察伤肢情况

术后护理 → 一般护理 → 监测患者的生命体征，根据患者情况给予饮食指导、生活护理

专科护理 → 体位：平卧位，观察四肢末梢血运、感觉、运动情况，有引流管的观察引流液的颜色、性质及量

并发症的预防及观察 → 做好并发症的预防及观察（心肺功能不全、肺部感染、脊髓损伤、肠系膜上动脉综合征、脑脊液漏等）

健康宣教 → 根据患者的情况做好分阶段的健康教育与功能锻炼指导

出院指导 → 指导患者有计划地进行功能锻炼，定期复查，不适随诊

图 7－6－1　脊柱侧凸护理指引流程

第七节　腰椎滑脱护理指引及管理

一、定义

腰椎滑脱指腰椎椎体（多为腰 4、腰 5）因失去椎弓的连系而向前滑脱，导致椎管内马尾神经或神经根受压，腰椎承受力变异，出现以腰痛或下肢麻痹、疼痛为主要表现的疾病。

二、临床表现

1. 下腰痛　长期反复发作，站立行走、负重及弯腰时加重，卧床休息减轻。

2. 坐骨神经痛　下肢相应神经支配区疼痛、麻木，膝腱反射、跟腱反射异常，直腿抬高试验（+）。

3. 椎管狭窄表现　间歇性跛行。

4. 马尾综合征　鞍区麻木，大小便异常，下肢肌力下降，肌肉萎缩，不全性瘫痪。

三、治疗方法

（一）保守治疗

1. 卧床休息　减轻腰部负荷。

2. 制动　利用腰围、外固定支具，外界加强稳定性。

3. 牵引　缓解肌肉紧张、调整小关节位置。

（二）手术治疗

1. 目的　矫正畸形、解除神经根压迫、加强腰椎稳定性、提供骨融合、解除疼痛。

2. 手术方式　椎管减压；滑脱复位；内固定术；植骨融合。

四、护理措施

（一）术前护理

1. 常规术前检查　患者入院后即行常规术前检查。

2. 神经系统检查　协助医生做好神经系统的检查，如双下肢肌力测定，有无麻木等。掌握双下肢感觉、运动情况，以利术后及时发现患者有无神经系统症状及迟发性截瘫。

3. 功能训练

（1）对肺功能不全患者，指导练习深呼吸及吹气球，3 次/

天，每次 20 下，连续 7 天，使肺功能恢复正常。

（2）患者入院即指导其练习床上大小便。

4. 心理护理

主动热情地与他们交谈，做好生活、饮食方面的护理。根据其文化程度、接受能力进行针对性的健康教育。让患者了解手术后注意事项及手术效果，使之充分了解术后能像正常人一样生活、工作，消除恐惧心理，主动配合手术。

（二）术中护理

1. 麻醉方式　气管插管全麻。

2. 手术体位　俯卧位。

3. 术中护理注意事项

（1）保暖，防止低体温。

（2）防止眼部、胸部、髋部、膝部受压。

（3）保持管道通畅，包括静脉通道、尿管等。

（4）选择合适部位贴电刀负极板，防止烫伤。

（5）术前半小时使用抗生素。

（三）术后护理

1. 保持引流通畅，妥善固定引流管，防止引流管扭曲、打折、脱落、受压。为防止伤口感染和硬膜外血肿，术后应行负压引流。负压过大，将加重出血；负压过小，达不到引流目的。严密观察伤口引流液的颜色、量和性状。手术剥离创面大，术后第 1 天 24 小时引流量达 550ml，第 2 天 24 小时引出约 170ml，第 3 天 24 小时引出约 120ml，术后第 5 天拔除引流管。若引流液多、呈血性，血压偏低时应立即报告医生暂停吸引并及时遵医嘱输血治疗。

2. 观察切口渗血情况。如渗血过多，应及时更换敷料。

3. 加强皮肤护理，定时翻身（每 2 小时），保持胸、腰、臀一条直线，轴线翻身，防止腰部扭曲。

4. 导尿患者预防泌尿系感染，给予会阴擦洗 Bid。拔除尿管后鼓励患者尽早床上解小便。排尿困难者，可给予热敷、按摩下腹部，听流水声，诱导排尿；诱导排尿失败可给予导尿，解除尿潴留。

5. 观察双下肢感觉、运动情况（禁热敷，防烫伤），观察手术效果，防止血肿压迫神经，导致瘫痪。

6. 术后 3 天，开始指导直腿抬高运动，防止神经根粘连。

7. 排气后可给予少量多次流质饮食，逐步过渡到半流质、普食。

8. 拆线后，进行“三点式”“五点式”功能锻炼。

9. 指导患者佩戴腰围起床的方法。

五、出院指导

1. 视病情卧床休息 3 个月。下床活动时，应注意保持腰部挺直，避免弯腰动作。

2. 下床活动应佩戴腰围。卧床时避免使用，以防形成腰背肌无力。

3. 3 个月后可去除腰围活动，活动幅度应循序渐进。

4. 半年内避免重体力劳动，禁搬重物。

5. 加强营养。多食含钙丰富的食物，多食蔬菜水果，预防便秘。

6. 术后 3 个月门诊复查。

六、腰椎滑脱患者护理指引流程

见图 7－7－1。

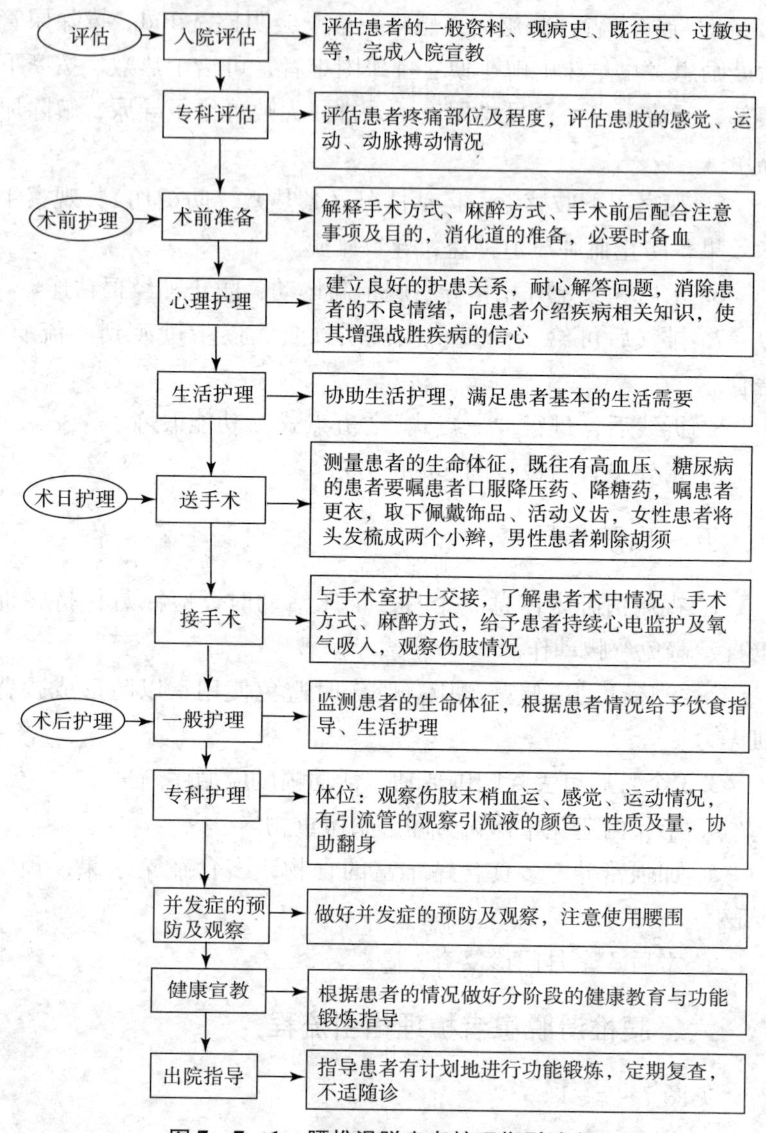

图 7－7－1　腰椎滑脱患者护理指引流程

第八节　寰枢关节脱位护理指引及管理

一、定义

寰枢关节脱位是指颈椎的第 1 节（寰椎）、第 2 节（枢椎）之间的关节失去正常的对合关系。这是一种少见但严重的疾患，可以引起延髓、高位颈脊髓受压，严重者致四肢瘫痪，甚至呼吸衰竭而死亡。由于其致残、致死率高，必须及时进行诊断和处理。

二、临床表现

1. 颈神经根病症状　颈部疼痛，颈部活动受限、僵直，尤其是头颈部的旋转活动受限、头枕部疼痛等；

2. 延脊髓交界区受压造成高位颈脊髓病症状　如四肢无力、走路不稳、手不灵活、二便异常等；还包括躯干、四肢的麻木、针刺感甚至烧灼感等。

3. 呼吸功能障碍　一般出现在严重的或晚期的病例。由于延脊髓交界区受压，出现呼吸功能障碍是一个逐渐加重的过程——寰枢关节脱位的早期，呼吸功能是正常的；后来会表现为体力劳作时呼吸费力；严重的患者静息时即存在呼吸费力或平静时呼吸次数 >30 次，咳嗽无力、咳痰费力；终末期的患者出现呼吸衰竭，直至死亡。

4. 其他症状　另外，若合并颅底凹陷、小脑扁桃体下疝或脊髓空洞，影响延髓、脑干时，还可以出现吞咽困难、构音障碍（口齿不清）、视物不清、眩晕、耳鸣等低位颅神经症状。

三、治疗方法

（一）保守治疗

推拿、牵引。

（二）手术治疗

1. 无症状的寰枢关节脱位的手术指征尚未达成一致：

（1）成人 ADI > 5mm 建议手术；

（2）儿童有神经损害症状，持续性前脱位伴 ADI > 4mm，畸形持续存在 3 个月以上，固定 6 周后再发畸形者建议手术；

（3）年轻成年人：动力位片上中度脱位或不稳伴或不伴颈痛者建议手术。

2. 继发于类风湿性关节炎的无症状的寰枢关节脱位患者，有以下症状需要手术：

（1）X 线提示寰枢关节不稳的慢性颈痛，服用非麻醉性止痛药物无效者；

（2）X 线提示寰枢椎固定或椎管狭窄者；

（3）SAC ≤ 14mm；

（4）椎管矢状径小于 14mm；

（5）颈髓角 < 135°

3. 对于唐氏综合征和齿突小骨患者：要定期随访患者的侧位和动力位 X 线。

4. 手术方法

（1）经口咽入路寰枢关节松解术：经口咽入路寰枢关节松解术是鹅颈畸形矫形术的第一步。松解术应在持续颅骨牵引下实施。随着挛缩组织依次被横断，在颅骨牵引的作用下，寰椎会逐渐复位。手术操作区始终处于比较浅的位置，手术操作并不困难，也较安全。

（2）松解复位后实施后路的固定、植骨融合术。

(3) 经口咽寰枢复位、钢板固定术：经口咽寰枢关节松解、复位术后，也有骨科医师尝试使用同一入路内的钢板固定术。

四、枕颌带牵引

枕颌带牵引：患者取坐位或卧位，用枕颌带兜住下颌及后枕部，定时、间歇牵引（图7－8－1）。常用于颈椎骨折、颈椎脱位、颈椎结合、颈椎病等。

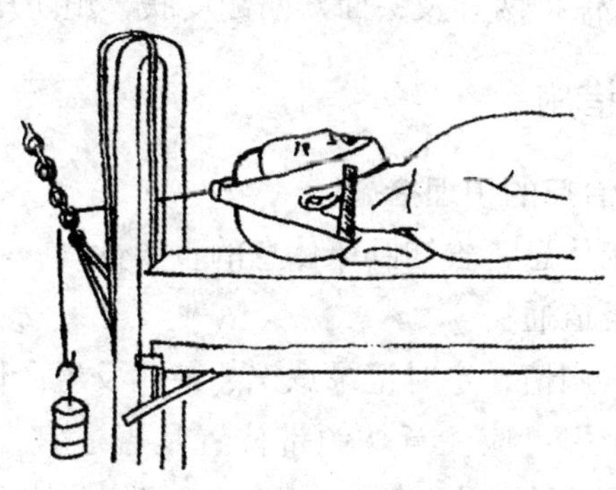

图7－8－1　枕颌带牵引

（一）牵引的目的

1. 使骨折复位，尤其是矫正骨折缩短移位，通过调整牵引角度，矫正成角和旋转移位。

2. 预防肌肉萎缩、痉挛、关节挛缩，减轻疼痛，矫正关节畸形。

3. 通过肢体制动减少局部刺激，减轻局部炎症扩散，解除肌肉痉挛，增加静脉血液回流，减轻肢体肿胀。

4. 复位关节，并可防治再脱位，使患肢相对固定，防止病理性骨折。

（二）注意事项

1. 牵引重量应根据患者的年龄、体重、肌肉情况，脱位部位，移位程度，结合 X 线检查决定，牵引重量一般不超过 5kg。

2. 抬高床尾，充分利用患者体重做反牵引，加强牵引效果。

3. 每班检查牵引装置，保持牵引绳与肢体轴线方向一致。牵引锤不能掉在地上，注意牵引针是否松动，注意患肢血液循环是否正常，注意保护两耳及头面部两侧皮肤，预防压疮。

五、护理措施

（一）保守治疗的护理措施

1. 绝对卧床休息，告知卧床休息的重要性。

2. 保持呼吸道通畅。

3. 严密观察病情，定时记录意识、瞳孔及生命体征。

4. 枕颌带牵引：应注意枕颌带位置是否适宜，枕颌带不可压迫两耳、头面部两侧及下颌，预防相应部位及枕后压疮。同时还应防止枕颌带松脱压迫气管。

5. 轴线翻身：患者有寰枢关节脱位时，轴线翻身应三人同时进行，使头、颈、肩、腰、髋保持在同一水平线上，翻转至侧卧位。

（二）手术治疗的护理措施

1. 术前护理措施

（1）抬高床头，维持有效的牵引。

（2）严密观察是否有呼吸困难的情况，观察牵引处皮肤情况。

（3）疼痛的护理：患者应尽量减少活动，以休息为主。各种护理操作尽量集中完成，减少对痛处的触及。鼓励患者使用放松方法，如听舒缓音乐、热水泡脚等，以转移其注意力。合理安排作息时间，不宜在睡前活动过多和看刺激性的节目，保证睡眠质量。如因疼痛难忍影响休息，应按 WHO 三阶段止痛原则给予镇静止痛药，并注意用药时间和剂量。

（4）术前准备：完善常规术前准备，麻醉前 2 小时可饮用清饮料，但总量要控制在5ml/kg（或总量300ml）以内。清饮料是指白开水、淡糖水、清茶，也包括没有渣的果汁。对于婴幼儿而言最后一次进食母乳是手术麻醉前 4 小时，牛奶、配方奶则是 6 小时。

2. 术中护理

（1）麻醉方式：全麻。

（2）手术体位：前路手术用仰卧位；后路手术用俯卧位。

（3）术中护理注意事项：

①保暖，防止低体温；

②防止眼部、胸部、髋部、膝部受压；

③保持管道通畅，包括静脉通道、尿管等；

④选择合适部位贴电刀负极板，防止烫伤；

⑤术前半小时使用抗生素。

3. 术后护理措施

（1）一般护理措施：

①遵医嘱吸氧及行心电监护。腰硬联合麻醉术后 2 小时进食少量流质食物，全麻术后 4 小时进食少量流质食物，这样可以增加患者术后的舒适感，一定程度上减少恶心、呕吐。

②引流管的护理：如有引流装置，应保持引流管通畅。观察引流管有无受压、扭曲、折叠以及引流液的量、颜色、性质。

③饮食护理：进食高蛋白、高热量、高维生素、粗纤维的食物，多饮水。

④心理护理：重视患者主诉，及时予以心理安慰。

（2）体位：取舒适体位，抬高患肢，高于心脏水平，以利于静脉回流，利于消肿。应尽量采取健侧卧位，避免压迫伤口。

（3）病情观察：观察患者是否出现呼吸困难、声音嘶哑、呛咳等症状，重视患者的主诉。

（4）疼痛的护理：如因疼痛难忍影响休息，应按 WHO 三阶段止痛原则给予镇静止痛药，并注意用药时间和剂量。

（5）伤口的护理：观察伤口的渗血情况。如果渗血较多，应及时更换敷料，保持伤口干燥。

六、出院指导

1. 低盐低脂饮食，多饮水。可适当进食蜂蜜水，保持大便通畅。

2. 保持床褥平整干燥，保持皮肤清洁，避免拖、拉、推动作，予骶尾部气圈水垫交替减压，防止出现压疮。

3. 定期复查：复查时间为术后 1 个月、3 个月、6 个月，如有不适，及时随诊。

七、寰枢关节脱位患者护理指引流程

见图 7－8－2。

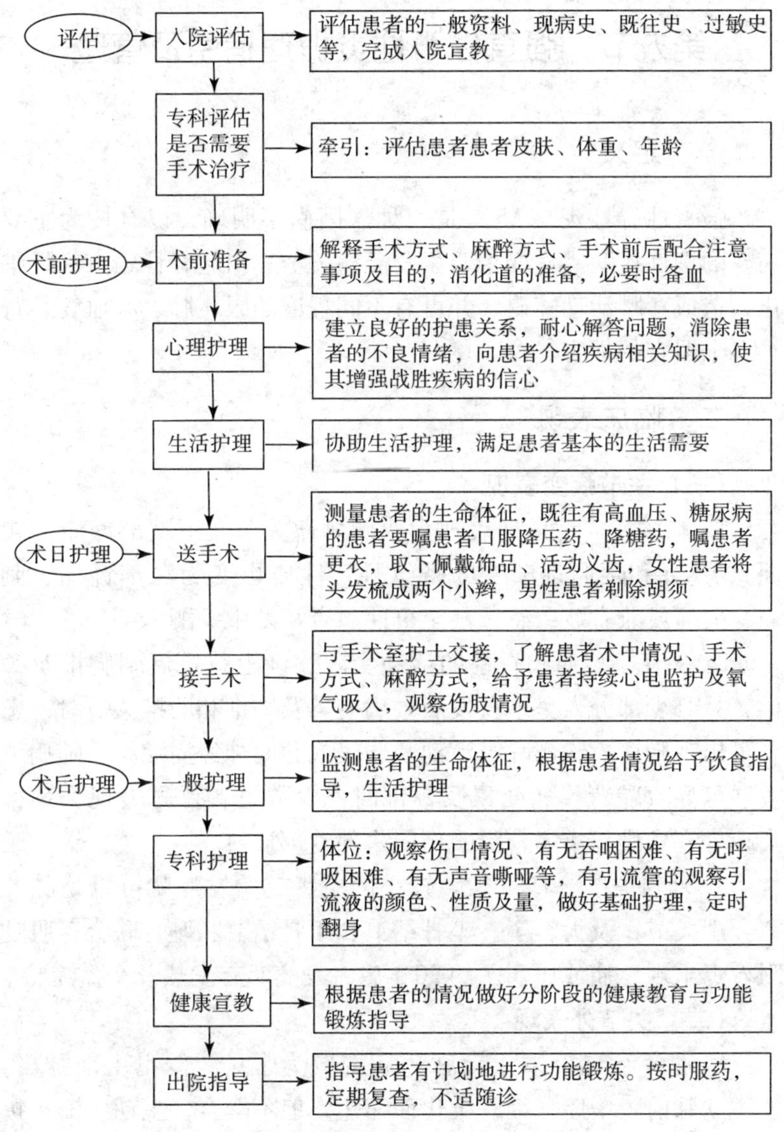

图7－8－2 寰枢关节脱位患者护理指引流程

第九节　强直性脊柱炎护理指引及管理

一、定义

强直性脊柱炎（AS）是一种病因尚不明确，以脊柱为主要病变的慢性疾病。病变主要累及骶髂关节，引起脊柱强直和纤维化，造成弯腰活动障碍，并可有不同程度的眼、肺、心血管、肾等多个器官的损害。

二、临床表现

（一）关节病变表现

1. 骶髂关节　早期表现为双侧骶髂关节及下腰部疼痛（腰僵），疼痛和腰僵逐渐变为持续性，性质也变为深部钝痛、刺痛、酸痛或兼有疲劳感，甚至可使患者从梦中痛醒。

2. 脊柱　疼痛和脊柱的活动受限逐渐上行扩展到胸椎及颈椎，只有少部分人呈下行发展。病变累及胸椎和肋椎关节时，患者可出现胸痛、胸部呼吸活动减弱，或肋间神经痛症状。随病情发展可导致驼背。病变累及颈椎时，少数患者首先表现为颈椎炎，先有颈椎部疼痛，沿颈部向头部臂部放射。

3. 外周关节　15%年龄较小的患者，始发症状可以是膝关节、踝关节，及大转子、坐骨结节、跟骨结节和耻骨联合等肌腱附着点出现疼痛或压痛。约20%患者发病时有发热及全身症状。

（二）关节外表现

1. 心脏病变　以主动脉瓣病变较为常见。侵犯主动脉瓣，使主动脉前膜增厚，因纤维化而缩短，但不融合，主动脉瓣环扩大。有时纤维化可达主动脉基底部下方，少数发生主动脉瘤、心包炎和心肌炎。

2. 眼部病变　25% AS 患者有结膜炎、虹膜炎、眼色素层炎或葡萄膜炎，后者偶可并发自发性眼前房出血。

3. 耳部病变　发生慢性中耳炎概率为正常人的 4 倍。

4. 肺部病变　后期可并发上肺叶斑点状不规则的纤维化病变，表现为咳痰、气喘，甚至咯血，并可能伴有反复发作的肺炎或胸膜炎。

5. 神经系统病变　马尾综合征、下肢或臀部神经根性疼痛、跟腱反射减弱，及膀胱和直肠等运动功能障碍等。

6. 肾及前列腺病变　AS 极少发生肾功能损害，但有发生 IgA 肾病的报告。

7. 淀粉样变　直肠黏膜淀粉样蛋白沉积，少见。

三、治疗方法

（一）非药物治疗

1. 体疗　患者可根据个人情况采取适当的运动方式和运动量。开始运动时可能出现肌肉关节酸痛或不适，但运动后经短时间休息即可恢复。如新的疼痛持续 2 小时以上不能消失，则表明运动过度，应适当减小运动量或调整运动方式。

2. 物理治疗　理疗一般可用热疗，如热水浴、水盆浴或淋浴、矿泉温泉浴等，以增加局部血液循环，放松肌肉，减轻疼痛，有利于关节活动，保持正常功能，防止畸形。

（二）药物治疗

1. 非甾体类抗炎药　主要用于缓解疼痛、晨僵，增加关节活动度。常用的有双氯芬酸、萘丁美酮、美洛昔康、塞来昔布、吲哚美辛。

2. 抗风湿药物（免疫抑制剂）　用于控制病情活动，抑制病变的发展。常用的药物有柳氮磺吡啶、甲氨蝶呤、硫唑嘌呤、沙利度胺。

3. 糖皮质激素　对顽固性关节积液，也可关节腔注射。

4. 生物制剂　包括重组人可溶性坏死因子受体融合蛋白（依那西普）、抗肿瘤坏死因子的单克隆抗体（英利西单抗和阿达木单抗）。在治疗 AS 的晨僵、腰背痛和肌腱末端炎等方面有显著疗效。

（三）手术治疗

严重脊柱驼背畸形病情稳定后可行矫正手术，腰椎畸形者可行脊椎截骨术矫正驼背。

四、护理措施

（一）体位护理

协助患者采取舒适体位，用低枕并睡硬板床；热敷或理疗；指导患者常握放松技巧。

（二）用药指导

告知患者按时按量规律服药，不可随意停药、换药或增加药量。告知服用方法、注意事项和不良反应。服药期间定期复查血常规、肝肾功能。

1. 非甾体抗炎药　首选，服后可能出现胃肠道反应，应在饭后服用。

2. 甲氨蝶呤　小剂量冲击疗法，可出现胃肠道反应、肝损伤、骨髓抑制、口腔炎、脱发。

3. 柳氮磺胺吡啶　消化系统症状、皮疹、头痛、头晕以及男子精子减少或形态异常（停药可恢复）。磺胺类过敏者禁用。

4. 激素类药物　可引起高血压、糖尿病、电解质紊乱、骨质疏松。

（三）心理护理

告知患者合理用药不会产生佝偻畸形，消除其紧张情绪，保持乐观心态。根据患者的心理状态，有针对性地鼓励、安慰患者，使其树立信心。教会患者使用减轻不良情绪的措施，如听音乐、聊天、放松疗法。

（四）日常姿势训练

1. 站立　头保持中位，双手下垂自然放松；腹略内收，双脚与肩等宽，踝、膝、髋等关节保持自然位，重心居中不要偏移。

2. 坐位　坐直角硬木椅，腰背挺直，劳累时可将臀部后靠，腰背紧贴在椅背上休息。

3. 卧位　睡硬板床，宜仰卧、侧卧轮流交替，避免长时间保持一种姿势。枕头不宜过高或不用枕，另外每日晨起或睡前可俯卧5分钟。

五、出院指导

1. 饮食多样化，营养均衡。给予高蛋白、高纤维、高钙和铁等营养丰富易消化的食物。服药期间应给予低盐及含钾、钙丰富的食物，以减少药物引起的肝肾功能损害。

2. 改正不良生活习惯，戒烟限酒，适当减轻体重，保持正确的形体姿势。

3. 卧硬板床，睡低枕，常翻身，防压疮。保证室内通风，温、湿度适宜，避免阴暗潮湿环境。

4. 适当增加户外活动，平时经常做有氧活动如游泳、打太极拳、唱歌、跳舞、散步。

六、强直性脊柱炎患者护理指引流程

见图7－9－1。

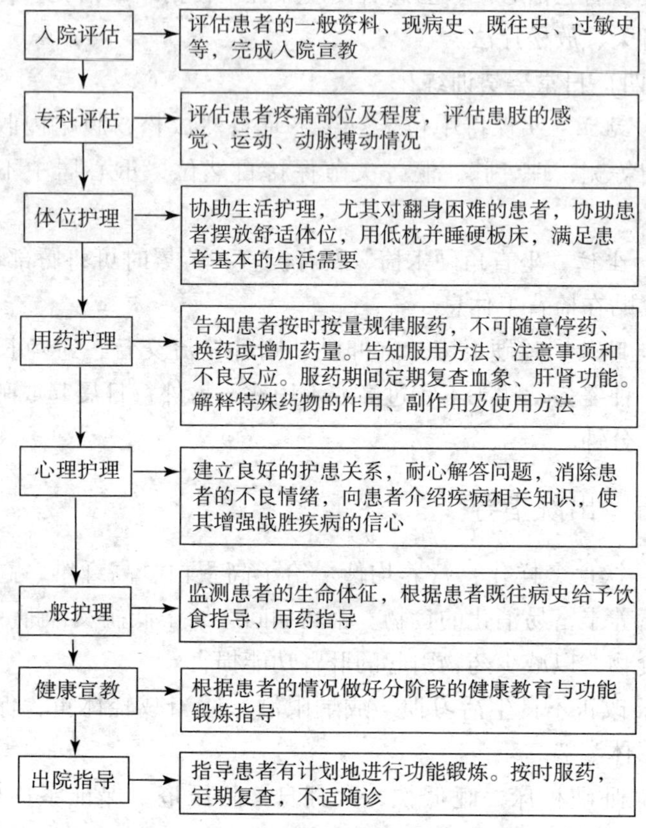

图 7－9－1　强直性脊柱炎患者护理指引流程

≪第八章

骨肿瘤

第一节　骨软骨瘤护理指引及管理

一、定义

骨软骨瘤是儿童期常见的良性骨肿瘤，通常位于干骺端的一侧骨皮质，向骨表面生长，又称外生骨疣。本病可分为单发性和多发性，后者有遗传倾向，并影响骨骺发育或产生肢体畸形，称为多发性遗传性骨软骨瘤病，或骨干续连症。病变位于干骺端，以股骨远端、胫骨近端和肱骨近端最为多见。临床上骨软骨瘤无疼痛或压痛，压迫神经时产生相应症状。

二、临床表现

任何由软骨化骨的骨骼均可生长骨软骨瘤，长管状骨比扁骨、短骨更多见。其中股骨远端、胫骨近端和肱骨近端最为多见。该肿瘤不产生疼痛，常因偶然摸到肿块，或X线检查发现肿瘤。局部常无压痛，有些因压迫血管神经及内脏器官产生相应的症状。股骨下端或胫骨上端的内侧骨疣可有肌腱滑动感。肿物遭到直接冲击或蒂部发生骨折以后才会有疼痛感觉。瘤体较大时可压迫神经。腰椎的骨疣可发生马尾神经的压迫症状。足和踝部肿物会使走路和穿鞋困难，有的可并发滑囊炎。

三、治疗方法

1. 骨软骨瘤唯一有效的治疗方法是手术切除。以往考虑到该肿瘤将随着骺板闭合而停止生长，且恶变率极低（单发性在0.5%~1%，多发性为2%左右），只有出现局部疼痛，妨碍关节活动或压迫血管、神经和脏器时，才是手术切除的指征。

2. 目前提倡单发性骨软骨瘤一经确诊就应择期手术切除。多发性骨软骨瘤病变数目多，难以一次手术切除，若采取数次或数十次手术切除肿瘤，患者难以接受，只能选择性地切除那些引起症状或妨碍关节运动和伴发肢体畸形的骨软骨瘤。肢体畸形的矫形手术可视其复杂程度，与肿瘤切除术一期完成，或分期手术。瘤体压迫神经、血管或影响关节活动，以及蒂部外伤发生骨折的，均为手术切除的指征。

3. 手术的重点是从基底切除而不要剥离局部覆盖的骨膜，软骨帽和骨膜要一并切除，以免肿瘤复发，同时防止损伤骺板。

四、护理措施

（一）术前护理措施

1. 一般护理

（1）患肢局部避免热敷、拍打、按摩，防止肿瘤迅速生长。

（2）检测患者的体温、脉搏、呼吸、血压、凝血功能，做好心、肺、肝、肾功能及CT、MRI、ECT、X线等基本检查。

（3）指导患者床上排尿排便、翻身、咳嗽、呼吸等，为术后准备；术前禁止烟酒、防止感冒。

（4）鼓励患者进食高蛋白、富含维生素、粗纤维食物，保持大便通畅，预防便秘。

2. 术前护理措施

（1）严密观察肢端末梢感觉、运动、颜色、足背动脉搏动及皮肤温度情况。

（2）术前准备：完善常规术前准备，麻醉前2小时可饮用清饮料，但总量要控制在5ml/kg（或总量300ml）以内。清饮料是指白开水、淡糖水、清茶，也包括没有渣的果汁。对于婴幼儿而言最后一次进食母乳是手术麻醉前4小时，牛奶、配方奶则是6小时。

3. 术中护理

（1）麻醉方式：根据不同的部位选择臂丛、腰硬联、全麻等不同的麻醉方式。

（2）手术体位：四肢手术取仰卧位；胸椎前路手术取侧卧位；胸椎后路手术取俯卧位。

（3）术中护理注意事项：

①保暖，防止低体温；

②防止眼部、胸部、髋部、膝部受压；

③保持管道通畅，包括静脉通道、尿管等；

④选择合适部位贴电刀负极板，防止烫伤；

⑤术前半小时使用抗生素。

4. 术后护理措施

（1）一般护理措施：遵医嘱给予吸氧及行心电监护。腰硬联合麻醉术后2小时进食少量流质食物，全麻术后4小时进食少量流质食物，这样可以增加患者术后的舒适感，一定程度上减少恶心、呕吐。

（2）引流管的护理：如有引流装置，应保持引流管通畅，观察引流管有无受压、扭曲、折叠以及引流液的量、颜色、性质。

（3）饮食护理：进食高蛋白、高热量、高维生素、粗纤维的食物，多饮水。

（4）心理护理：重视患者主诉，及时予以心理安慰。

（5）体位：根据手术方法、部位、麻醉方式决定患者术后体位。全麻或硬膜外麻醉患者应在回病房后去枕平卧 2～4 小时，患肢垫高，高于心脏水平 20～30cm，上肢屈肘固定于胸前，下肢屈曲 10°，并保持外展外旋位。脊柱手术患者应平卧，翻身时保持脊柱呈一直线。

（6）病情观察：观察患肢动脉搏动、感觉、运动、颜色以及肿胀情况，重视患者的主诉。

（7）疼痛的护理：因疼痛难忍影响休息，应按 WHO 三阶段止痛原则给予镇静止痛药，并注意用药时间和剂量。

（8）伤口的护理：观察伤口的渗血情况，如果渗血较多，应及时更换敷料，保持伤口干燥。

5. 心理护理

患者一旦被确诊患了肿瘤，会产生心理负担，常常表现为焦虑、恐慌。有效的心理护理是提高患者的生存质量、促进健康的重要手段之一。可以利用正面的“说教法”讲解治疗成功的典型病例，增强患者治疗的信心。

6. 防止病理性骨折

由于肿瘤生长较大而且蒂细长，易造成病理性骨折，应避免暴力及外力的作用。当位于脊柱并出现神经症状时，嘱患者限制行动、卧床休息，以免出现脊神经的进一步刺激、损伤。

7. 功能锻炼

（1）术后 1～2 天：指导患者行股四头肌收缩、足趾关节活动为主，注意活动应适宜，不要因剧烈活动而引起骨折端血肿增加，导致骨折畸形愈合，禁止足背伸。

（2）术后 3～7 天：指导患者膝关节屈伸活动和趾间活动房，每天 2～3 次，每次 10～15 分钟，禁止踝关节内外翻和内外旋转活动。

（3）术后 1～5 周：进行踝关节跖屈、背伸运动，在床上主动或被动进行膝关节屈伸及直腿抬高锻炼，每天 2 ~ 3 次，每次 10 ~ 15 分钟。

（4）术后 6 ~ 8 周：6 周后开始平缓进行踝关节内外翻和内外旋转活动，幅度不可过大。

五、并发症的护理

（一）医源性神经损伤

肿瘤分离和切除时易损伤神经，麻醉清醒后密切观察神经症状和体征。下肢或脊柱手术，观察小腿处有无疼痛、麻木，嘱患者活动足趾及踝关节。观察排尿、排便功能。上肢手术，观察手指及腕关节的活动及有无麻木。

（二）深静脉血栓

深静脉血栓是下肢手术的常见并发症。由于手术后卧床，失去部分肌泵的功能，使下肢静脉血流缓慢，导致静脉回流障碍。观察患者下肢的皮肤颜色、皮温、活动、感觉、肿胀、疼痛等情况，抬高患肢，并指导患肢足背伸、跖屈和股四头肌等长收缩。保持大便通畅，减少因用力排便、腹压增高导致下肢静脉回流受阻，避免在患肢行静脉穿刺。挤压治疗可有效防止静脉血栓。

六、出院指导

讲解康复期功能锻炼的重要性，避免摔倒。脊柱手术避免弯腰，异体骨及关节置换术后应避免早期负重及剧烈运动，防止骨折。术后 1 年每月复查 X 线，术后 1 ~ 2 年每 2 个月复查 X 线，以后每 3 个月复查 X 线，以了解肿瘤切除部位的骨修复及早期发现有无肿瘤原位局部复发。

七、骨软骨瘤患者护理指引流程

见图 8 - 1 - 1。

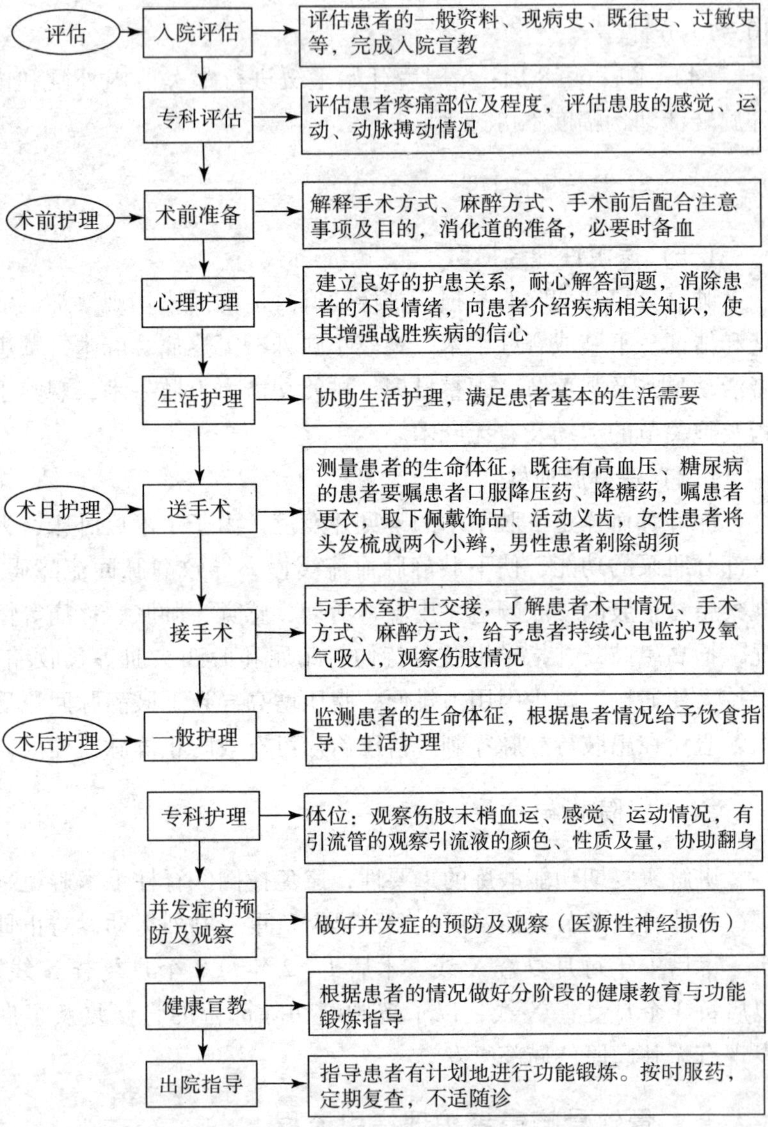

评估	入院评估	评估患者的一般资料、现病史、既往史、过敏史等，完成入院宣教
	专科评估	评估患者疼痛部位及程度，评估患肢的感觉、运动、动脉搏动情况
术前护理	术前准备	解释手术方式、麻醉方式、手术前后配合注意事项及目的，消化道的准备，必要时备血
	心理护理	建立良好的护患关系，耐心解答问题，消除患者的不良情绪，向患者介绍疾病相关知识，使其增强战胜疾病的信心
	生活护理	协助生活护理，满足患者基本的生活需要
术日护理	送手术	测量患者的生命体征，既往有高血压、糖尿病的患者要嘱患者口服降压药、降糖药，嘱患者更衣，取下佩戴饰品、活动义齿，女性患者将头发梳成两个小辫，男性患者剃除胡须
	接手术	与手术室护士交接，了解患者术中情况、手术方式、麻醉方式，给予患者持续心电监护及氧气吸入，观察伤肢情况
术后护理	一般护理	监测患者的生命体征，根据患者情况给予饮食指导、生活护理
	专科护理	体位：观察伤肢末梢血运、感觉、运动情况，有引流管的观察引流液的颜色、性质及量，协助翻身
	并发症的预防及观察	做好并发症的预防及观察（医源性神经损伤）
	健康宣教	根据患者的情况做好分阶段的健康教育与功能锻炼指导
	出院指导	指导患者有计划地进行功能锻炼。按时服药，定期复查，不适随诊

图 8-1-1　骨软骨瘤患者护理指引流程

第二节　骨巨细胞瘤护理指引及管理

一、定义

骨巨细胞瘤是一种具有潜在恶性或介于良性和恶性之间的溶骨性肿瘤，起源于骨髓结缔组织间质细胞，其主要结构为基质细胞和多核巨细胞。

二、临床表现

1. 症状主要表现为不同程度的疼痛，可伴有肿胀、关节功能受限，病程从数周到数月不等，无特异表现。

2. 骨巨细胞瘤多为单发病变，常见部位为长骨骨端、股骨远端、胫骨近端、桡骨远端。病理骨折致疼痛加剧，功能丧失。

3. 骨质膨胀变薄时压之有乒乓球感，肿瘤穿破皮质形成软组织肿块后，皮肤可呈暗红色，表面静脉充盈曲张。疼痛剧烈。

三、治疗方法

1. 生物免疫治疗

2. 手术切除

（1）局部切除（腓骨上端，手足骨）。

（2）刮除植骨术。

（3）病段骨截除。

（4）广泛切除或截肢。

3. 放射治疗

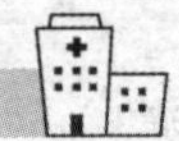

四、护理措施

（一）术前护理

1. 心理护理　多关心患者，保持其情绪稳定，积极配合治疗。

2. 饮食　宜进食高蛋白、高糖、高维生素食物。

3. 疼痛　观察疼痛性质，遵医嘱使用止痛剂。

4. 预防感染

（1）必须重视患者全身及局部皮肤的清洁。

（2）术前2~3日遵医嘱使用抗生素治疗。

（3）术前1日，病房及其用物彻底清洁与消毒。

（二）术中护理

1. 麻醉方式　根据不同的部位选择臂丛、腰硬联、全麻等不同的麻醉方式。

2. 手术体位　四肢手术取仰卧位。

3. 术中护理注意事项

（1）保暖，防止低体温；

（2）防止眼部、胸部、髋部、膝部受压；

（3）保持管道通畅，包括静脉通道、尿管等；

（4）选择合适部位贴电刀负极板，防止烫伤；

（5）术前半小时使用抗生素。

（三）术后护理

1. 体位　根据手术性质、部位决定体位。

2. 病情观察与护理

（1）伤口：注意伤口渗血和引流情况，并做好记录。

（2）患肢：注意患肢远端血运情况。

3. 外固定护理

（1）正确卧位：上肢骨折术后，用薄枕垫高患肢30°。下肢骨折术后将薄枕垫于腘窝及小腿处，使膝关节屈曲 20°~30°，以促进淋巴和静脉血液回流，减轻肿胀。合并血管损伤或骨筋膜室综合征的患者，患肢不宜垫高，以免加重肌肉缺血、肿胀、坏死。

（2）预防钉道感染：钉孔处应保持干燥。钉孔处渗液多要勤换纱布，每日更换 1~2 次。

4. 警惕排斥反应　配合医生，为术后患者应用氢化可的松等激素 5~7 日，必要时使用免疫抑制剂。

5. 功能锻炼

（1）术后 1~2 天：指导患者以行股四头肌收缩、足趾关节活动为主，注意活动应适宜，不要因剧烈活动而引起骨折端血肿增加，导致骨折畸形愈合，禁止足背伸。

（2）术后 3~7 天：指导患者膝关节屈伸活动和趾间活动，每天 2~3 次，每次 10~15 分钟，禁止踝关节内外翻和内外旋转活动。

（3）术后 1~5 周：进行踝关节跖屈、背伸运动，在床上主动或被动进行膝关节屈伸及直腿抬高锻炼，每天 2~3 次，每次 10~15 分钟。

（4）术后 6~8 周：6 周后开始平缓进行踝关节内外翻和内外旋转活动，幅度不可过大。

五、出院指导

1. 活动　异体骨与关节移植术后应避免早期负重，防止骨折。

2. 石膏护理　应注意患肢末梢血运及石膏固定的效果。

3. 锻炼　继续进行患肢的功能锻炼。

4. 复查　由于病情复发率较高并有恶变倾向，要定期复查。

六、骨巨细胞瘤患者护理指引流程

见图 8-2-1。

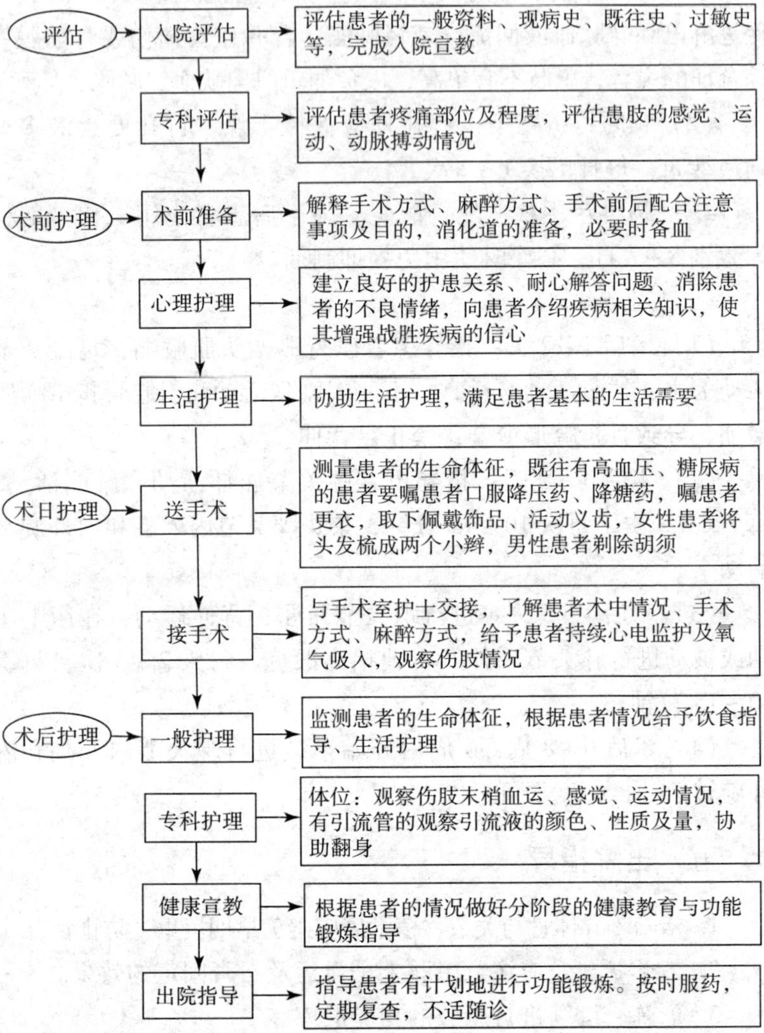

- 评估 → 入院评估 → 评估患者的一般资料、现病史、既往史、过敏史等，完成入院宣教
  - 专科评估 → 评估患者疼痛部位及程度，评估患肢的感觉、运动、动脉搏动情况
- 术前护理 → 术前准备 → 解释手术方式、麻醉方式、手术前后配合注意事项及目的，消化道的准备，必要时备血
  - 心理护理 → 建立良好的护患关系、耐心解答问题、消除患者的不良情绪，向患者介绍疾病相关知识，使其增强战胜疾病的信心
  - 生活护理 → 协助生活护理，满足患者基本的生活需要
- 术日护理 → 送手术 → 测量患者的生命体征，既往有高血压、糖尿病的患者要嘱患者口服降压药、降糖药，嘱患者更衣，取下佩戴饰品、活动义齿，女性患者将头发梳成两个小辫，男性患者剃除胡须
  - 接手术 → 与手术室护士交接，了解患者术中情况、手术方式、麻醉方式，给予患者持续心电监护及氧气吸入，观察伤肢情况
- 术后护理 → 一般护理 → 监测患者的生命体征，根据患者情况给予饮食指导、生活护理
  - 专科护理 → 体位：观察伤肢末梢血运、感觉、运动情况，有引流管的观察引流液的颜色、性质及量，协助翻身
  - 健康宣教 → 根据患者的情况做好分阶段的健康教育与功能锻炼指导
  - 出院指导 → 指导患者有计划地进行功能锻炼。按时服药，定期复查，不适随诊

图 8－2－1　骨巨细胞瘤患者护理指引流程

第三节　转移性骨肿瘤护理指引及管理

一、定义

转移性骨肿瘤（骨转移瘤）是指骨外其他组织/器官的恶性肿瘤，包括癌、肉瘤和其他恶性病变转移至骨而发病。骨骼是最常见的转移瘤发生部位之一（最常见的为肺和肝，骨骼排第三），患者常表现为多发转移灶，孤立转移灶的患者仅占2%~3%。引起骨转移瘤的原发灶最常见部位分别为乳腺（约占女性骨转移瘤的70%）、前列腺（约占男性骨转移瘤的60%）、肺脏、肾脏、甲状腺、胃肠系统及生殖系统。

二、临床表现

（一）疼痛

疼痛是大多数骨转移瘤最常见的症状（约占67%），通常是持续性或者隐匿性的，夜间常可加重。当转移瘤侵犯骨皮质并侵袭软组织时则会出现软组织肿胀；骨骼遭受严重的骨皮质破坏时则会出现病理性骨折。骨转移瘤侵犯脊柱时常为多发病灶，除了原发灶相关症状外还可出现腰痛、椎体压缩骨折、脊柱不稳定、脊柱畸形甚至脊髓或神经根受压的症状等。老年患者出现无法解释的肌肉骨骼疼痛或者既往及近期诊断为远处原发肿瘤患者出现病理性骨折时应高度怀疑骨转移瘤的可能。

（二）副肿瘤综合征

某些骨转移瘤可能会出现副肿瘤综合征，表现为感觉神经病变、内分泌疾病等。高凝状态可能会导致深静脉血栓和肺栓塞。

（三）高钙血症

高钙血症是骨转移瘤患者中最常见的代谢异常，常与乳腺

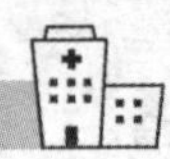

癌、肺癌、肾癌、骨髓瘤和淋巴瘤有关。低钙血症和肿瘤性骨软化症则很少发生。

（四）全身症状

体重减轻、发热和红细胞沉降率加快。

三、治疗方法

（一）非手术治疗

非手术治疗适应证为小的局限的无症状的转移瘤病灶或者合并症较多的不适合手术治疗的患者。治疗方案包括支具保护、镇痛及放疗以缓解局部疼痛并延缓肿瘤生长。局部放疗、激素疗法、免疫疗法、全身放疗及靶向治疗可控制局部原发灶和远处转移灶的病变。双膦酸盐类药物可减少远处转移灶的骨相关并发症并预防骨转移，激素可缓解脊髓受压症状。

（二）四肢骨及中轴骨转移瘤的手术治疗

1. 大部分的骨转移瘤患者可接受非手术治疗。通常可引起较多并发症并需要手术治疗的骨转移瘤包括骨盆、股骨、肱骨转移瘤。其中股骨转移瘤最常见的并发症为病理性骨折，约 50% 的病理性骨折发生于股骨颈。手术治疗可缓解疼痛并能有效预防及治疗病理性骨折（长骨的病理性骨折风险可通过 Mirels 评分进行评估；Mirels 评分包括病变部位及大小，病变类型为成骨还是溶骨，是否具有疼痛等症状）。

2. 决定是否手术需要考虑的方面包括预期寿命（至少 1 个月）、患者的功能状态、病变范围及组织学性质。对于大关节周围溶骨性骨转移瘤可采取肿物广泛切除 + 关节假体功能重建，这一手术方案同样适用于对全身放化疗不敏感的骨转移瘤（肾细胞癌、黑色素瘤和甲状腺癌等）患者。对于长骨转移瘤，跨越整个长骨纵轴的髓内钉疗效明显优于钢板及其他内固定系统。乳腺或前列腺骨转移瘤患者出现病理性骨折时骨愈合的概率明显高于肺癌骨转移患者，可能与前者生存率较高有关。病变部位切除后的骨缺损可通过内固定系统结合骨水泥进行修复。对于含血管丰富的骨转移瘤（肾癌、骨转移癌、多发性骨髓瘤等），术前栓塞血管可减少术中出血。

3. 骨转移瘤患者行截肢治疗的适应证较窄。只有当转移瘤累及手或足，呈现蕈伞型肿物，出现感染和顽固性疼痛时方可截肢。手术治疗中轴骨转移瘤时，脊柱病理性骨折的风险难以估计，需手术介入的适应证包括：疼痛、病理性骨折、畸形、脊柱不稳定、出现或者神经症状进行性加重以及对放化疗不敏感的转移瘤。可供选择的手术方案较多但基本的手术原则包括：尽可能完整地切除肿物、脊髓或神经根减压、调整并维持脊柱的生物力学稳定、利用椎间融合器等进行椎间融合。经皮椎体成形和经皮椎体后突成形术可应用于因椎体转移瘤而出现骨折的患者，尤其是乳腺癌骨转移或者多发性骨髓瘤导致的椎体压缩性骨折。

四、护理措施

（一）疼痛护理

骨癌患者的疼痛有其特殊性，是局部固定的、持续性钝痛，夜间加重，行走、改变体位等活动时疼痛明显，休息时缓解。

1. 患者应尽量减少活动，以休息为主。各种护理操作尽量集中完成，减少对痛处的触及。鼓励患者使用放松方法，如听舒缓音乐、热水泡脚等，以转移其注意力。

2. 合理安排作息时间，不宜在睡前活动过多和看刺激性的节目，保证睡眠质量。如因疼痛难忍影响休息，应按 WHO 三阶段止痛原则给予镇静止痛药，并注意用药时间和剂量。

（二）放疗、化疗副反应的护理

1. 骨癌的放疗原则是根据每个患者的整体病情确定治疗目的。目的不同，放疗的方式、照射范围、时间和剂量也各不相同。放疗时为防止皮肤反应发生，应保护放射野内的皮肤，防止局部感染。放疗常见的副反应是骨髓抑制，血常规显示白细胞、血小板降低，需动态监测血常规变化。白细胞数低于 $3.5\times10^{9}/L$ 者，应安排单人房间特殊照顾。化疗的副反应除骨髓抑制外，还可能出现口腔炎、肾脏毒性、消化道反应、口腔炎等。

2. 护理注意事项

（1）泌尿系统症状：观察有无血尿、尿频、排尿困难，嘱患者饮水充足，并给予利尿剂，使尿量达到每小时 100ml 以上。

（2）消化道症状：观察患者有无恶心、呕吐、腹泻及便秘等胃肠道紊乱。化疗期间宜进食清淡食物，切忌油腻、有异味食物。患者出现消化道反应，应注意调整饮食，必要时可给予输血、输液等全身支持疗法；同时给予小剂量镇静剂、止吐剂，做好记录。化疗 1 小时前禁食，以免增加恶心、呕吐等副反应。

（3）静脉炎：注意静脉有无红、热、痛等不适。化疗时选择粗、直、易固定的血管；在滴注过程中随时观察穿刺部位有无肿胀、疼痛。用生理盐水或葡萄糖 250ml 冲洗残留于血管壁上的化疗药物。

（三）心理护理

1. 护理人员要有强烈的责任心和深厚的同情心。由于患者对恶性肿瘤及其危害恐惧，顾虑较大，加之化疗的毒副反应和经济负担使患者及家属思想负担过重。应对患者进行耐心的劝导，帮助其树立起疼痛能够逐渐缓解的良好意念，以帮助患者建立安全感并取得其配合。

2. 适时向患者及家属介绍本病相关知识、治疗方法，包括放射治疗及化学药物治疗的效果，以及不良反应和预后。向患者介绍成功病例，使其心胸开阔，减轻思想负担。

3. 取得家属的配合，做好家属的工作，使他们能积极配合治疗。通过循序渐进的劝导，做好患者及其家属的心理疏导。

（四）基础护理

1. 皮肤护理　化疗患者体质较弱，应让患者多休息。协助其搞好自身及环境清洁卫生，保持床单清洁干燥，防止压疮。使用气垫床的瘫痪患者每 2 小时翻身 1 次，适当进行受压部位按摩。

2. 呼吸系统护理　嘱患者做深呼吸练习，以保持呼吸道通畅，预防坠积性肺炎。

3. 留置导尿管的护理　每日用 0.5% 碘伏消毒尿道口 2 次，膀胱冲洗 2 次。如排出液混浊，则增加冲洗次数，至排出液清亮为止。每日更换引流袋 1 次。

4. 功能锻炼　这类患者最重要的是关节活动度和肌力的训练。疼痛缓解后嘱患者卧硬板床休息，保持脊柱的生理弯曲度。指导并协助患者做适当的四肢运动，如屈伸膝关节、肘关节、趾（关节），抬高下肢，按摩肌肉，以促进血液循环，防止肌肉萎缩和肢体功能退化。

（五）康复指导

1. 饮食指导　注意患者的营养支持。根据患者的身体情况制订食谱，多给患者高蛋白、高维生素、低脂肪的饮食，如新鲜蔬菜和水果，优质蛋白质如豆类、鱼虾、鸡肉、牛肉等。胃肠功能基本恢复后可以吃一些清淡爽口的生拌凉菜和水果，特别是化疗、放疗期，具有明显的开胃作用。

2. 生活护理　嘱患者保持良好的心态，保持精神愉快，睡眠充足，注意保暖。

六、并发症的护理

病理性骨折　在搬动患者及更换床单时，均应避免对肿瘤局部的触碰。嘱患者以卧床休息为主，适当活动。离床活动时要避免强烈冲撞和震动，更换体位时应小心缓慢，以防止摔倒跌跤引起出血，尽量减少疼痛加剧和病理性骨折的发生。

七、出院指导

1. 加强营养，禁烟酒。不能过度运用麻醉药止痛，否则会抑制胃肠蠕动，影响正常进食，引起恶心、呕吐。

2. 石膏固定期间注意石膏松紧度，维持有效固定。关节如有僵硬及疼痛，应在锻炼的基础上继续配合按摩。继续服用促进骨折愈合的药物。

3. 指导患者有计划地进行功能锻炼，循序渐进，以不疲劳为度，避免再次损伤。

4. 定期复查。骨肿瘤要注意局部有无复发，肝脏及淋巴结有无肿大，并定期做胸部透视，1 年以内最好每隔 2 ~ 3 个月摄胸片 1 次。当患者免疫功能低下、抵抗力降低时，以免疫治疗为主。

八、转移性骨肿瘤患者护理指引流程

见图 8 – 3 – 1。

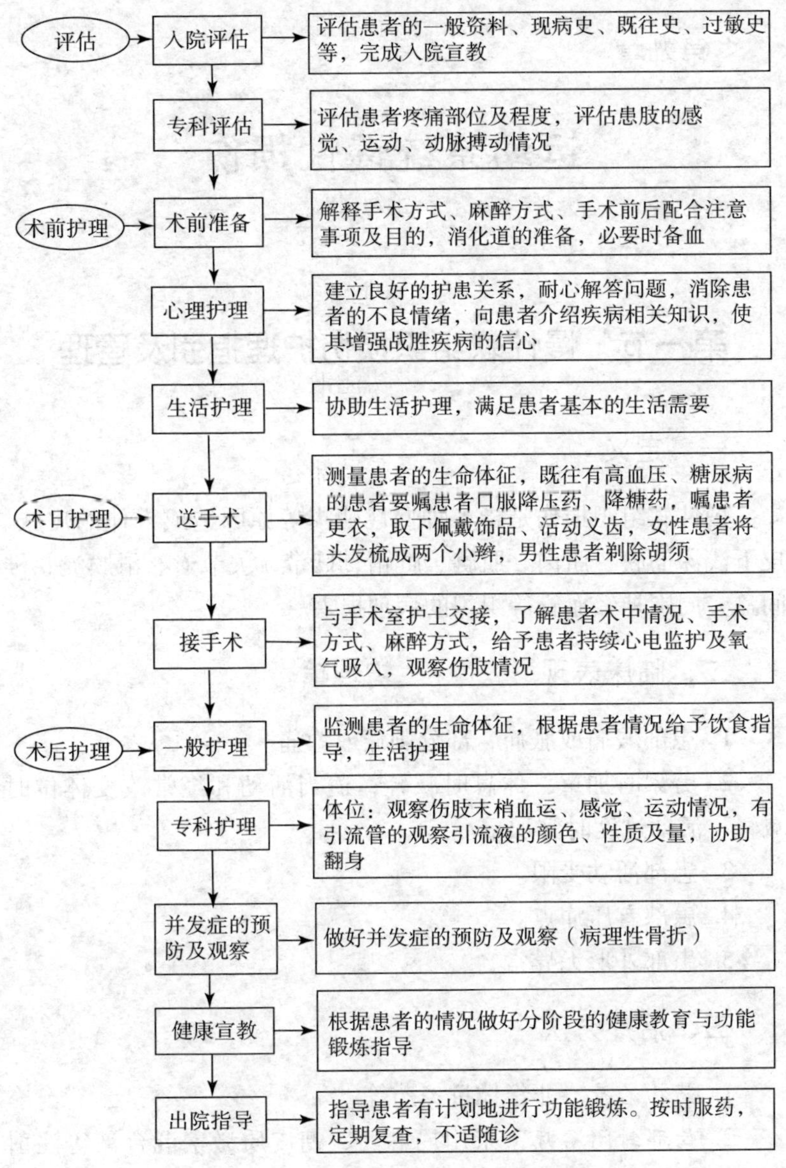

图 8-3-1　转移性骨肿瘤患者护理指引流程

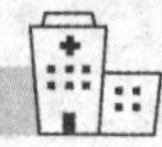

≪第九章

运动系统慢性损伤

第一节　慢性软组织损伤护理指引及管理

一、定义

慢性软组织损伤是指各种慢性劳损等原因造成人体的皮肤、皮下浅深筋膜、肌肉、肌腱、腱鞘、韧带、关节囊、滑膜囊、椎间盘、周围神经血管等组织的病理损害。

二、临床表现

1. 患部酸痛或胀痛，部分刺痛或灼痛。

2. 劳累时加重，休息时减轻；适当活动和经常改变体位时减轻，活动过度时又加重。

3. 患部活动受限。

4. 患部有压痛点。

5. 患部外形无异常。

三、治疗方法

1. *药物治疗*　非甾体抗炎药等。

2. *局部封闭治疗*　采用局麻药、糖皮质激素混合液等注射到疼痛部位。对于病变区症状集中的部位效果较好。注射后疼痛很快消失，几个小时后疼痛反而加重；一般数天以后由于糖皮质激素的抗炎作用起效，疼痛再逐渐缓解。

3. *手术治疗*　采用松解术松解组织，解除压迫。适用于狭窄性腱鞘炎、慢性滑囊炎、腱鞘囊肿等。

4. *手法治疗*　通过按摩、针灸、牵引等方法来治疗疾病，缓解疼痛。

5. *物理治疗*　通过微波、磁疗、电疗等方法改善血液循环，促进炎性渗出物吸收及炎性细胞浸润消散的作用，放松肌肉，减轻疼痛。

四、护理措施

1. *疼痛的护理*　遵医嘱使用镇痛药，注意观察药物的不良反应。

2. *饮食护理*　进食高蛋白、高热量、高维生素、粗纤维的食物，多饮水。

3. *心理护理*　重视患者主诉，及时予以心理安慰。

4. *体位*　取舒适体位，抬高患肢，高于心脏水平，以利于静脉回流，利于消肿。应尽量采取健侧卧位，避免压迫伤口。

5. *病情观察*　观察患肢血运、感觉、运动、颜色以及肿胀情况，重视患者的主诉。

五、健康指导

1. 加强营养，禁烟酒，促进骨折愈合。

2. 指导患者有计划地进行功能锻炼，循序渐进，以不疲劳为度，避免再次损伤。

3. 定期复查，如有不适，及时随诊。

六、慢性软组织损伤患者护理指引流程

见图 9 – 1 – 1。

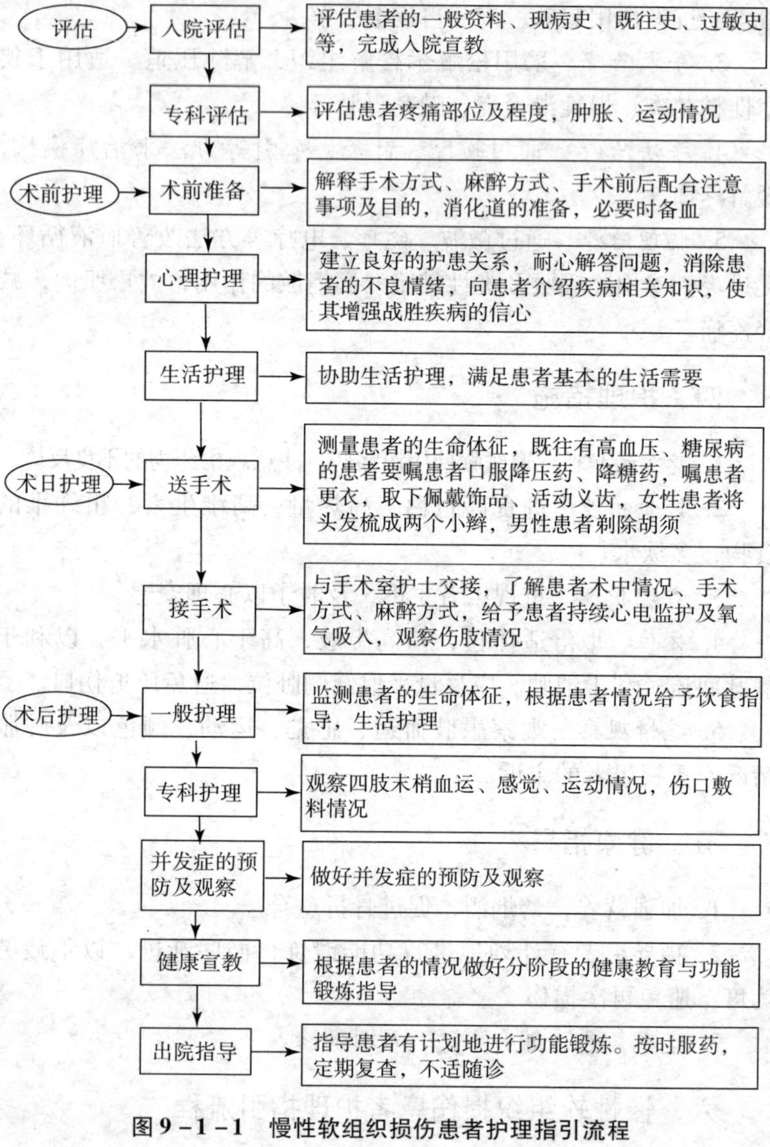

评估	入院评估	评估患者的一般资料、现病史、既往史、过敏史等，完成入院宣教
	专科评估	评估患者疼痛部位及程度，肿胀、运动情况
术前护理	术前准备	解释手术方式、麻醉方式、手术前后配合注意事项及目的，消化道的准备，必要时备血
	心理护理	建立良好的护患关系，耐心解答问题，消除患者的不良情绪，向患者介绍疾病相关知识，使其增强战胜疾病的信心
	生活护理	协助生活护理，满足患者基本的生活需要
术日护理	送手术	测量患者的生命体征，既往有高血压、糖尿病的患者要嘱患者口服降压药、降糖药，嘱患者更衣，取下佩戴饰品、活动义齿，女性患者将头发梳成两个小辫，男性患者剃除胡须
	接手术	与手术室护士交接，了解患者术中情况、手术方式、麻醉方式，给予患者持续心电监护及氧气吸入，观察伤肢情况
术后护理	一般护理	监测患者的生命体征，根据患者情况给予饮食指导，生活护理
	专科护理	观察四肢末梢血运、感觉、运动情况，伤口敷料情况
	并发症的预防及观察	做好并发症的预防及观察
	健康宣教	根据患者的情况做好分阶段的健康教育与功能锻炼指导
	出院指导	指导患者有计划地进行功能锻炼。按时服药，定期复查，不适随诊

图 9－1－1　慢性软组织损伤患者护理指引流程

第二节　腰肌劳损护理指引及管理

一、定义

腰肌劳损，又称功能性腰痛、慢性下腰损伤、腰臀肌筋膜炎等，实为腰部肌肉及其附着点筋膜或骨膜的慢性损伤性炎症，是腰痛的常见原因之一

二、临床表现

1. 腰部酸痛或胀痛，部分刺痛或灼痛。

2. 劳累时加重，休息时减轻；适当活动和经常改变体位时减轻，活动过度时又加重。

3. 不能坚持弯腰工作。常被迫时时伸腰或以拳头击打腰部以缓解疼痛。

4. 腰部有压痛点，多在骶棘肌处，髂骨脊后部、骶骨后骶棘肌止点处或腰椎横突处。

5. 腰部外形及活动多无异常，也无明显腰肌痉挛，少数患者腰部活动稍受限。

三、治疗方法

1. *改正不良生活方式*　避免过劳、矫正不良体位。

2. *适当功能锻炼*　加强腰背肌锻炼，防止肌肉张力失调。如采取俯卧位，去枕，然后用力挺胸抬头，双手双脚向空中伸展；也可仰卧床上，去枕，头部用力向后顶床，做抬起肩部的动作。

3. *药物治疗*　主要为消炎止痛药。注射皮质类固醇及口服非甾体抗炎药，局部外用肌松药及镇痛药。

4. 封闭疗法　有固定压痛点者，可用0.5%～1%普鲁卡因加醋酸泼尼松龙或醋酸氢化可的松做痛点封闭，效果良好。

5. 物理治疗　包括理疗、推拿、按摩等舒筋活血疗法。在医生指导下，选用适当的物理治疗可以增强治疗效果。目前存在较多的理疗方式，包括电磁、超声波、红外线、激光等，通过声、光、电、热等作用于人体，起到舒筋活络的作用。

6. 手术治疗　对各种非手术治疗无效的病例，可施行手术治疗。

四、护理措施

1. 疼痛护理　创造安静舒适的住院环境，分散患者的注意力，必要时遵医嘱给予药物止痛。

2. 心理护理　关心患者，多与患者沟通交流，告知患者疾病的相关知识，做好患者的心理疏导，使患者能积极配合治疗。

五、健康指导

1. 防止潮湿，避免受凉　不要随意睡在潮湿的地方。根据气候的变化，随时增添衣服。出汗及雨淋之后，要及时更换湿衣或擦干身体。

2. 急性腰扭伤的应对　应积极治疗，安心休息，防止转成慢性。

3. 合理运动　体育运动或剧烈活动时，要做好准备活动。

4. 纠正不良的工作姿势　如弯腰过久或伏案过低等。在静坐1小时后要换一个姿势。同时，可以使用腰部有突起的靠垫为腰部缓解压力，有助于避免出现腰肌劳损。背重物时，胸腰稍向前弯，髋膝稍屈，迈步要稳，步子不要大。

5. 防止过劳　腰部作为人体运动的中心，过度劳累，必然造成损伤而出现腰痛，因此，在各项工作或劳动中注意劳逸结合。

6. 使用硬板软垫床　过软的床垫不能保持脊柱的正常生理曲度，所以最好在木板上加一张10厘米厚的软垫。

7. 注意减肥　控制体重。身体过于肥胖必然给腰部带来额外负担，特别是中年人和妇女产后，为易于发胖的时期，应节制饮食，加强锻炼。

六、腰肌劳损患者护理指引流程

见图9－2－1。

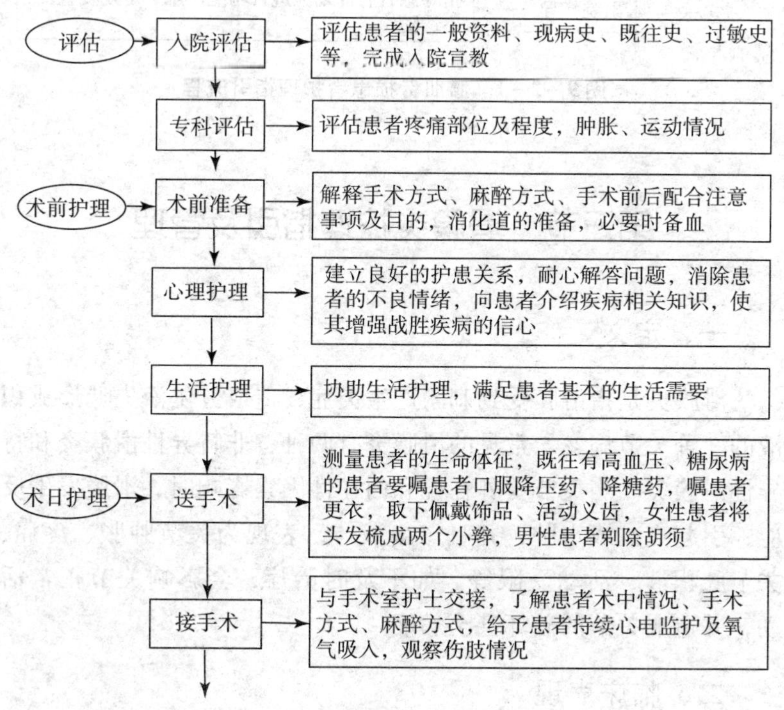

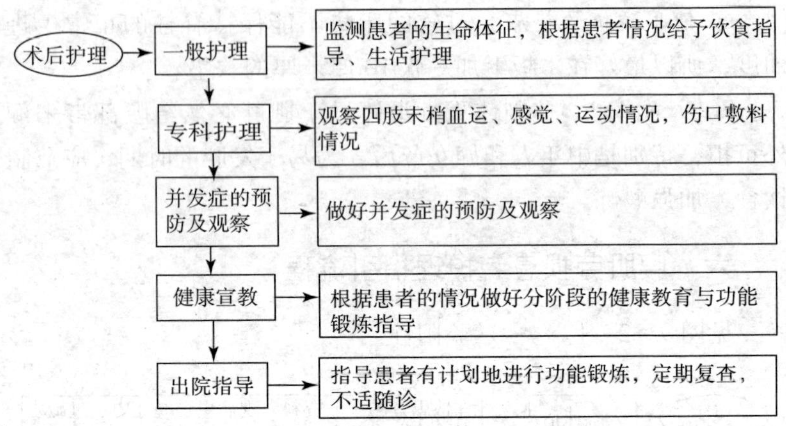

图 9－2－1　腰肌劳损患者护理指引流程

第三节　滑膜炎护理指引及管理

一、定义

滑膜炎是指滑膜受到刺激产生炎症，造成分泌液失调形成积液的一种关节病变。常见的滑膜炎有两种：非特异性滑膜炎和特异性滑膜炎。当关节受外在性和内在性因素影响时，滑膜发生反应，引起充血或水肿，并且渗出液体，表现为关节肿胀、疼痛、关节腔积液、活动受限等。如不及时治疗，会影响关节正常活动，并造成关节的破坏甚至病废。

二、临床表现

1. *疼痛*　炎性细胞浸润在滑膜内，随着炎性介质的释放，会引起明显的关节疼痛。

2. 肿胀　关节滑膜组织增生，分泌过多关节液，引起关节肿胀。

3. 关节活动不灵活　关节疼痛及关节囊肿胀，导致关节活动受限。此外，如果是继发性滑膜炎，原发病本身也会导致关节活动受影响。

4. 发病可缓可急　膝关节是全身关节中滑膜最多的关节，故滑膜炎以膝关节较为多见。症状轻重与疾病性质和关节内积液的多少有关。当膝关节主动屈曲时，疼痛加剧，且有肿胀感。检查时压痛点不定，浮髌试验阳性。

5. 慢性滑膜炎表现　膝关节疼痛，肿胀在活动增加后较明显。检查膝关节活动时，可扪及摩擦感，触及增厚的滑囊。多数患者有股四头肌萎缩。浮髌试验阳性。

三、治疗方法

1. 早期治疗　一般采取休息和口服非甾体类抗炎药物治疗。

2. 固定　如采用患肢制动的方案，则固定时间不宜过长，以免出现严重的肌肉萎缩和关节僵硬，并要在医生指导下进行功能锻炼。

3. 手法治疗　手法治疗通常用于改善关节功能，对滑膜炎没有直接的治疗作用。

4. 功能锻炼　功能锻炼的主要目的是延缓滑膜炎造成的功能障碍和肌肉萎缩。

早期应卧床休息，抬高患肢，可用弹力绷带加压包扎，并禁止负重。治疗期间可做股四头肌舒缩活动锻炼，后期应加强膝关节的屈伸锻炼。这对消除关节积液、防止股四头肌萎缩、预防滑膜炎反复发作、恢复膝关节伸屈功能有着积极作用。

5. 手术治疗　对于保守治疗无效的病例或诊断不清的病例要积极考虑关节镜检查并做关节镜下滑膜切除术。

四、护理措施

（一）术前护理措施

1. 适当抬高患肢，维持有效的牵引。

2. 严密观察肢端末梢感觉、运动、颜色、足背动脉搏动及皮肤温度情况。

3. 疼痛护理：遵医嘱使用镇痛药，注意观察药物的不良反应。

4. 术前准备：完善常规术前准备，麻醉前 2 小时可饮用清饮料，但总量要控制在5ml/kg（或总量300ml）以内。清饮料是指白开水、淡糖水、清茶，也包括没有渣的果汁。

（二）术后护理措施

1. 一般护理措施

（1）遵医嘱给予吸氧及行心电监护。腰硬联合麻醉术后 2 小时进食少量流质食物，全麻术后 4 小时进食少量流质食物，这样可以增加患者术后的舒适感，一定程度上减少恶心、呕吐。

（2）引流管的护理：如有引流装置，应保持引流管通畅，观察引流管有无受压、扭曲、折叠以及引流液的量、颜色、性质。

（3）饮食护理：进食高蛋白、高热量、高维生素、粗纤维的食物，多饮水。

（4）心理护理：重视患者主诉，及时予以心理安慰。

2. 体位　取舒适体位，抬高患肢，高于心脏水平，以利于静脉回流，利于消肿。

3. 病情观察　观察患肢足背动脉搏动、感觉、运动、颜色以及肿胀情况，重视患者的主诉。

4. 疼痛的护理　肿胀明显可使用冰敷，降低神经纤维的敏感性，降低毛细血管通透性，减少渗出，减轻肿胀，减轻疼痛。

5. 伤口的护理 观察伤口的渗血情况。如果渗血较多，应及时更换敷料，保持伤口干燥。

五、健康指导

1. 避免剧烈运动 长期、过度、剧烈的运动或活动是诱发滑膜退变的主要原因。尤其对于持重关节（如膝关节、髋关节），过度的运动使关节面受力加大，磨损加剧。长期剧烈运动还可使骨骼及周围软组织过度地受力及牵拉，造成局部软组织的损伤和骨骼受力不均，从而导致骨质增生。

2. 适当体育锻炼 避免长期剧烈的运动，并不是指不活动。恰恰相反，适当的体育锻炼是预防骨质增生的好方法之一。因为关节软骨的营养来自于关节液，而关节液只有靠“挤压”才能够进入软骨，促进软骨的新陈代谢。适当的运动，特别是关节的运动，可增加关节腔内的压力，有利于关节液向软骨的渗透，减轻关节软骨的退行性改变，从而减轻或预防滑膜炎，尤其是关节软骨的增生和退行性改变。

3. 减轻体重 体重过重是诱发脊柱和关节骨质增生的重要原因之一。过重的体重会加速关节软骨的磨损，使关节软骨面上的受力不均匀，造成滑膜炎症。因此对于体重超标的人，适当的减轻体重可以预防脊柱和关节滑膜炎。

4. 饮食指导 调整饮食结构，饮食的酸碱平衡对于滑膜炎的治疗及并发症的防治是十分重要的一个环节。饮食方面要多吃富含有机活性碱的食品，不可吃过多的肉类，多吃蔬菜、水果。

5. 合理锻炼 指导患者有计划地进行功能锻炼，循序渐进，以不疲劳为度，避免再次损伤。

6. 复查 定期复查，如有不适，及时随诊。

六、滑膜炎患者护理指引流程

见图 9－3－1。

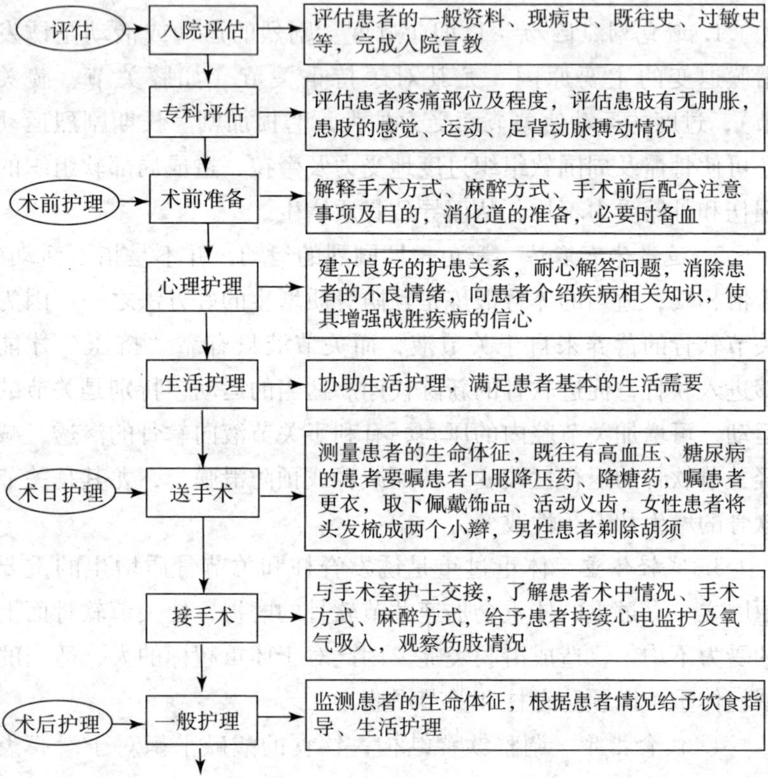

评估	入院评估	评估患者的一般资料、现病史、既往史、过敏史等，完成入院宣教
	专科评估	评估患者疼痛部位及程度，评估患肢有无肿胀，患肢的感觉、运动、足背动脉搏动情况
术前护理	术前准备	解释手术方式、麻醉方式、手术前后配合注意事项及目的，消化道的准备，必要时备血
	心理护理	建立良好的护患关系，耐心解答问题，消除患者的不良情绪，向患者介绍疾病相关知识，使其增强战胜疾病的信心
	生活护理	协助生活护理，满足患者基本的生活需要
术日护理	送手术	测量患者的生命体征，既往有高血压、糖尿病的患者要嘱患者口服降压药、降糖药，嘱患者更衣，取下佩戴饰品、活动义齿，女性患者将头发梳成两个小辫，男性患者剃除胡须
	接手术	与手术室护士交接，了解患者术中情况、手术方式、麻醉方式，给予患者持续心电监护及氧气吸入，观察伤肢情况
术后护理	一般护理	监测患者的生命体征，根据患者情况给予饮食指导、生活护理

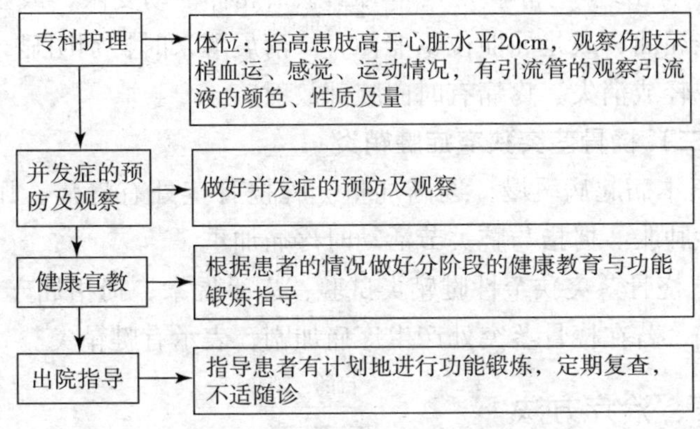

图 9-3-1　滑膜炎患者护理指引流程

第四节　狭窄性腱鞘炎护理指引及管理

一、定义

狭窄性腱鞘炎是一种常见的腱鞘疾病，是腱鞘因机械性摩擦引起的慢性无菌性炎症改变。发生在拇短伸肌和拇长展肌腱鞘的，称为桡骨茎突狭窄性腱鞘炎；发生在拇指或手指的指屈肌腱的，称为指屈肌腱狭窄性腱鞘炎或扳机指。好发于经常活动手指和手腕的人群。

二、临床表现

（一）指屈肌腱狭窄性腱鞘炎

1. 常见于妇女，好发于拇、中、环三指。

2. 局部有疼痛和压痛，并可扪及硬结。硬结可随手指屈伸而活动。

3. 可出现“弹响”。严重时，患指屈伸活动受限，或是伸直位不能屈曲，或是屈曲位不能伸直。清晨醒来时特别明显，活动后能减轻或消失。疼痛有时向腕部放射。

（二）桡骨茎突狭窄症腱鞘炎

1. 本病起病缓慢，逐渐加重。腕桡骨茎处有疼痛、压痛和局限性肿胀。拇指与腕关节活动时疼痛加重。

2. 桡骨茎突狭窄性腱鞘炎试验：患手握拳，拇指屈于掌内，腕尺偏，若在桡骨茎突处产生疼痛加剧，表示有腱鞘炎。

三、治疗方法

1. *保守治疗* 急性期患处可用热疗、按摩及充分休息 3 周左右，特别要减少引起疾病的手工劳动。减少活动，热敷，类固醇鞘管内注射有较好的疗效。

2. *局部封闭治疗* 可使早期腱鞘炎得到缓解，隔周可以再封闭一次。

3. *手术治疗* 上述方法治疗无效或反复发作时，可考虑行狭窄腱鞘切除术。术后应早期做屈伸手指活动，防止肌腱粘连。术后 1 个月内免手工劳动。

四、护理措施

1. *疼痛护理* 指导患者疼痛时尽量减少手部的活动，以使局部得到休息，遵医嘱给予药物镇痛。

2. *心理护理* 早期与患者建立良好的护患关系。运用科学理论讲解疾病和有关狭窄性腱鞘炎的知识，指导患者不必过分紧张。鼓励患者诉说疑问、意见和要求，为患者提供其期望得到的信息资料，使之能积极配合治疗。

3. *饮食护理* 告知患者不饮用含咖啡因的液体，如咖啡、茶水、可乐等，忌食辛辣刺激性食物；鼓励患者进食富含维生素及矿物质、纤维素的蔬菜、水果，适当增加蛋白质的摄入，在补充营养的同时加快受损肌腱的修复。

五、健康指导

1. 温水洗手　养成劳作后用温水洗手的习惯，不宜用冷水。适时活动手，并自行按摩。

2. 旋转手腕　当刺痛开始时，可以做些舒缓的手部运动以缓解疼痛。转动手腕约 2 分钟，可以运动所有的腕肌肉，恢复血液循环，并消除手腕的弯曲姿势。此弯手姿势常引起手腕痛等症状。

3. 指导患者握拳练习　轻轻握起拳头，然后张开，将手指伸直。循序渐进，以不疲劳为度。如此反复练习有助于缓解刺痛。

4. 养成良好生活习惯　加强营养，禁烟酒。

5. 复查　定期复查，如有不适，及时随诊。

六、狭窄性腱鞘炎患者护理指引流程

见图 9－4－1。

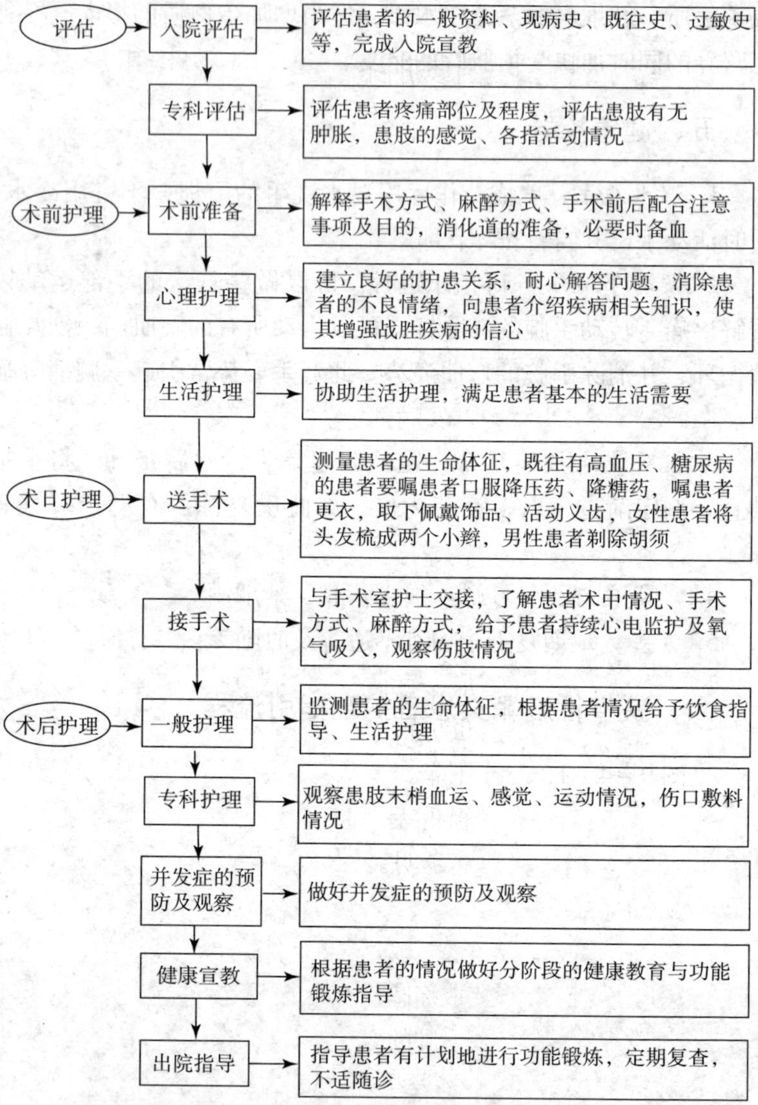

- 评估
  - 入院评估 → 评估患者的一般资料、现病史、既往史、过敏史等，完成入院宣教
  - 专科评估 → 评估患者疼痛部位及程度，评估患肢有无肿胀，患肢的感觉、各指活动情况
- 术前护理
  - 术前准备 → 解释手术方式、麻醉方式、手术前后配合注意事项及目的，消化道的准备，必要时备血
  - 心理护理 → 建立良好的护患关系，耐心解答问题，消除患者的不良情绪，向患者介绍疾病相关知识，使其增强战胜疾病的信心
  - 生活护理 → 协助生活护理，满足患者基本的生活需要
- 术日护理
  - 送手术 → 测量患者的生命体征，既往有高血压、糖尿病的患者要嘱患者口服降压药、降糖药，嘱患者更衣，取下佩戴饰品、活动义齿，女性患者将头发梳成两个小辫，男性患者剃除胡须
  - 接手术 → 与手术室护士交接，了解患者术中情况、手术方式、麻醉方式，给予患者持续心电监护及氧气吸入，观察伤肢情况
- 术后护理
  - 一般护理 → 监测患者的生命体征，根据患者情况给予饮食指导、生活护理
  - 专科护理 → 观察患肢末梢血运、感觉、运动情况，伤口敷料情况
  - 并发症的预防及观察 → 做好并发症的预防及观察
  - 健康宣教 → 根据患者的情况做好分阶段的健康教育与功能锻炼指导
  - 出院指导 → 指导患者有计划地进行功能锻炼，定期复查，不适随诊

图 9－4－1　狭窄性腱鞘炎患者护理指引流程

第五节 腱鞘囊肿护理指引及管理

一、定义

腱鞘囊肿是发生于关节部腱鞘内的囊性肿物，是由于关节囊、韧带、腱鞘中的结缔组织退变所致的病症。囊内含有无色透明或橙色、淡黄色的浓稠黏液，囊壁为致密硬韧的纤维结缔组织，囊肿以单房性为多见。多发于腕背和足背部。患者多为青壮年，女性多见。起病缓慢，发病部位可见一圆形肿块，有轻微酸痛感，严重时会给患者造成一定的功能障碍。

二、临床表现

（一）一般症状

腱鞘囊肿可发生于任何年龄，多见于青年和中年，女性多于男性。囊肿生长缓慢，圆形，直径一般不超过2cm。也有突然发现者。少数可自行消退，也可再长出。部分病例除局部肿物外，无自觉不适，有时有轻度压痛。多数病例有局部酸胀或不适，影响活动。囊肿大小与症状轻重无直接关系，而与囊肿张力有关。张力越大，肿物越硬，疼痛越明显。

（二）局部症状

检查时可摸到一外形光滑、边界清楚的圆形肿块，表面皮肤可推动，无粘连，压之有酸胀或痛感。囊肿多数张力较大，肿块坚韧；少数柔软，但都有囊性感。囊肿的根基固定，几乎没有活动。

1. 手腕部腱鞘囊肿　多发生于腕背侧，少数在掌侧。最好发的部位是指总伸肌腱桡侧的腕关节背侧关节囊处，其次是桡侧腕屈肌腱和拇长展肌腱之间。腕管内的指屈肌腱鞘亦可发生囊肿，压迫正中神经，诱发腕管综合征。少数腱鞘囊肿可发生在掌

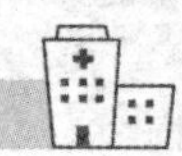

指关节远端的指屈肌腱鞘上，米粒大小，硬如软骨。

2. *足踝部腱鞘囊肿* 以足背腱鞘囊肿较多见，多起源于足背动脉外侧的趾长伸肌腱鞘。跗管内的腱鞘囊肿可压迫胫神经，是跗管综合征的原因之一。

三、治疗方法

首选非手术疗法，无效时手术切除腱鞘囊肿。

少数腱鞘囊肿可自行消退，但也有部分患者经多种方法治疗，仍反复发作。

（一）非手术疗法

虽然腱鞘囊肿保守治疗复发率较高，，但此类方法创伤最小，易于被患者接受，因此临床上可作为首选方法。可通过挤压使腱鞘囊肿破裂，逐渐自行吸收，但是治疗后可能复发。与关节腔相通的囊肿不容易破裂，可采用穿刺方法抽出囊液。然后加压按揉，或将囊液抽出后注入肾上腺皮质激素或透明质酸酶。局部加压包扎 2 天，有一定疗效。

（二）手术治疗

囊肿较大，影响关节功能，其他方法治疗无效时，可手术切除腱鞘囊肿。术后应避免患病的关节剧烈活动，以防复发。切除示意图见图 9 –5 –1。

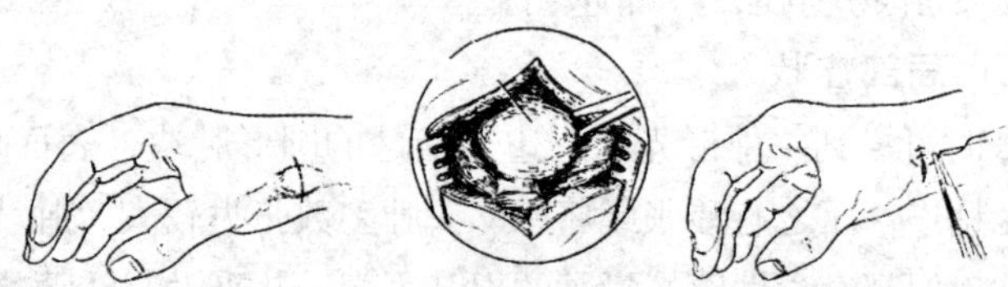

图 9 –5 –1 腱鞘囊肿手术切除示意图

四、护理措施

1. 疼痛的护理。分散患者注意力，使患者放松。疼痛明显时遵医嘱给予药物镇痛。

2. 术后用弹性绷带加压包扎止血，注意观察患肢末梢血运情况。

3. 术后保持伤口清洁干燥。

4. 指导患者功能锻炼、早期活动，预防术后关节僵硬等症状的发生。

五、健康指导

1. 温水洗手足　在劳累后应用温水对患处进行冲洗，促进血液循环。

2. 自行按摩　劳动后各关节疼痛不适，适时活动关节，并由浅入深进行自行按摩。

3. 旋转手腕关节　可以做些舒缓手部运动以缓解疼痛。旋转手腕是简单的运动之一。转动手腕约 2 分钟。可以运动所有的腕肌肉，恢复血液循环，并消除手腕的弯曲姿势。

4. 长期电脑办公应定时休息、勤做室内运动　长期和电脑打交道的人士，手握鼠标时间过长或是姿势不正确，都可导致手关节滑膜腔的损伤，从而引发腱鞘囊肿。因此，为预防腱鞘囊肿，最好不要长时间使用电脑。若需要长时间上网，也应每隔 1 小时休息 5 ~ 10 分钟。休息时勤做室内运动，做柔软操或局部按摩，针对肩颈、上肢、手腕进行拉伸及肌力训练，以增加柔软度及肌力。

5. 观察病情，保持良好饮食习惯　手腕腱鞘囊肿的患者要多注意对患处的保护与观察，少吃辛辣的食物，多吃蔬菜水果，戒烟酒。

6. 复查　定期复查，如有不适，及时随诊。

六、腱鞘囊肿患者护理指引流程

见图 9 – 5 – 2。

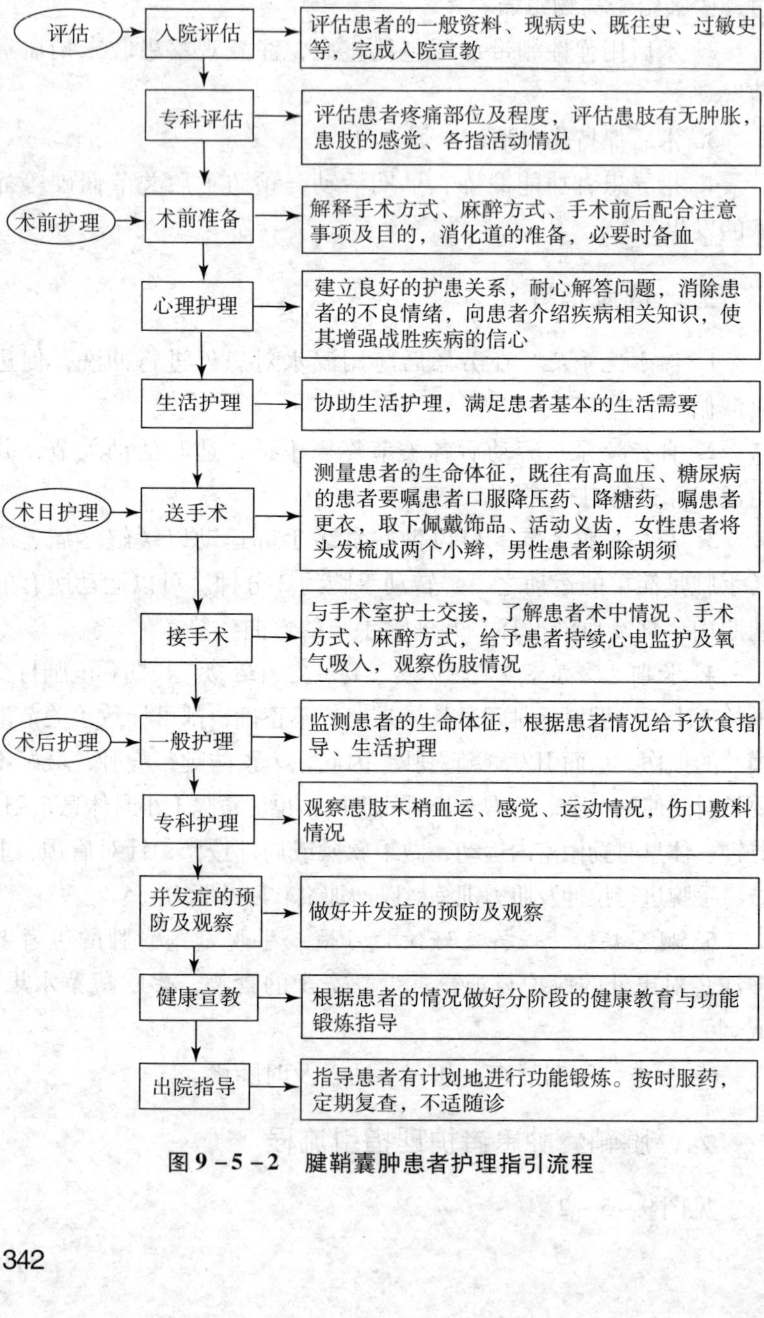

评估	入院评估	评估患者的一般资料、现病史、既往史、过敏史等，完成入院宣教
	专科评估	评估患者疼痛部位及程度，评估患肢有无肿胀，患肢的感觉、各指活动情况
术前护理	术前准备	解释手术方式、麻醉方式、手术前后配合注意事项及目的，消化道的准备，必要时备血
	心理护理	建立良好的护患关系，耐心解答问题，消除患者的不良情绪，向患者介绍疾病相关知识，使其增强战胜疾病的信心
	生活护理	协助生活护理，满足患者基本的生活需要
术日护理	送手术	测量患者的生命体征，既往有高血压、糖尿病的患者要嘱患者口服降压药、降糖药，嘱患者更衣，取下佩戴饰品、活动义齿，女性患者将头发梳成两个小辫，男性患者剃除胡须
	接手术	与手术室护士交接，了解患者术中情况、手术方式、麻醉方式，给予患者持续心电监护及氧气吸入，观察伤肢情况
术后护理	一般护理	监测患者的生命体征，根据患者情况给予饮食指导、生活护理
	专科护理	观察患肢末梢血运、感觉、运动情况，伤口敷料情况
	并发症的预防及观察	做好并发症的预防及观察
	健康宣教	根据患者的情况做好分阶段的健康教育与功能锻炼指导
	出院指导	指导患者有计划地进行功能锻炼。按时服药，定期复查，不适随诊

图 9－5－2　腱鞘囊肿患者护理指引流程

第六节 胫骨结节骨软骨病护理指引及管理

一、概念

胫骨结节骨软骨病即胫骨结节骨软骨炎，又名 Osgood—Schlatter 病，是骨软骨病中的一种，根本原因是骨骺的缺血性增生、软化或坏死。本病是由于股四头肌长期、猛烈的收缩暴力，通过髌骨和髌韧带集中于胫骨结节，骨骺发生慢性损伤，以致缺血坏死。

好发人群：多见于 18 岁以下的男性，发病以单侧多见，双侧者约占 30%，患者多喜欢剧烈运动。约 16 岁时胫骨上端骨骺融合，18 岁时胫骨结节与胫骨上端骨化为一整体，故 18 岁前此处易受损而产生骨骺炎，甚至缺血、坏死。

二、临床表现

1. 疼痛　膝关节（胫骨结节处）疼痛，行走时明显，屈伸活动时疼痛加重，休息后疼痛可缓解或消失。

2. 体征　胫骨结节明显隆起，质硬，压痛明显，患处皮肤无炎症、无红肿、无破溃。

3. 影像学表现

（1）局部软组织肿胀为重要的征像，尤以髌韧带的增大或增厚为著，以后肌腱可产生继发性钙化或骨化。

（2）X 线片检查示胫骨结节骨骺增大、致密或碎裂，多数可有碎骨块。

（3）MRI 可显示髌腱炎或见到髌下滑囊。

三、治疗方法

1. *非手术治疗*　以减少运动量为主，本病可自愈。根据症状轻重，采取制动或不制动。在急性期，应将膝部保持伸直位，可用石膏托固定。患儿仍可行走，若局部疼痛严重，则卧床休息，至疼痛消失。固定期一般为4～6周，待症状缓解后，逐渐恢复活动。可用可的松局部封闭止痛，每周1次，2～3次即停，同时可热敷及按摩消除肿胀。

2. *手术治疗*　当保守治疗无效，且症状持续并造成功能障碍时，可考虑手术治疗。对胫骨结节增大、撕脱骨 块较大、严重影响正常工作及训练者，在骨骺完全闭合的条件下，给予腱内疏松小骨与胫骨结节切除术。

（1）胫骨结节经皮钻孔术：局部麻醉下用克氏针经皮肤钻孔。第1次钻孔在胫骨结节外上方做向内下方向心性斜穿，直达髓内。第2次在1周后，于胫骨结节内上方向外下方斜穿。一般2次钻孔后疼痛即可消失。对病情特别顽固者则在第3周后再钻第3个部位。

（2）胫骨结节骨钉插入术（Boswonth 手术）：从髌韧带远侧1/3开始经胫骨结节向下延长做一约7cm长的正中纵形切口。在胫骨结节远侧纵形切开骨膜，并在其前方取长约3cm的火柴棒样骨钉2枚，基底略宽。于胫骨结节上钻2个孔，一个接近胫骨近侧骺板，但不与其接触，钻孔时略向上外侧偏斜；另一孔距骺板稍远，向上内侧偏斜。将骨钉分别打入所钻的孔中。切除骨孔外多余的部分，仔细止血后逐层缝合。

踝上长腿石膏管型固定6周。术后2周可以带石膏下地拄拐练习行走。拆除石膏后逐渐加强膝关节功能锻炼。

（3）不连接的胫骨结节切除术（Ferciot－Thomson 手术）：以胫骨结节为中心，做一长约7cm的纵形切口。顺切口方向纵形切开髌韧带，并向两侧剥离，显露整个胫骨结节。彻底切除该处的骨性隆起，包括松动的骨皮质、骨松质、碎骨块、软骨，但不要损害髌韧带的止点。然后逐层缝合切口。术后管型石膏固定2~3周，然后开始功能锻炼。

四、护理措施

1. 心理护理　讲解有关疾病知识，同情、理解患者，使患者保持稳定情绪及战胜疾病的信心。

2. 饮食护理　给予高蛋白、高热量、高维生素饮食，保持机体能量供给。

3. 抬高患肢　促进静脉血液回流，减轻水肿和疼痛。

五、功能锻炼

1. 伤后3~6周　指导患者进行膝关节挺直、抬腿练习及下床负重练习，循序渐进训练。

2. 伤后6~8周　不仅强调局部的锻炼，还必须进行全面的肌肉和关节锻炼，坚持全身活动，逐步恢复肢体功能。

六、并发症护理

1. 由于胫骨结节骨骺向上拉脱，股四头肌止点上移，使髌骨的不规则面与股骨下端接触而易发生骨关节炎。可在股四头肌收缩时拍摄双侧侧位X线片，观察髌骨的位置是否一致，如有移位宜手术纠正。

2. 胫骨结节的异常骨骺，早期与胫骨上骨骺融合而造成膝反屈。

3. 高位髌骨。

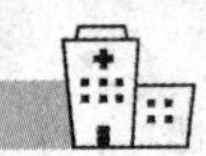

七、出院指导

1. 胫骨结节骨软骨病多发生于新兵入伍时，由于训练不当造成。为预防此类疾病的发生，应当采取合理的训练方法，循序渐进，运动强度由小到大；提高带兵素质，切忌为出成果而蛮干、硬干的现象。

2. 治疗要彻底，复查要及时，避免因过早运动造成胫骨骨骺再次损伤。

3. 科学锻炼身体，做好训练前准备，不要过度地跑、跳、蹲，循序渐进，避免损伤。

4. 胫骨结节骨软骨病患者需少食高脂肪、高胆固醇类的食物。少食过酸、过咸类食物。

八、胫骨结节骨软骨病患者护理指引流程

见图 9－6－1。

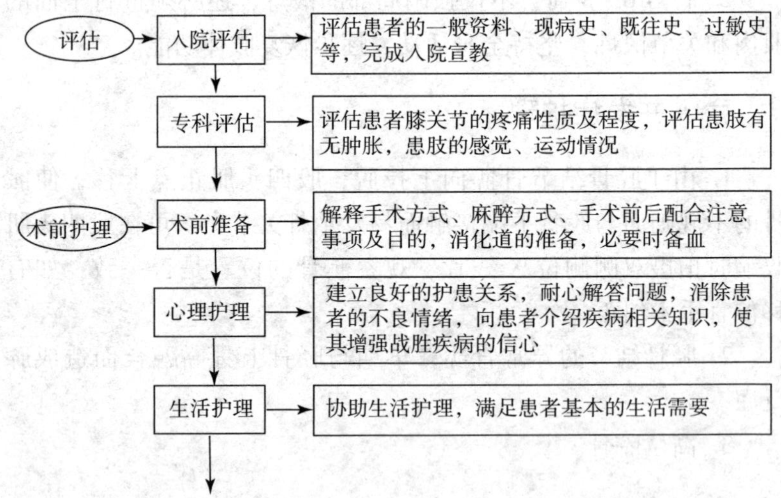

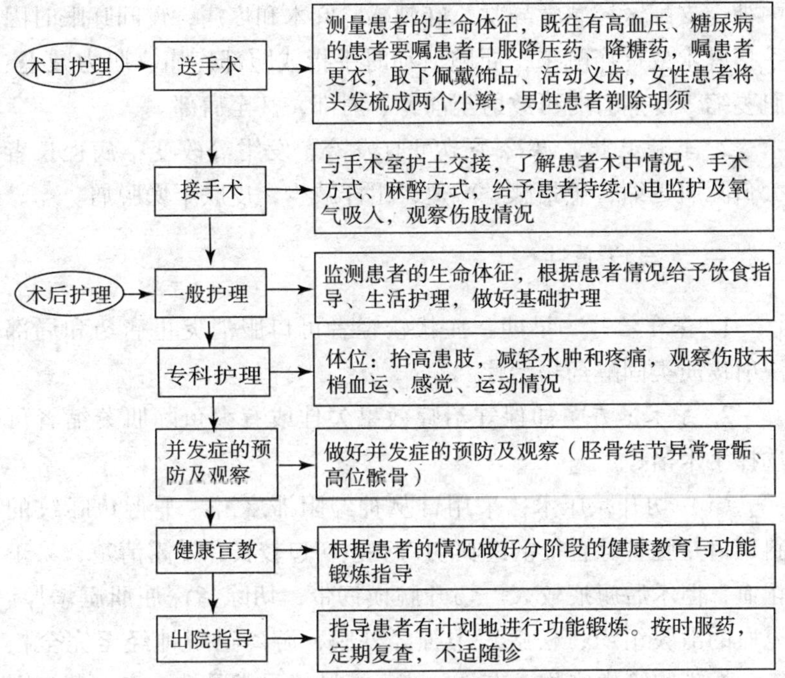

图 9－6－1　胫骨结节骨软骨病患者护理指引流程

第七节　腕管综合征护理指引及管理

一、定义

腕管综合征（carpal tunnel syndrome，CTS）又称迟发性正中神经麻痹，是由于正中神经在腕管内受压引起以手指麻痛 、乏力为主的综合征，是上肢最常见的周围神经卡压症。

二、临床表现

1. *典型症状*　拇指、示指、中指和环指桡侧等腕部远端正中神经支配区域感觉异常、麻刺感、麻木和疼痛，夜间睡眠时因手指麻木或疼痛醒来，屈腕活动时手指或腕部疼痛、肌力减退、肌萎缩。疼痛有时可放射至前臂、肘部，甚至肩部。

2. 其他症状　寒冷季节可有发冷、发绀等改变；病程长者大鱼际肌萎缩，患指感觉减退，出汗减少，皮肤干燥脱屑。

三、治疗方法

1. 保守治疗　早期、症状较轻者可口服消炎止痛药和局部注射皮质类固醇药物治疗。

2. 手术治疗　如保守治疗效果欠佳或有大鱼际肌萎缩者可选择手术治疗。

（1）切开减压术：采用臂丛神经阻滞麻醉。平行鱼际纹的斜切口是腕管综合征的经典切口。该切口较长，暴露清楚，易于止血，但术后瘢痕较大。切开腕横韧带，切除指深屈肌腱增厚、充血的滑膜组织，松解正中神经外膜，游离正中神经至完全松解。探查腕管内容物，有无肿瘤、囊肿或异常骨性隆突，若有则予以切除。抽取醋酸曲安奈德注射液局部浸润正中神经，防止神经与周围组织粘连。松止血带，伤口充分止血，检查无活动出血后，缝合皮肤，伤口敷料包扎。

（2）内窥镜松解减压术：采用臂丛神经阻滞麻醉，腕部短横切口多于内镜治疗时应用。切口位于腕横纹中部，短小而隐蔽，术后疼痛少，瘢痕小，握力、捏力受损小。但术中视野小，不易止血，尤其在出现解剖变异时更难处理；且该切口容易损伤掌皮支，容易出现痛性疤痕。故该切口的应用应慎重。采用内镜配套的血管钳分离，形成隧道后使用扩张器固定皮下隧道，插入内镜及光源。注意保护正中神经后，在间隙处采用钩刀及配套的组织剪依次切开掌腱膜及腕横韧带；切开腕横韧带及肌肉组织后，观察正中神经于腕管受压明显处，松解并切除神经周围增生组织。内镜下用2%利多卡因沿神经外膜注入，配套的小组织剪松解神经外膜，醋酸曲安奈德注射液自隧道内局部浸润正中神经。内镜观察下见无明显出血点，缝合皮肤，伤口敷料包扎，弹性绷带加压包扎伤口。

四、术后功能锻炼

1. 术后48小时可进行手指活动。

2. 3天后指导患者肩肘活动。

3. 1周后鼓励手部正常活动。

4. 2周后，伤口拆线后指导患者用力握拳、伸指，用力抓捏橡皮球，揉转橡皮球等；训练拇指与其余四指指腹相对，捏拿各种物品，每天3次，每次15~30分钟，每分钟30~50次，循序渐进。

5. 2~3周后进行拇指抗阻力运动训练，运动强度由小到大，次数由少到多。

6. 术后3个月轻体力运动，6~9个月完全恢复原工作。

五、护理措施

（一）术前护理措施

1. *心理护理*　患者对术式感到较陌生。术前责任护士应主动介绍手术治疗的相关知识，同时应针对患者不同的心理反应，以热情、和蔼的态度耐心做好解释工作。

2. *病情评估*　术前对手部感觉、运动障碍情况进行详细评估及做电生理检查，以便于诊治及术后疗效评价。

3. *术前准备*　术前1日常规备皮，检查手术区及邻近皮肤有无伤口或感染灶，取下饰品，做好皮肤清洁工作，交代患者注意术区及邻近皮肤的保洁。术前6小时禁食；术晨病房护士与手术室交接时核对患者信息，尤其注意核对手术同意书及手术部位标识。

（二）术后护理措施

1. 密切监测生命体征的变化并做好护理记录。

2. 指导患者术后平卧位，腕下垫一软枕，保持患肢高于心脏水平，有助于患肢血液回流、减轻肿胀。

3. 观察患者伤口敷料及指端血运情况：术后常规加压包扎易引起血液循环障碍，如出现患肢指端肿胀严重、皮肤发绀加深、麻木、疼痛、手指活动障碍、伤口敷料渗血过多等异常时，应及时报告医生予以重新包扎。

4. 术后患者若有体温升高、局部红肿、压痛明显等应考虑为伤口感染，及时遵医嘱予以相应处理。

5. 术后伤口的疼痛可影响患者生命体征的平稳、饮食、睡眠和休息。我们应重视患者术后疼痛的主诉，积极采取镇痛措施，以免影响伤口愈合及康复锻炼。

六、并发症的护理

1. 出血　术后常规弹力绷带加压包扎伤口，能起到预防止血作用。弹力绷带包扎松紧要适宜，过松会使止血失效。伤口弹力绷带加压包扎 5 ~7 天。术后要注意伤口出血情况，当患者有严重出血时应该立即通知医生，重新加压包扎伤口，必要时冰袋敷患者的患腕。

2. 正中神经损伤　报道最多的是正中神经及其掌皮支神经的损伤。术后麻醉作用消退后常规检查手指运动与感觉情况。观察患肢有无垂腕、伸指受限及感觉障碍。若出现异常应考虑是否有神经、肌腱损伤，并及时报告医生。

七、出院指导

1. 继续加强在院时所做的功能锻炼。

2. 睡眠时不要枕着胳膊睡觉，以免引起“睡眠瘫”。

3. 使用电脑时键盘应放置在身体正前方中央位置，以持平高度靠近键盘或使用鼠标，可以预防腕管受到伤害。

4. 尽可能手腕平放操作键盘，既不弯曲又不下垂。

5. 肘部工作角度应大于 90°，以避免肘内正中神经受压。

6. 前臂和肘部应尽量贴近身体，并尽可能放松，以免使用鼠标时身体向前倾。

7. 确保使用鼠标时手腕伸直，坐姿挺直并最好使用优质背垫，双脚应平放地面或脚垫上。

8. 显示屏放置在身体前面的高度以不使头部上下移动为宜。当坐正之后，双眼应与屏幕中央处于水平直线上，确保显示屏的亮度适中。

9. 工作期间经常伸展和放松操作手，可缓慢弯曲手腕，每小时反复做 10 秒；也可每小时持续做 10 秒的握拳活动。

10. 营造健康的工作环境和正确操作自我保护。使用电脑时，如个人座椅要调至适当的高度，使人坐着时有足够的空间伸展腿脚；不要坐或站立太长时间；坐时背部应挺直并紧靠椅背，且不要交叉双脚，以免影响血液循环。打字时电脑的键盘 应正对着你。若斜摆在一边，可能会导致手臂、手腕过度弯曲紧绷。键盘摆放的高度以及离人体水平距离应调整到一个打字时感觉舒服自如的位置。同时，每操作 30 分钟，应暂停一会儿，让双手和眼睛适当放松或休息。另外如果可行的话，不妨将不同的工作安排交替进行。例如打字 30 分钟后，便转为文件处理。一段时间后，又回到打字工作。这样便可以利用不同的操作内容，使不同的肌肉和肌腱轮流工作和休息。

11. 对于经常久坐在电脑前的白领，在手指僵硬、腕关节酸痛之时，不妨让手指在桌上“走”起来，然后捏捏指肚、握握拳，就能减少患“腕管综合征”的风险。经常坚持手指运动，不仅对心脑血管有益，还能有效预防老年痴呆、便秘等多种疾病。

八、腕管综合征患者护理指引流程

见图 9－7－1。

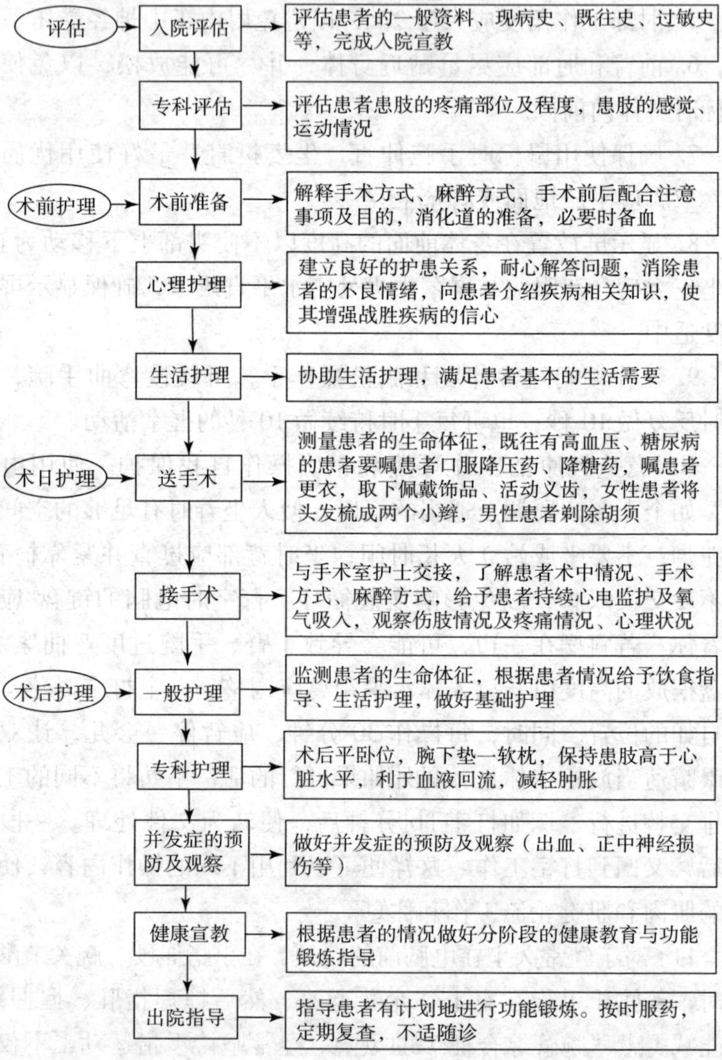

评估	入院评估	评估患者的一般资料、现病史、既往史、过敏史等，完成入院宣教
	专科评估	评估患者患肢的疼痛部位及程度，患肢的感觉、运动情况
术前护理	术前准备	解释手术方式、麻醉方式、手术前后配合注意事项及目的，消化道的准备，必要时备血
	心理护理	建立良好的护患关系，耐心解答问题，消除患者的不良情绪，向患者介绍疾病相关知识，使其增强战胜疾病的信心
	生活护理	协助生活护理，满足患者基本的生活需要
术日护理	送手术	测量患者的生命体征，既往有高血压、糖尿病的患者要嘱患者口服降压药、降糖药，嘱患者更衣，取下佩戴饰品、活动义齿，女性患者将头发梳成两个小辫，男性患者剃除胡须
	接手术	与手术室护士交接，了解患者术中情况、手术方式、麻醉方式，给予患者持续心电监护及氧气吸入，观察伤肢情况及疼痛情况、心理状况
术后护理	一般护理	监测患者的生命体征，根据患者情况给予饮食指导、生活护理，做好基础护理
	专科护理	术后平卧位，腕下垫一软枕，保持患肢高于心脏水平，利于血液回流，减轻肿胀
	并发症的预防及观察	做好并发症的预防及观察（出血、正中神经损伤等）
	健康宣教	根据患者的情况做好分阶段的健康教育与功能锻炼指导
	出院指导	指导患者有计划地进行功能锻炼。按时服药，定期复查，不适随诊

图 9－7－1　腕管综合征患者护理指引流程

≪第十章

骨与关节感染

第一节　急性化脓性骨髓炎护理指引及管理

一、概述

化脓性骨髓炎是化脓性细菌感染引起的骨膜、骨密质、骨松质及骨髓的炎症，可分为急性和慢性。其中最常见的是血行感染，好发于儿童长管骨的干骺端。最常见的致病菌是金黄色葡萄球菌，其次是乙型链球菌。

急性化脓性骨髓炎是指骨组织受到化脓性细菌侵袭而引起的急性炎症。最常见的致病菌是金黄色葡萄球菌，且以胫骨上段和股骨下段发病最多。

二、临床表现

临床表现为不同程度的感染中毒症状，局部炎性表现，患肢功能障碍，易发生病理性骨折。急性化脓性骨髓炎起病突然，发病迅速，病情凶险，并发症严重。急性化脓性骨髓炎多见于儿童和青少年（2 ~ 15 岁），具有发病急、病情重的特点，如治疗不当，往往造成严重后果。

起病急，寒战、高热，体温 39℃以上，脉搏加快，全身不适，食欲减退，儿童可表现为烦躁不安、嗜睡，重者出现昏迷。严重者可出现中毒性心肌炎、脓毒症的表现。疼痛是突出的局部症状。患肢疼痛呈持续性、进行性加重，肢体半屈曲状，周围肌痉挛，活动受限，呈“假性瘫痪状”。局部皮肤温度升高，有局限性深压痛。骨膜下脓肿形成时出现局部肿胀，疼痛加剧。形成软组织脓肿时，局部出现红、肿、热、痛及波动感。脓肿穿破皮肤时，局部形成窦道，疼痛可减轻。起病 1～2 周后，可能并发病理性骨折（在某些疾病基础上出现的骨折。其发生率最高的原发疾病是结核、肿瘤和骨质疏松）。

三、治疗方法

在全身支持、抗感染治疗的同时进行切开引流、置管冲洗、负压吸引术。

在骨髓腔内放置两根引流管，近端一根内径相对较细，连接输液瓶，以无菌生理盐水加抗生素做持续滴注，远端一根内径相对较粗，连接一次性负压引流袋，引流袋应保持负压状态。输液瓶应高于床60～70cm，引流袋位置应低于患肢50cm。冲洗管及引流管应保持通畅，术后 24 小时内，应快速滴入冲洗液，每隔 2～3 小时使冲洗液呈水样流入 2 分钟，以防止血凝块、脓液、杂质等阻塞引流管；每日用双手挤压冲洗管与引流管 3～4 次。引流管若有阻塞时，一边全部打开冲洗管迅速滴入冲洗液，一边用 10～20ml 无菌注射器在无菌操作下进行抽吸，反复多次，直至引流管通畅。另外引流管应妥善放置、固定牢固，引流管长度适宜，避免翻身时脱落、扭曲、受压。

冲洗液的配制：应现用现配，以免降低效价。根据引流液细菌培养 + 药敏结果选择抗生素，一般用庆大霉素加无菌生理盐水做持续冲洗。

四、护理措施

（一）常规护理

1. 术前常规检查血常规、凝血功能、肝肾功能，完善各项相关检查，备皮、皮试。

2. 配合医生尽快明确致病菌，在寒战、高热期抽血培养，根据药敏结果遵医嘱合理使用抗生素，合理安排用药时间。

3. 加强营养，鼓励少食多餐。注意食物色香味俱全，进高热量、高蛋白、高维生素的食物，多饮水。

4. 遵医嘱使用支持疗法，少量多次输新鲜血、氨基酸、白蛋白等。

5. 高热者给予物理降温。

6. 术前、术后均应抬高患肢，限制患肢活动，用石膏托或皮肤牵引；搬动患肢时动作轻巧，防止病理性骨折。

7. 保持皮肤清洁、干燥，床单整洁，预防压疮。

8. 严密观察体温、脉搏、呼吸、血压及有无咳嗽、咳痰及性质，警惕并发心肌炎、心包炎、肺脓肿。

9. 保持冲洗管及引流管通畅，防止管道受压扭曲及逆行感染。向患者及家属说明维持伤口冲洗和引流通畅的重要性，钻孔或开窗引流术后行大量抗生素液持续冲洗，是尽快控制炎症、防止死骨形成的重要措施之一。

（二）心理护理

配合医生向患者宣讲手术的原理、方法及预期效果，以消除患者的恐惧心理，使其积极配合治疗。

（三）营养支持及护理

鼓励患者进食高蛋白、高热量、富含维生素、清淡可口的食物。少量多餐，补充营养，增强机体抵抗力。高热时，给糖盐水口服以防脱水。鼓励患者多饮水，有利于毒素排泄、保持口腔清洁。对胃纳差进食少的患者，可静脉补充营养。

五、康复指导

1. 患者拄拐下地活动时，先用健肢负重，再逐渐让患肢负重。嘱咐患者要有自我保护意识，防止跌倒致病理性骨折，石膏外固定 2~3 个月至骨包壳坚固后拆除。

2. 局部炎症消退早期进行功能锻炼，防止关节僵硬、粘连和肌肉萎缩，促进关节和肌肉功能的恢复，但应注意炎症情况，活动不能过早过频繁。

（1）术后第 1 天，鼓励患者主动活动四肢、脚趾、脚踝，并给予按摩。

（2）术后第 2 天，指导患者全身的健肢活动。

（3）术后 3 天，协助患者做患肢等长收缩，并可逐渐加大力度。

六、并发症的护理

1. 该病在急性期易出现心肌炎、肺部感染，后期又因患者活动少、卧床较久易出现压疮、泌尿系统感染。对上述并发症，应给予相应的预防措施。一旦出现心肌炎，应给予低盐饮食，限制水的摄入，以免加重心脏负担。给患者拍背，鼓励患者咳嗽、咳痰，必要时做雾化吸入，以防止发生肺部感染。认真做好会阴部护理，鼓励病人多饮水，以防止尿路感染。由于患者高热出汗多，应给予患者床上擦浴，及时更换衣服。保持床铺平整干燥，定时变动体位，骨隆突部位垫气圈，以防止发生压疮。

2. 预防病理性骨折。发生化脓性骨髓炎，骨质受炎症侵犯，可导致髓腔破坏和骨质疏松。局部应注意保护，防止发生病理性骨折。预防方法：

①抬高患肢，有助于静脉回流，减轻局部肿胀。

②移动患肢时要稳、准、轻。

③密切观察邻近关节是否出现炎症的标志现象：红、肿、热、痛。警惕其他部位有无病灶转移，监测是否发生骨质疏松而骨折。

七、出院指导

1. 坚持使用抗生素至体温正常后 2 周以巩固疗效，防止转为慢性。

2. 加强营养，增强机体抵抗力。

3. 改善卫生条件。

4. 若伤口愈合后又出现红、肿、热、痛、流脓，则提示转为慢性，必须及时治疗。

5. 防止过早负重，需 X 线摄片证实病变已恢复正常时才能开始负重，以免发生病理性骨折。

6. 定期复查，若有异常及时复诊。

八、急性化脓性骨髓炎患者护理指引流程

见图 10－1－1。

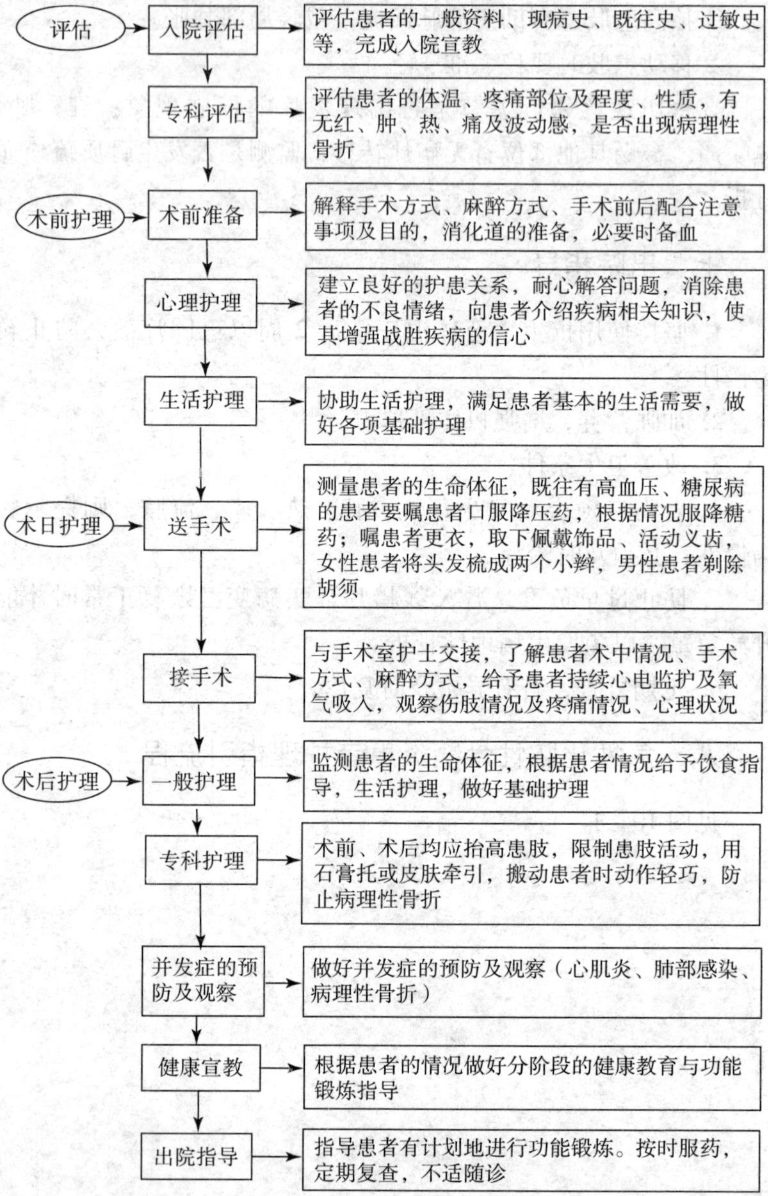

- 评估 → 入院评估 → 评估患者的一般资料、现病史、既往史、过敏史等，完成入院宣教
- 专科评估 → 评估患者的体温、疼痛部位及程度、性质，有无红、肿、热、痛及波动感，是否出现病理性骨折
- 术前护理 → 术前准备 → 解释手术方式、麻醉方式、手术前后配合注意事项及目的，消化道的准备，必要时备血
- 心理护理 → 建立良好的护患关系，耐心解答问题，消除患者的不良情绪，向患者介绍疾病相关知识，使其增强战胜疾病的信心
- 生活护理 → 协助生活护理，满足患者基本的生活需要，做好各项基础护理
- 术日护理 → 送手术 → 测量患者的生命体征，既往有高血压、糖尿病的患者要嘱患者口服降压药，根据情况服降糖药；嘱患者更衣，取下佩戴饰品、活动义齿，女性患者将头发梳成两个小辫，男性患者剃除胡须
- 接手术 → 与手术室护士交接，了解患者术中情况、手术方式、麻醉方式，给予患者持续心电监护及氧气吸入，观察伤肢情况及疼痛情况、心理状况
- 术后护理 → 一般护理 → 监测患者的生命体征，根据患者情况给予饮食指导，生活护理，做好基础护理
- 专科护理 → 术前、术后均应抬高患肢，限制患肢活动，用石膏托或皮肤牵引，搬动患者时动作轻巧，防止病理性骨折
- 并发症的预防及观察 → 做好并发症的预防及观察（心肌炎、肺部感染、病理性骨折）
- 健康宣教 → 根据患者的情况做好分阶段的健康教育与功能锻炼指导
- 出院指导 → 指导患者有计划地进行功能锻炼。按时服药，定期复查，不适随诊

图 10-1-1　急性化脓性骨髓炎患者护理指引流程

第二节 慢性化脓性骨髓炎护理指引及管理

一、概述

化脓性骨髓炎病因为化脓性细菌感染，它涉及骨膜、骨密质、骨松质与骨髓组织。绝大多数患者因急性化脓性骨髓炎救治不及时而逐渐演变成慢性化脓性骨髓炎。慢性化脓性骨髓炎又被称为“人类的第二癌症”。慢性化脓性骨髓炎的病因主要是急性化脓性骨髓炎未得到及时治疗和处理；其次是开放性骨折未得到彻底清创。其特点是反复发作、迁延不愈，给患者身心带来巨大的伤害。治疗上存在周期长、费用高、疗效差的缺点，容易造成肢体残疾，甚至癌变。

二、临床表现

多数有急性化脓性骨髓炎病史，呈慢性消耗性疾病表现，如面色苍白、消瘦等。患处窦道形成，窦道处反复流出脓液或偶可流出小块死骨，经久不愈。肢体增粗、变形，皮肤菲薄、色素沉着，有多处瘢痕，稍有破损即引起经久不愈的溃疡。有肌肉萎缩。急性发作时，可有发热、畏寒等症状；静止期无全身症状。病变破坏骺板可影响肢体发育，出现患肢变短。因肌痉挛出现邻近关节畸形，窦道口皮肤反复受到脓液的刺激会癌变。

三、治疗方法

（一）病灶清除术

1. 切口长度应以能完全显露死骨及感染骨为度。注意切勿损伤主要神经及血管。

2. 骨膜切开及剥离范围应按病骨及死骨大小和多少而定，

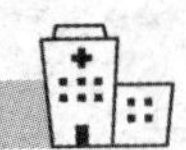

不可剥离过多。

3. 彻底切除坏死组织、肉芽组织、窦道及瘢痕组织，摘除所有死骨，引流不畅的死腔应予打开，不可过多切除正常骨质。

4. 如手术未遗留较大或较深的死腔，软组织条件好，可行一期缝合，并在髓腔内上下各放一根有侧孔的塑料管，分别作为冲洗和负压吸引用。术后用生理盐水或抗生素溶液冲洗 7 ~ 10 天，先后拔除冲洗管和引流管。如清除后有较大或较深的死腔遗留或软组织无法修补者，尚应同时进行消灭死腔或修复创面的手术，才能取得较好的效果。

（二）肌瓣或肌皮瓣填塞术

适用于病灶清除后残留较大死腔者。应尽量选择邻近肌肉，但应避免采用肢体的主要屈伸肌；所用肌瓣不应过长，张力不宜过大。邻近无肌瓣可取时，可行吻合血管的游离肌瓣或肌皮瓣移植。

（三）松质骨填塞术

在彻底清除病灶后，用髂骨片或其他松质骨填充死腔。此法易引起感染，须慎重采用。一般多用于局限性骨脓肿病灶清除后，或在病灶清除后局部骨质缺损多、不植骨难以支持体重时。

（四）含抗生素骨水泥充填术

清除病灶后用含抗生素的骨水泥珠充填。水泥珠可逐个拔出，也可在数月后一并取出后再进行植骨。

（五）病骨切除术

身体某些部位（如腓骨中上部、髂骨翼、肋骨、尺骨远端等）的慢性骨髓炎，可将病变部分完全切除。

（六）截肢术

创面经久不愈，肢体严重畸形、已发生癌变、肢体功能已大部分丧失者可考虑行截肢术。

（七）负压封闭引流（VSD）

负压引流的基本原理是利用 Vacusea 材料作为创面和引流管之间的媒介，将引流管与负压装置连接，可以达到对全创面进行引流的目的，并及时将创面渗出物清除。原创者及国内学者研究认为，VSD 技术主要适应证为：溃疡、压疮、急慢性骨髓炎需要手术引流者、术后切口感染、开放性骨折可能或已经合并感染者等。彻底清创后，根据创面大小选择 VSD 填充坏死区空洞并覆盖创面，边缘与皮肤缝合，无菌贴膜密封。将引流管连接床头中心负压，24 小时持续负压吸引，每日应用 3% 双氧水 200ml 与生理盐水交替冲洗，间隔时间为 5 小时。根据引流液的情况调整冲洗量。引流 7～10 天后更换 VSD 材料，经过 2～6 周的负压引流，根据创面大小、肉芽组织生长情况决定行二期手术。

四、护理措施

（一）日常护理

1. *体位要求*　平卧位，抬高患肢 20°～30°，促进静脉回流，减少肢体肿胀，使创面悬空，防止压迫。

2. *皮肤护理*　每 2 小时翻身 1 次，保持床单位整洁，避免碎屑、皱褶，以免发生压疮。观察患肢的皮温、肢体肿胀程度、动脉搏动情况、肢体颜色、感觉等。

3. *疼痛护理*　观察疼痛的性质、程度，避免因 VSD 负压过大造成的疼痛未能及时处理。

4. *饮食指导*　给予高蛋白、高热量、高维生素易消化饮食，有利于创面的修复与再生。

5. *心理护理*　多与患者沟通，保持乐观的心情，战胜疾病。

（二）VSD 引流管护理

保持有效持续的负压引流是治疗成功的关键。

1. 观察负压装置压力是否在 40～60kPa。负压过小起不到引流的作用；负压过大容易造成局部出血，影响血供。负压有效的标准是引流通畅，护创材料明显塌陷，紧贴创面，创面干燥无液体积聚。因此，要严格调控与观察负压的有效值。

2. 观察冲洗管与引流管有无压迫、扭曲与堵塞；创面敷料是否潮湿、是否有液体渗出。如有上述现象说明引流不通畅，应及时处理。

3. VSD在48小时内变干变硬，可从引流管内注入生理盐水，浸泡VSD敷料使其变软。如48小时后变硬，引流管内无引流物，不用处理。

4. 观察并记录引流液的颜色及量。如果引流液为血性，提示活动性出血，应及时通知医生。根据创面分泌物的多少决定冲洗液的速度。

5. 按规范更换引流瓶。应先钳夹引流管，关闭负压源，然后更换引流瓶。防治引流液逆行感染。

五、并发症的护理

1. 贫血、低蛋白血症　慢性化脓性骨髓炎病程迁延，长期反复急性发作、低热和窦道内脓性分泌物的排出，对全身将产生慢性消耗性损害，因此纠正贫血和低蛋白血症尤为重要。

2. 病理性骨折　当骨的破坏严重且广泛，而骨包壳尚未形成或者骨包壳不牢固时，在外力作用下，即便是较轻微的外力，也可造成骨折，即病理性骨折。因此，在此期间，患肢应予制动，用石膏固定或牵引治疗，以防病理性骨折的发生。待骨包壳完全形成且牢固以后，可拆除固定。

3. 畸形　长期肌肉挛缩导致关节内翻或外翻，炎症刺激导致骨头生长过快，患侧较健侧肢体长，还会影响未成年患者的骨骺板生长发育，形成肢体短缩。

六、康复指导

制订康复计划。术后麻醉作用消失后，可以在床上练习踝、趾关节的屈伸锻炼，股四头肌锻炼，每小时 1 次，每日 10 次。术后第 2 天指导患者全身健肢活动、抬臀运动，同时在患肢伤口周围 10cm 外行中频脉冲治疗，每日 2 次，每次 30 分钟。术后第 3 天协助做患肢等长收缩，逐渐加大力度，注意引流管的妥善固定。以上锻炼要逐渐增加活动量，采用增时不增量或增量不增时的方法，避免引起伤肢疲乏、疼痛。

七、出院指导

1. 保持乐观的心情对待疾病。

2. 加强饮食营养，多食动物肝、肾、排骨等，忌食辛辣、刺激性食物。

3. 患肢为上肢时需悬吊，患肢为下肢时需卧床并适当抬高患肢，用夹板制动，以免发生病理性骨折及感染扩散。

4. 避免碰撞患肢、负重及剧烈活动，坚持治疗，以减少或防止复发。

八、慢性化脓性骨髓炎患者护理指引流程

见图 10－2－1。

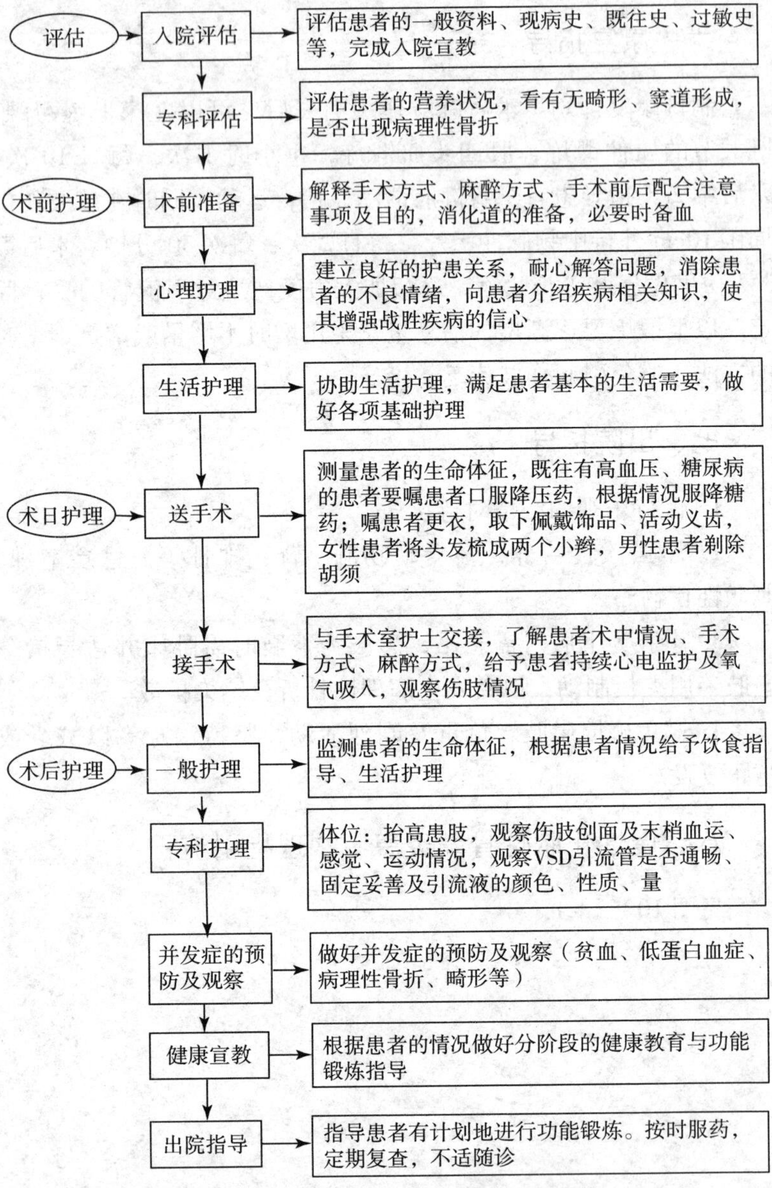

评估	入院评估	评估患者的一般资料、现病史、既往史、过敏史等，完成入院宣教
	专科评估	评估患者的营养状况，看有无畸形、窦道形成，是否出现病理性骨折
术前护理	术前准备	解释手术方式、麻醉方式、手术前后配合注意事项及目的，消化道的准备，必要时备血
	心理护理	建立良好的护患关系，耐心解答问题，消除患者的不良情绪，向患者介绍疾病相关知识，使其增强战胜疾病的信心
	生活护理	协助生活护理，满足患者基本的生活需要，做好各项基础护理
术日护理	送手术	测量患者的生命体征，既往有高血压、糖尿病的患者要嘱患者口服降压药，根据情况服降糖药；嘱患者更衣，取下佩戴饰品、活动义齿，女性患者将头发梳成两个小辫，男性患者剃除胡须
	接手术	与手术室护士交接，了解患者术中情况、手术方式、麻醉方式，给予患者持续心电监护及氧气吸入，观察伤肢情况
术后护理	一般护理	监测患者的生命体征，根据患者情况给予饮食指导、生活护理
	专科护理	体位：抬高患肢，观察伤肢创面及末梢血运、感觉、运动情况，观察VSD引流管是否通畅、固定妥善及引流液的颜色、性质、量
	并发症的预防及观察	做好并发症的预防及观察（贫血、低蛋白血症、病理性骨折、畸形等）
	健康宣教	根据患者的情况做好分阶段的健康教育与功能锻炼指导
	出院指导	指导患者有计划地进行功能锻炼。按时服药，定期复查，不适随诊

图 10－2－1　慢性化脓性骨髓炎患者护理指引流程

第三节　脊柱结核护理指引及管理

一、概述

脊柱由33块椎骨（颈椎7块，胸椎12块，腰椎5块，骶骨、尾骨共9块）借韧带、关节及椎间盘连接而成。脊柱为人体的中轴骨骼，是身体的支柱，有负重、减震、保护和运动等功能。脊柱结核为结核杆菌所致脊椎骨的损坏。由于脊椎骨的破坏塌陷、结核性脓液积聚于椎管和椎管内、肉芽组织形成等原因可累及脊髓，并发脊髓压迫症而出现截瘫。本病多继发于肺结核。病变多见于胸椎，以T10～T12与腰椎最为多见。本病以儿童患者多见，30岁以上发病率明显下降。腰椎的发病率最高，其次为胸椎，颈椎和尾椎结核发病率相对较低。

二、临床表现

1. *全身症状*　本病起病缓慢，有低热、疲倦、消瘦、盗汗、食欲不振与贫血等全身症状。

2. *疼痛*　疼痛是最先出现的症状。通常为轻微疼痛，休息后症状减轻，劳累后则加重。早期疼痛不会影响睡眠，病程长者夜间也会疼痛。

三、治疗方法

入院后卧床休息，规律抗结核治疗2～3周，并给予常规治疗，包括降压、降糖、营养支持等。红细胞沉降率下降至40mm/h后，经前路进行结核病灶清除，清除后将骨钛板植入内固定。术后给予常规的抗结核治疗，实施有效的护理措施，绝对卧床休息3个月。3个月后复查1次CT，出现骨性融合后可以下床活动。

临床上治疗脊柱结核以手术疗法为主，具体术式包括病灶清除植骨基础上前路内固定融合术以及后路内固定融合术。

四、护理措施

（一）非手术及术前护理

1. *心理护理*　由于结核病是一种慢性疾病，病程缓慢，所以治疗有长期性和多样性的特点。患者长期卧床及接受治疗，会有不同程度的焦虑、抑郁或对疾病失去治疗的信心，对生活失去热情甚至消极低落。护士应针对患者心理方面存在的问题给予心理干预。耐心与患者交流，介绍病情，消除顾虑。对有手术顾虑的患者，耐心向患者及家属解释手术的意义；还可以找手术成功的患者与该患者及家属交流，以消除患者的思想顾虑和对手术的恐惧感。使患者提高对手术的信心，积极配合手术治疗。

2. *体位与皮肤护理*　因为脊柱结核破坏了脊柱的稳定性，入院后注意搬运及体位的安放，防止发生截瘫或截瘫加重。搬运或翻身时保持脊柱的轴位平直，并应用必要的枕垫。避免使脓肿处长期受压，防止脓肿破溃，形成窦道。保持皮肤清洁，预防皮肤感染和压疮等并发症的发生。对已发生的压疮，勤翻身、换药或与脊柱结核同期治疗。

3. *营养支持护理*　鼓励患者多食高热能、高蛋白、高维生素的饮食，改善患者营养情况，以促进病灶愈合，及对手术的耐受力和术后伤口的愈合。同时还给予钙和铁的补充，以促进结核病灶钙化，同时也利于术后植骨的存活。有贫血的患者给予输入新鲜血，以纠正贫血。

4. *用药护理*　脊柱结核的治疗坚持早期、联合、适量、规律和全程使用敏感药物的原则。患者术前抗结核药物应用3周。教育患者不可随意更改方案或无故随意停药，亦不可间断用药。

护理中注意用药的连续及观察药物的毒性反应，并向患者说明药物服用时的注意事项及用药后可能发生的毒副作用。发现不良反应向医生报告，以便及时调整药物。

（二）术后护理

1. *术后体位*　根据患者的手术部位，安置合适体位，卧硬板床。脊柱结核术后脊柱不稳定，脊柱融合植骨术后必须局部制动，定时更换体位，予以轴式翻身。

2. *病情观察*　术后 24 小时内定时观察生命体征。重视患者主诉，加强巡视。观察肢端温度、皮肤及口唇色泽、毛细血管充盈反应、尿量。做好引流管的护理，观察引流液的性质和量，及时记录。定时倾倒引流液，避免逆行感染。观察手术切口敷料有无渗血，特别是取髂骨处的伤口，有无渗血、肿胀，保持敷料清洁干燥。

3. *引流管护理*　患者术后引流是防止因渗出增加而引发感染及减少术后吸收热的治疗措施。通过观察引流液的变化，可以了解病灶处是否有活动性出血发生。通过引流管外固定器固定引流管，可以避免患者在翻身过程中出现引流管折叠、受压、滑脱、断裂。定时挤压引流管保持引流通畅，防止血块阻塞引流管，导致血肿形成。由于手术创伤较大，术后应严密观察引流液的颜色、性质及量。

4. *疼痛的护理*　麻醉作用消失后，伤口开始疼痛，遵医嘱给予镇痛药。对因外部压迫，体位不适或缺血等原因引起的疼痛，做好相应处理，及时缓解疼痛，保证患者休息与睡眠，以利于术后恢复。

5. *术后饮食*　术后 6 小时给予患者流质饮食，12 小时后给予半流质饮食，24 小时后给予高热量、高蛋白、高维生素和粗纤维饮食。经腹膜后入路手术的患者待肠鸣音恢复、肛门排气后可进食。

五、功能锻炼

1. 患者肢体功能的恢复必须通过自主锻炼，任何治疗都无法代替自主锻炼。

2. 术后第2天即开始指导，鼓励患者进行股四头肌等长舒缩运动及直腿抬高、足背伸屈活动。根据病情指导患者进行胸腰背肌的功能锻炼。

3. 5天后视病情可戴腰围或胸部支具下床活动。下床前患者先坐半小时，如无头晕、眼花、胸闷等体位性低血压症状，可在护理人员的陪同下行走。下床锻炼应循序渐进，次数和幅度应以患者能耐受为度。

六、并发症护理

1. 压疮　患者为多节段脊柱结核时，因剧烈疼痛导致其自主翻身次数减少，增加了压疮的发生概率。在来院患者中，约1/4的患者已患压疮，因此入院及术后压疮护理尤为重要。加强基础护理，保持患者皮肤清洁及床单位平整、干燥。协助、指导、督促患者翻身，每2～3小时1次。Ⅰ、Ⅱ期压疮给予压疮贴外敷，改善局部血液循环，改善充血情况，对于创面吸收愈合能起到重要作用。Ⅲ、Ⅳ期压疮应用中药外敷，根据情况可以选择应用负压封闭引流技术。

2. 泌尿系感染　保持会阴清洁，术后会阴护理2次/天。嘱患者多饮水，增加尿量，以达到冲洗膀胱、尿道，促进细菌及炎性分泌物排出的目的，减少泌尿系统感染及结石发生概率。

3. 坠积性肺炎　坠积性肺炎是长期卧床患者常见并发症之一。鼓励患者咳嗽、咳痰，以促进肺部扩张，增加肺活量。对于痰液黏稠不易咳出者，可给予超声雾化吸入。

七、出院指导

1. 指导患者出院后继续服药 2 年左右，不可自行随意停药。讲解抗结核药物的剂量、方法、副作用及保存方法，用药过程中出现耳鸣、听力异常改变时立即停药，同时定期检查肝功能，警惕肝功能受损及多发性神经炎的发生。

2. 注意营养，避免过度劳累；指导患者和家属出院后功能锻炼；指导患者出院后继续卧硬板床 3 个月，3 个月后可在床上活动，半年后可离床活动。注意防止腹部屈曲，以免植骨块脱落或移位。

八、临床治愈标准

1. 全身状况良好。
2. 局部无明显症状。
3. CT 显示脓肿消失或钙化，病灶边缘界限清晰。
4. 连续 3 次血红细胞沉降率均正常。

九、脊柱结核患者护理指引流程

见图 10－3－1。

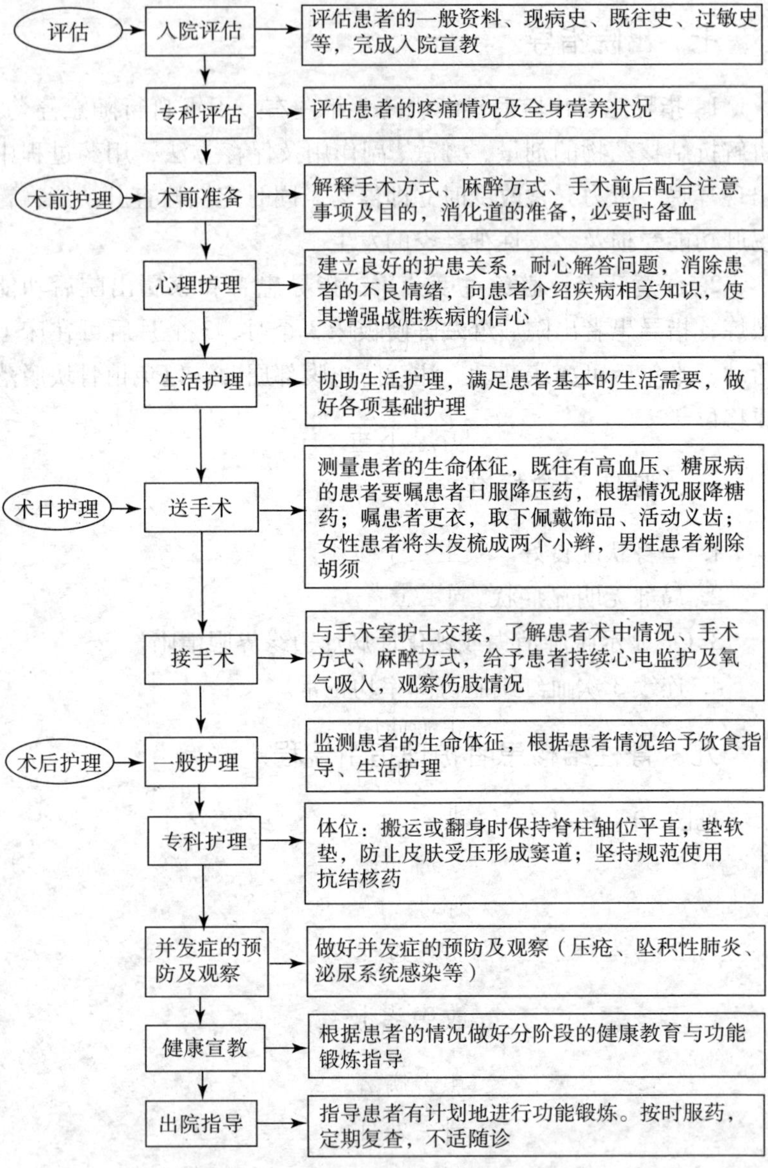

阶段	环节	内容
评估	入院评估	评估患者的一般资料、现病史、既往史、过敏史等，完成入院宣教
	专科评估	评估患者的疼痛情况及全身营养状况
术前护理	术前准备	解释手术方式、麻醉方式、手术前后配合注意事项及目的，消化道的准备，必要时备血
	心理护理	建立良好的护患关系，耐心解答问题，消除患者的不良情绪，向患者介绍疾病相关知识，使其增强战胜疾病的信心
	生活护理	协助生活护理，满足患者基本的生活需要，做好各项基础护理
术日护理	送手术	测量患者的生命体征，既往有高血压、糖尿病的患者要嘱患者口服降压药，根据情况服降糖药；嘱患者更衣，取下佩戴饰品、活动义齿；女性患者将头发梳成两个小辫，男性患者剃除胡须
	接手术	与手术室护士交接，了解患者术中情况、手术方式、麻醉方式，给予患者持续心电监护及氧气吸入，观察伤肢情况
术后护理	一般护理	监测患者的生命体征，根据患者情况给予饮食指导、生活护理
	专科护理	体位：搬运或翻身时保持脊柱轴位平直；垫软垫，防止皮肤受压形成窦道；坚持规范使用抗结核药
	并发症的预防及观察	做好并发症的预防及观察（压疮、坠积性肺炎、泌尿系统感染等）
	健康宣教	根据患者的情况做好分阶段的健康教育与功能锻炼指导
	出院指导	指导患者有计划地进行功能锻炼。按时服药，定期复查，不适随诊

图 10－3－1　脊柱结核患者护理指引流程

≪第十一章

骨科专科质量控制管理

第一节　骨科专科护理十大安全质量目标

目标一：有效预防足下垂

1. 有足下垂的护理指引、护理流程。

2. 能够准确评估发生足下垂高风险患者：截瘫、腓总神经损伤、牵引、下肢石膏固定患者。

3. 卧床休息时保持足背伸 90°中立位，在足部放置一个软垫，避免足悬空。

4. 教会患者及家属正确使用抗足下垂的辅助用具。

5. 指导、督促牵引、下肢石膏固定患者主动踝泵运动，每日 4 次，每次 5 ~10 分钟。

6. 指导、督促截瘫、腓总神经损伤患者被动做足踝关节到趾间关节的屈曲和伸展活动，每日 4 次，每次 15 ~20 分钟。

7. 及时准确地记录护理过程。

目标二：正确摆放患者肢体功能位

1. 肢体功能位符合患者病情需要，利于骨病康复。

2. 患者感觉舒适，骨突处有合适衬垫，避免局部压疮发生。

3. 肩关节：外展 45°，前屈 30°，外旋 15°。

4. 肘关节：屈曲 90°。

5. 腕关节：背屈20°~30°，尺倾5°~10°。

6. 髋关节：前屈15°~20°，外展10°~20°，外旋5°~10°。

7. 膝关节：屈曲5°或伸直180°。

8. 踝关节：背屈90°。

9. 能在病情允许下有计划指导个体化关节功能锻炼，避免或减少关节僵硬及肌肉萎缩。

目标三：防范和减少深静脉血栓的发生

1. 有预防深静脉血栓的护理指引、护理流程。

2. 能够准确采用AUTAR DVT风险评分表评估有深静脉血栓发生风险的患者。

3. 术后患者抬高患肢时，不建议腘窝或小腿下单独垫枕。

4. 指导和鼓励患者进行踝泵运动，每日4次，每次5~10分钟。

5. 病情许可时鼓励饮水2000ml/d，早期下床活动或离床坐位，有预防便秘的措施。

6. 指导患者避免吸烟，避免下肢静脉穿刺，采取足底静脉泵、间歇充气加压装置及逐级加压弹性袜等机械预防措施。

7. 运用《深静脉血栓形成风险评估护理单》准确观察记录各项指标及护理措施。

目标四：严防髋关节置换术术后假体脱位

1. 建立髋关节置换术后护理指引、健康教育小册子。

2. 按照《髋关节置换术后预防假体脱位的评估及护理措施单》中的内容，准确评估假体脱位的危险因素。

3. 保持患肢15°外展中立位。

4. 使用便盆时，患肢与便盆在同一水平线上。

5. 教会患者离床时患肢先伸直离床；离床坐时患肢与身体

的角度>90°。

6. 指导患者不可蹲、不可交叉腿、不可弯腰拾物、不可坐矮凳或软沙发。

7. 教会患者正确使用助行架、长杆辅助器、坐厕加高器。

8. 按照《防跌倒评估及措施单》中的内容，防跌倒护理。

9. 发现患者患髋突然出现弹响声、活动受限、双下肢不等长时及时报告医生，并在《髋关节置换术后预防假体脱位的评估及护理措施单》中记录。

目标五：保持有效下肢骨牵引

1. 建立骨牵引护理指引、健康教育单。

2. 保证牵引绳在滑车内；防止牵引架向一侧倾斜。

3. 下肢牵引，床尾摇高20°~25°。

4. 保持牵引绳与患肢长轴成一直线。

5. 牵引重量不能随意增减；砣要悬空，不能着地或碰床沿。

6. 严防在转换体位时放松牵引。

7. 严防棉被/衣物压放在牵引绳上。

8. 发现牵引弓脱落、移位及时报告医生调整，并记录。

目标六：防止断肢再植/皮瓣移植组织循环不良

1. 有观察断肢再植/皮瓣移植组织血运的护理指引、护理流程。

2. 按照《断肢再植/皮瓣移植组织血运观察护理单》，准确评估断肢（指、趾）再植、皮瓣移植的患者。

3. 保持室温24~28℃。

4. 患者术后绝对卧床休息，患肢制动。

5. 正确使用床托架，避免患肢受压。

6. 严禁按摩与热敷患肢。

7. 指导患者术后避免吸烟，避免喝咖啡、茶和可乐。

8. 正确抬高患肢高于心脏水平15～30cm。

目标七：及时发现膝关节手术后腓总神经受压/损伤

1. 评估患者手术肢体的体位。

2. 观察膝部绷带包扎松紧情况，以能伸入一指为宜。

3. 按《外周血循环观察评估护理单》评估患肢皮肤温度、皮肤颜色、足背动脉搏动、毛细血管充盈及肢体肿胀情况并记录。

4. 发现患者患肢足部不能背伸或背伸乏力，发现患肢小腿前外侧伸肌及足背前、内侧出现麻痹感等感觉障碍时马上报告手术医生。

5. 准备好拆除伤口敷料及加压包扎绷带的准备。

6. 组织护士学习腓总神经受压/损伤的临床观察及典型个案分享。

目标八：保持颈椎损伤/手术后患者呼吸道通畅

1. 收治颈椎损伤患者前及颈椎手术前常规准备吸氧、吸痰装置。

2. 教会患者深呼吸及正确咳痰方法。

3. 颈椎术后24小时内每30分钟巡视患者1次，严密观察引流液的量及颜色。如有以下异常情况，马上报告医生：引流量>100ml/h，呈血性，持续3小时，提示有活动性出血的可能；引流量术后12小时内突然减少，患者出现颈部肿胀，呼吸困难，提示有颈部切口血肿发生的可能。

4. 在高级责任护士或专科护士指导下运用颈椎损伤/手术患者呼吸功能观察护理单。

5. 痰液黏稠度Ⅲ度伴排痰困难，颈椎骨折伴高位截瘫患者，颈椎手术后患者出现颈部肿胀、呼吸困难或颈围增粗、血氧饱和度 <90% 的患者准备气管切开包、气管插管套管、呼吸气囊等急救物品。

目标九：提高脊柱骨折患者翻身的安全性

1. 有脊柱专科翻身的护理指引、护理流程。

2. 能够准确评估患者病情、意识状态及配合能力。

3. 翻身前告知患者翻身的目的和方法，以取得患者的配合。

4. 每 2 ~4 小时翻身 1 次或根据患者需要翻身。

5. 有足够人力和使用正确的轴线翻身方法。

6. 翻身前后放置好各种管道，保持管道通畅。

7. 指导具有配合能力的患者全身放松，双手交叉放置胸前，双腿曲起。

8. 翻身过程始终保持患者头、颈、肩、腰、髋在同一水平线上，符合生理曲度。

9. 翻身过程观察患者病情变化和询问舒适度。

10. 翻身时为患者保暖，保护患者隐私并防止坠床。

11. 翻身后患者背部有翻身枕支持身体，两膝之间放有软枕并使双膝呈自然弯曲状。

12. 准确记录翻身时间。

目标十：正确使用助行器

1. 根据《肘杖护理单》评估内容：使用前评估，双上肢肌力需达到 4 级、双下肢 3 级肌力以上。

2. 正确调整助行器高度：患者仰卧，双手放身旁，测量自尺骨茎突到脚后跟的距离再加 2. 5cm。

3. 协助并指导患者正确离床：关节置换患者从术侧离床；

下肢骨折术后、截肢、不完全截瘫、下肢单侧无力患者从健侧离床。

4. 教会患者正确使用助行器：步行前站立在助行器中间，双足尖与扶手侧脚架在同一水平线上：行走时先向前移动助行器20cm，健侧先迈步，患肢后移动至助行器中间。

5. 制定助行器使用的护理指引。

第二节　骨科专科护理管理质量评价标准

一、骨科护理质量管理考核量表

见表 11－2－1。

表 11－2－1　骨科专科护理质量评价量表

检查项目	检查内容及要求	分值
入院护理（20 分）	1. 主动热情接待患者并自我介绍	2
	2. 讲解并签署医患告知书及入院告知书	2
	3. 护送患者到病房，安置合理舒适的卧位	2
	4. 介绍床位医生、管床护士、护士长等相关人员，病区环境介绍（物品放置、标本留置等）	2
	5. 根据病情及医嘱安排相关饮食并进行重点指导	2
	6. 向患者介绍发生紧急状况时呼叫设备及使用方法	2
	7. 向患者介绍疾病的相关安全知识及注意事项	2
	8. 向患者讲解病区规章制度、相关请假、探视、陪护管理制度	2
	9. 入院评估有压疮、跌倒、坠床、自理能力等高危患者有标识	4

续表

检查项目	检查内容及要求	分值
围手术期护理（60 分）	1. 术前护理	
	（1）病情观察：生命体征监测正确，及时报告并记录危急值，准确及时评估并掌握患者诊断、症状、阳性体征、饮食、睡眠、心理、康复的护理问题及措施要点	10
	（2）休息与卧位：符合护理常规要求	5
	（3）营养与饮食护理：按护理常规予进普食或软食	5
	（4）专科检查及术前常规检查：按护理常规协助做好各项术前准备	10
	（5）做好各项术前准备	5
	2. 术后护理	
	（1）病情观察：观察伤口情况、伤口疼痛指数、术后感染等并发症，及时报告并记录危急值	10
	（2）休息与卧位：根据不同的手术目的安置正确的体位	2
	（3）营养与饮食护理：遵医嘱进普食或软食	2
	（4）生活护理：术后安全注意事项、防止坠床、跌倒、压疮做好生活护理，加强口腔护理	2
	（5）健康教育与沟通：患者对疾病相关知识了解并能基本依从合理饮食、用药等相关干预措施，患者认识责任护士、护士长，患者受到尊重，与护士建立良好的护患关系，沟通有效	10
出院护理（20 分）	1. 床位护理根据医生的医嘱通知患者及家属	2
	2. 意识指导有效	2
	3. 教会患者导管自我护理	2
	4. 指导出院后的相关注意事项（如卧位、休息、安全、自我护理与防护）	2
	5. 指导患者填写出院征求意见表	2
	6. 向患者讲解办理出院手续及地点	2
	7. 协助整理用物	2
	8. 整理护理用具（雾化吸入装置、氧气装置等）	2
	9. 准确及时清洁床单元，做好终末消毒处理工作	2
	10. 告知随访时间及电话回访相关事宜	2

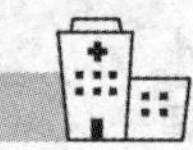

二、骨科常见疾病质量评价量表

见表 11 －2 －2。

表 11 －2 －2　骨科常见疾病质量评价量表

考核项目			分值	扣分
严防髋关节置换术术后假体脱位	1	建立髋关节置换术后护理指引、健康教育小册子	10	无护理指引及健康教育小册子扣　分
	2	按照《髋关节置换术后预防假体脱位的评估及护理措施单》中的内容，准确评估假体脱位的危险因素	10	未按照《髋关节置换术后预防假体脱位的评估及护理措施单》中的内容评估假体脱位的危险因素扣　分
	3	保持患肢 15°外展中立位	10	未保持患肢 15°外展中立位扣　分
	4	使用便盆时，患肢与便盆在同一水平线上	10	使用便盆时，患肢与便盆未在同一水平线上扣　分
	5	教会患者离床时患肢先伸直离床，离床坐时患肢与身体的角度 >90°	10	患者离床及离床坐时患肢放置不正确扣　分
	6	指导患者不可蹲、不可交叉腿、不可弯腰拾物、不可坐矮凳或软沙发	10	未指导患者五项禁忌的体位及动作，缺一项扣　分
	7	教会患者正确使用助行架、长杆辅助器、坐厕加高器	10	患者不会或使用助行架、长杆辅助器、坐厕加高器不正确扣　分
	8	按照《防跌倒评估及护理措施单》中的内容，防跌倒护理	10	未按照《防跌倒评估及措施单》中的内容，防跌倒护理扣　分
	9	发现患者患髋突然出现弹响声、活动受限、双下肢不等长时及时报告医生，并及时记录在护理记录上	20	未及时发现患者患髋出现弹响声、活动受限、双下肢不等长或未及时报告医生，并未记录在护理记录上，一项扣　分

续表

考核项目			分值	扣分
保持有效下肢骨牵引	1	建立骨牵引护理指引、健康教育单	20	未建立骨牵引护理指引、健康教育单，每项扣　分
	2	保证牵引绳在滑车内；防止牵引架向一侧倾斜	10	未保证牵引绳在滑车内，牵引架向一侧倾斜扣　分
	3	下肢牵引，床尾摇高20°~25°	10	未摇高牵引床尾20°~25°扣　分
	4	保持牵引绳与患肢长轴在一直线	15	未保持牵引绳与患肢长轴在一直线扣　分
	4	牵引重量不能随意增减；砣要悬空，不能着地或碰床沿	10	牵引重量随意增减、砣未悬空，砣着地或碰床沿，每项扣　分
	5	严防在转移体位时放松牵引	10	转移体位时放松牵引扣　分
	6	严防棉被/衣物压放在牵引绳上	10	牵引绳上放置杂物扣　分
	7	发现牵引弓脱落、移开及时报告医生调整，并记录	15	牵引弓脱落、移开未及时报告医生调整，未记录每项扣　分
及时发现膝关节手术后腓总神经受压/损伤	1	评估患者手术肢体的体位	15	未评估患者手术肢体体位扣　分
	2	观察膝部绷带包扎松紧情况，以能伸入1指为宜	15	膝部绷带包扎松紧不合适扣　分
	3	评估患肢皮肤温度、皮肤颜色、足背动脉搏动、毛细血管充盈及肢体肿胀情况并记录	20	未评估患肢皮肤温度、皮肤颜色、足背动脉搏动、毛细血管充盈及肢体肿胀情况或未及时记录扣　分
	4	发现患者患肢足部不能背伸或背伸乏力，发现患肢小腿前外侧伸肌及足背前、内侧出现麻痹感等感觉障碍时马上报告手术医生	20	观察患者不细致，未及时发现患肢足部不能背伸或背伸乏力，未发现患肢小腿前外侧伸肌及足背前、内侧出现麻痹感等或发现后未及时报告手术医生扣　分
	5	准备好拆除伤口敷料及加压包扎绷带的物品	15	未及时准备好拆除伤口敷料及加压包扎绷带的物品扣　分
	6	组织护士学习腓总神经受压/损伤的临床观察及典型个案学习	15	护士未学习腓总神经受压/损伤的临床观察及典型个案学习扣　分

续表

考核项目			分值	扣分
正确使用助行器	1	使用前评估，双上肢肌力需达到4级、双下肢3级肌力以上	20	使用前未评估患者扣　分
	2	正确调整助行器高度：患者仰卧，双手放身旁，测量自尺骨茎突到脚后跟的距离再加2.5cm	20	使用前未调整助行器的高度扣　分
	3	协助并指导患者正确离床：关节置换患者从术侧离床；下肢骨折后、截瘫、不完全截瘫、下肢单侧无力患者从健侧离床	20	未协助患者正确离床或患者离床不正确，每项扣　分
	4	教会患者正确使用助行器：步行前站立在助行器中间，双足尖与扶手侧脚架在同一水平线上；行走时先向前移动助行器20cm，健侧先迈步患肢后移动至助行器中间	20	患者使用助行器不正确或未指导或教会患者使用助行器扣　分
	5	制定助行器使用的护理指引	20	无助行器正确使用护理指引扣　分
防范和减少深静脉血栓的发生	1	有预防深静脉血栓的护理指引、护理流程	15	无预防深静脉血栓的护理指引及护理流程扣　分
	2	能够准确采用AUTAR DVT风险评分表评估有深静脉血栓发生风险的患者	15	未及时使用风险评分表进行评估扣　分
	3	术后患者抬高患肢时，不建议在腘窝或小腿下单独垫枕	15	术后患者抬高患肢垫枕位置不正确扣　分
	4	指导和鼓励患者进行踝泵运动，每日4次，每次5~10分钟	15	未指导患者进行踝泵运动扣　分
	5	病情许可时鼓励饮水2000ml/d，早期下床活动或离床坐位，有预防便秘的措施	20	病情许可时未鼓励饮水，早期下床活动或离床坐位，无预防便秘的措施每项扣　分

续表

考核项目			分值	扣分
防范和减少深静脉血栓的发生	6	指导患者避免吸烟，避免下肢静脉穿刺，采取足底静脉泵、间歇充气加压装置及逐级加压弹性袜等机械预防措施	10	未指导患者禁烟，行下肢静脉穿刺，未采取足底静脉泵、间歇充气加压装置及逐级加压弹性袜等机械预防措施扣　分
	7	运用《深静脉血栓形成风险评估护理单》准确观察记录各项指标及护理措施	10	未及时准确观察记录各项指标扣　分
正确摆放患者肢体功能位	1	肢体功能位符合患者病情需要，利于骨病康复	15	患者肢体功能位不符合病情需要扣　分
	2	患者感觉舒适，骨突处有合适衬垫，避免局部压疮发生	15	患者感觉不舒适，局部有压疮发生扣　分
	3	肩关节：外展45°，前屈30°，外旋15°	10	肩关节角度不正确扣　分
	4	肘关节：屈伸90°	10	肘关节角度不正确扣　分
	5	腕关节：背屈20°～30°，尺倾5°～10°	10	腕关节角度不正确扣　分
	6	髋关节：前屈15°～20°，外展10°～20°，外旋5°～15°	10	髋关节角度不正确扣　分
	7	膝关节：屈曲5°或伸直180°	10	膝关节角度不正确扣　分
	8	踝关节：背屈90°	10	踝关节角度不正确扣　分
	9	能在病情允许下有计划指导个体化关节功能锻炼，避免或减少关节僵硬及肌肉萎缩	10	未有计划指导个体化关节功能锻炼扣　分

续表

考核项目			分值	扣分
防止断肢再植/皮瓣移植组织循环不良	1	有观察断肢再植/皮瓣移植组织血运的护理指引、护理流程	15	无观察断肢再植/皮瓣移植组织血运的护理指引、护理流程扣　分
	2	准确评估断肢（指、趾）再植、皮瓣移植的患者	15	评估断肢（指、趾）再植、皮瓣移植的患者不准确扣　分
	3	保持室温24～28℃	10	室温不适宜扣　分
	4	患者术后绝对卧床休息，患肢制动	10	未嘱患者术后绝对卧床休息，患肢制动扣　分
	5	正确使用床托架，避免患肢受压	10	未正确使用床托架，避免患肢受压扣　分
	6	严禁按摩与热敷患肢	10	患者及家属不知道严禁按摩或热敷患肢扣　分
	7	指导患者术后避免吸烟，避免喝咖啡、茶和可乐	15	未指导患者术后避免吸烟，避免喝咖啡、茶和可乐扣　分
	8	正确抬高患肢高于心脏水平15～30cm	15	患肢抬高不正确扣　分
保持颈椎损伤/术后患者呼吸道通畅	1	收治颈椎损伤患者前及颈椎手术前常规准备吸氧、吸痰装置	20	未常规准备吸氧、吸痰装置扣　分
	2	教会患者深呼吸及正确咳痰方法	20	未教会患者深呼吸或咳痰方法不正确扣　分
	3	颈椎术后24小时内每30分钟巡视患者1次，严密观察引流液的量及颜色。如有以下异常情况，马上报告医生：引流量＞100ml/h，呈血性，持续3小时，提示有活动性出血的可能；引流量术后12小时内突然减少，患者出现颈部肿胀，呼吸困难，提示有颈部切口血肿发生的可能	40	术后巡视患者不够扣　分 未严密观察引流液的量及颜色扣　分 病情变化未及时报告医生扣　分 未及时记录扣　分
	4	痰液黏稠度Ⅲ度伴排痰困难，颈椎骨折伴高位截瘫患者，颈椎手术后患者出现颈部肿胀、呼吸困难或颈围增粗、血氧饱和度＜90%的患者准备气管切开包、气管插管套管、呼吸气囊等急救物品	20	未及时准备急救物品扣　分 急救物品准备不充分扣　分，每缺一项扣　分

续表

考核项目			分值	扣分
提高脊柱骨折患者翻身的安全性	1	有脊柱专科翻身的护理指引、护理流程	10	无有脊柱专科翻身的护理指引、护理流程扣 分
	2	能够准确评估患者病情、意识状态及配合能力	10	不能准确评估患者病情、意识状态及配合能力扣 分
	3	翻身前告知患者翻身的目的和方法，以取得患者的配合	10	翻身前未告知患者翻身的目的和方法扣 分
	4	每2～4小时翻身1次或根据患者需要翻身	10	未按标准及需要翻身扣 分
	5	有足够人力和使用正确的轴线翻身方法	10	未使用正确的轴线翻身方法扣 分
	6	翻身前后放置好各种管道，保持管道通畅	5	翻身前后未放置好各种管道扣 分
	7	指导具有配合能力的患者全身放松，双手交叉放置胸前，双腿曲起	5	未正确指导患者翻身的体位扣 分
	8	翻身过程始终保持患者头、颈、肩、腰、髋在同一水平线上，符合生理曲度	10	翻身过程未始终保持患者头、颈、肩、腰、髋在同一水平线上，不符合生理曲度扣 分
	9	翻身过程观察患者病情变化和询问舒适度	5	翻身过程未及时观察患者病情变化并询问舒适度扣 分
	10	翻身时为患者保暖，保护患者隐私并防止坠床	5	翻身时未给予患者保暖，未保护患者隐私并防止坠床扣 分
	11	翻身后患者背部有翻身枕支持身体，两膝之间放有软枕并使双膝呈自然弯曲状	10	翻身后患者摆放不正确扣 分
	12	准确记录翻身时间	10	未准确记录翻身时间扣 分

续表

考核项目			分值	扣分
有效预防足下垂	1	有足下垂的护理指引、护理流程	15	无足下垂的护理指引、护理流程扣　分
	2	能够准确评估发生足下垂高风险患者：截瘫、腓总神经损伤、牵引、下肢石膏固定患者	15	未准确评估发生足下垂高风险患者扣　分
	3	卧床休息时保持足背伸 90° 中立位，在足部放置一个软垫，避免足悬空	10	卧床休息时未保持足背伸 90° 中立位扣　分
	4	教会患者及家属正确使用抗足下垂的辅助用具	10	未教会患者及家属正确使用抗足下垂的辅助用具扣　分
	5	指导、督促牵引、下肢石膏固定患者主动踝泵运动，每日 4 次，每次 5 ~ 10 分钟	20	未指导、未督促牵引、下肢石膏固定患者主动踝泵运动扣　分
	6	指导、督促截瘫、腓总神经损伤患者被动做足踝关节的趾间关节做屈曲和伸展活动，每日 4 次，每次 15 ~ 20 分钟	15	未指导、督促截瘫、腓总神经损伤患者被动做足踝关节到趾间关节的屈曲和伸展活动扣　分
	7	及时准确地记录护理过程	15	未及时准确地记录护理过程扣　分

≪附　录

疼痛护理工作质量评价标准

昆明市延安医院骨科护理工作质量评价标准

主题：疼痛专项护理质量　科室：　　评估时间：　年　月　日　评估人：

序号		内容	稽查总人数/次数	完全符合	部分符合	不符合	不适用	完全符合率	部分符合率	不符合率	备注	整改措施
1	疼痛评估★	疼痛评估工具选择合适										
2		疼痛评分分值正确										
3		疼痛部位、性质、伴随症状等描述正确										
4		疼痛评估频次符合要求： (1) 急诊患者30分钟内、住院新患者8小时内有首次疼痛评估 (2) 疼痛评分1～3分，至少每日评估1次 (3) 疼痛评分4～6分，至少每4小时评估1次 (4) 疼痛评分7～10分，至少每小时评估1次										
5		实施镇痛措施后再评估记录符合要求： (1) 静脉注射15分钟复评 (2) 非消化道途径（如肌注、皮下注射、塞肛、针刺等）30分钟复评 (3) 口服给药60分钟复评										

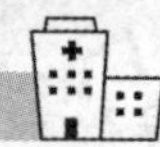

续表

序号		内容	稽查总人数/次数	完全符合	部分符合	不符合	不适用	完全符合率	部分符合率	不符合率	备注	整改措施
6	疼痛处理	疼痛评分≥4分，及时通知医生采取止痛措施，实施疼痛治疗与护理										
7		外用止痛贴粘贴部位、方法正确										
8		依据患者实际情况，有效实施多模式镇痛，如非药物镇痛措施、中医护理技术的落实										
9	疼痛护理记录	新入院患者均有疼痛评估及记录(包括疼痛评分为0分的患者)										
10		疼痛护理记录内容：包括疼痛部位、性质、疼痛评分、伴随症状等										
11		若患者已入睡，直接记录“患者入睡”，不需要记录疼痛评分										
12		镇痛治疗方案更改后，及时评估记录；实施疼痛干预措施后按规定频率进行复评记录										
13		使用吗啡针前、后有生命体征评估及记录										
14		使用镇痛措施后，有相关健康教育护理记录，包括药物指导、副作用观察、安全指导等										
15		疼痛患者，至少每日常规性评估1次，并将疼痛评分记录到体温单(一般14：00评估记录，与体温同步)										
16	患者教育	患者知晓疼痛评估方法，能准确自评										
17		患者能主动陈述疼痛，出现疼痛超预期时能主动要求处理										
18		患者了解疼痛治疗不良反应										

续表

序号		内容	稽查总人数/次数	完全符合	部分符合	不符合	不适用	完全符合率	部分符合率	不符合率	备注	整改措施
19	自控镇痛与管理	患者掌握自控镇痛的方法，出现疼痛超预期时能主动按压自控笔键，了解镇痛泵使用注意事项										
20		使用自控镇痛时，管道固定妥当，位置安全，无意外脱管等危险										
21		评估与记录符合规范，至少每4小时正确评估1次并规范记录（记录格式：分值/镇痛泵）										
22		镇痛泵使用规范（暂停、启动、自控、关机及常见报警处理等）										
	合计											

备注：1. 每个条目至少抽查5人次/次数，并在“稽查总人数/次数”栏中填写数目；如不满5人次/次数，填写实际稽查数目。

2. 实际稽查结果在“完全符合”“部分符合”“不符合”栏中填写数目，并计算“完全符合率”“部分符合率”；如无此条目内容，在“不适用”栏中打“√”。

启用时间：2017.1 修订时间：2017.1.7